Clinical
Statistics

公認心理師カリキュラム準拠【心理学統計法・心理学研究法】

# 臨床統計学

石井秀宗
滝沢　龍

医歯薬出版株式会社

■編集

| 石井 秀宗 | 名古屋大学大学院教育発達科学研究科，教授 |
| 滝沢 龍 | 東京大学大学院教育学研究科，准教授 |

■執筆（執筆順）

| 石井 秀宗 | 編集に同じ |
| 滝沢 龍 | 編集に同じ |
| シュレンペル レナ | 花園大学心理カウンセリングセンター，相談員 |
| 出野 美那子 | 東京大学大学院教育学研究科教育心理学コース，学術研究員 |
| 稲吉 玲美 | 広島修道大学健康科学部，助教 |
| 齋藤 信 | 鈴鹿大学こども教育学部，准教授 |
| 中村 杏奈 | 東京女子大学大学院人間科学研究科，特任研究員 |
| 谷 伊織 | 愛知学院大学心身科学部心理学科，准教授 |
| 野村 あすか | 名古屋大学心の発達支援研究実践センター，准教授 |
| 川本 哲也 | 国士舘大学文学部教育学科，講師 |
| 天井 響子 | 東京大学大学院教育学研究科，博士課程，日本学術振興会特別研究員 |
| 二村 郁美 | 東京大学大学院教育学研究科，教育学研究員 |
| 山内 星子 | 名古屋大学学生支援センター，助教 |
| 浦野 由平 | 京都文教大学臨床心理学部臨床心理学科，講師 |
| 鈴木 雅之 | 横浜国立大学教育学部，准教授 |
| 伊藤 大幸 | 中部大学現代教育学部，講師 |

This book was originally published in Japanese
under the title of :

Kōninsinrishi Karikyuramu Junkyo 〔Sinrigakutoukeihou・Sinrigakukenkyuhou〕
Rinsyoutoukeigaku
(Based on the Curriculum for Licensed Psychologists :
  Clinical Statistics 〔Psychological Statistics, Psychological Research Methods〕)

Editor :
ISHII, Hidetoki et al.
ISHII, Hidetoki
  Professor, Department of Psychology and Human Developmental Sciences,
  Graduate School of Education and Human Development,
  Nagoya University

© 2021  1st ed.

ISHIYAKU PUBLISHERS, INC.
  7-10, Honkomagome 1 chome, Bunkyo-ku,
  Tokyo 113-8612, Japan

# 序

　2015 年 9 月に公布された公認心理師法が 2017 年 9 月に施行されると同時に，公認心理師法施行令および公認心理師法施行規則が制定・施行され，公認心理師となるために必要な科目（学部 25 科目，大学院 10 科目）等が定められた．そのなかで，心理学研究法と心理学統計法の 2 科目は，公認心理師の職責，心理学概論，臨床心理学概論，心理学実験とともに基礎科目に位置づけられている．

　施行規則の作成過程で，心理学研究法と心理学統計法は当初，心理学研究法（統計法を含む）という 1 科目として扱われていた．しかし，基礎系も含む心理学の諸分野において，統計法はデータに基づいて批判的に考え判断するという科学にとって重要な力を育成するものであり，研究法の一部に位置づけられるほど矮小なものではなく独立させるべきであるという声が上がり，最終的に，心理学研究法，心理学統計法という 2 つの科目になった．科学を標榜する心理学としてこのような結論に至ったことは大変意義のあることである．

　一方で，研究法と統計法は不可分であることも事実である．研究を進めるには分析が必要であり，その手法として統計分析が用いられるのであれば，研究法と統計法を一緒に学習することもまた意味のあることである．実際，心理学研究法と心理学統計法のシラバスには重複する部分が多く存在する．少なくとも，公認心理師の基礎教育段階においては，研究法を理解しながら統計法を学習することは，相互の関連性をより深く学ぶことにもつながり，相応の意義があると考えられる．

　そこで編者らは，研究法を理解しながら統計法を学ぶことのできる教科書をつくることを考え，本書を編集した．全体の構成は次の通りである．まず序章で，研究法と統計法の概観と本書の目指すところを述べる．1, 2 章で研究法について解説し，3 章でデータの構造について説明する．4, 5 章で記述統計，6 章で構成概念の測定，7 章と 8 章で統計的推測の基礎となる統計的推定と統計的検定の考え方について解説し，9 ～ 12 章で種々の統計的検定法，13 ～ 15 章で多変量データ解析法や新しい時代の研究法・統計法について説明する．

　各章の冒頭には，学生の疑問に先生が答えるというかたちで，その章で扱う内容の導入を行う INTRO を設けている．日常においてふと疑問に思ったり，もっと知りたいと思うことが，実はもう研究の入り口に立っているということを理解してほしいからである．また各章の執筆者には，心理学研究法および心理学統計法について，実際に使ってみたい，研究をしてみたいと読者が興味をもって学べるよう，臨床・発達・パーソナリティなどの事例を用いて，実践的な解説をしていただくようにお願いした．読者にとって馴染みやすい内容になっていれば幸いである．

　本書は，心理学研究法，心理学統計法のどちらの教科書としても使用できるものであるが，2 科目分の内容構成にはなっていないため，本書で両方の科目を学べると考えるのは適切ではない．本書で足りないところは他の成書を用いるなどして，学習を進めていただければと思う．

　最後に，お忙しいなか時間を割いて原稿を書いてくださった執筆者の先生方，また本書の企画・刊行にあたって大変お世話になりました医歯薬出版の編集部ご担当者に感謝いたします．

2020 年 11 月

編者を代表して

石井秀宗

# 目 次

本文，カバーデザイン　美柑和俊＋滝澤彩佳（MIKAN-DESIGN）

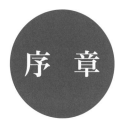

# 序章 臨床統計学の目指すところ

## INTRO

「先生，私の将来の夢は臨床で働くことです．心理の専門職になって，精神的につらくなっている人達の心のサポートをしたいなと思っています.」

「すてきな夢ですね．応援しています.」

「それで，心理専門職になるにはどのような勉強をする必要があるのかを調べたら，心理学以外にもいろいろと勉強しなければならないようなんです.」

「ふーん，たとえば？」

「それが，関係する司法や行政論などは理解できるのですが，研究法とか統計学とか，臨床とは関係ないものまで勉強しなきゃいけないことになっているんです.」

「そうですか．でも私は，そういうものも学ぶ必要があると思いますよ.」

「えー，どうしてですか？　意味わからない.」

「では，私なりの説明を少ししてみましょう.」

## Ⅰ. 心理専門職と研究法・統計法

　**臨床**とは，本来「床に臨む」ことに由来する言葉である．床に伏してしまうかもしれないほどの問題をもち助けを求める人と，助けることができるかもしれない人とが出会う場が臨床である．**心理専門職**がかかわる臨床は，個人の心理面接だけでなく，学校，学生相談，子育て支援，病院，産業組織など，さまざまなフィールドに広がっている．そして，そうした臨床の現場には，対応すべき問題や課題が山積している．山積しているといっても，決して専門家や研究者が手をこまねいているわけではない．人は誰ひとりとして同じではないし，解決されていく問題がある一方で，社会や環境の変化などによって新しい課題が次々と生まれているのである．

〔キーワード〕臨床，心理専門職，研究法，統計法

臨床に携わる心理専門職が個々の問題に対応していくためには，より多くの対応法や糸口を知っている必要がある．個々のケースにはそれぞれ固有の事情もあるが，多くのアプローチ法を知っていることにより，適切なものを選び，うまく組み合わせて問題に対処することが可能となる．経験を積めば，自分なりの対応法や糸口を身につけることができるかもしれないが，心理専門職は，経験が足りなくても専門家として仕事をしなければならない．そのためには，いろいろな対応法を学んでおく必要がある．

高名な臨床家の講演を聞いたり書物を読んだりすることも有意義であるが，個々の問題を扱った研究論文を読むこともまた有用である．**研究**とは，深く考え，詳しく調べ，不明だった物事を明らかなものとすることである．そのようにして著された論文を数多く丹念に読むことにより，自分だけでは獲得しえない多様な対応法や糸口を学ぶことができるからである．

1章で説明されるように，研究にはいくつかの方法がある[1]．言語データを扱う質的研究法では言語的な分析手法，量的データを扱う量的研究法では統計法を分析手法として用いる[2]．よって，研究論文を読むためには，**研究法**や**統計法**を理解することが必要になる．また統計分析は，昨今話題となっているデータサイエンスやAIを支える手法の1つでも

---

## column
### データサイエンスと心理専門職

データサイエンスやAIは，ビッグデータの登場とともに注目が高まり，急速に発展している．ビッグデータの主な特徴は，データが多様であること，速いスピードでデータ更新されること，そしてボリュームが非常に大きいことである．たとえば，動画をワンクリックしただけで，過去にどのようなツイートをした人が，ネットショッピングで何の商品を購入したあと，どんなホームページを辿ってその動画にたどり着き，何時何分にどのパソコンを使ってその動画を再生したという情報が，瞬時に収集され蓄積されていく．

このような雑多なデータをどうやって分析するのだろうかと考えると気が遠くなりそうだが，分析する変数を決め，時点も限定して，必要なデータだけを取り出すことにすれば，案外話はシンプルになる．たとえば「これを見た人はこんなものにも興味をもっています」ということを閲覧者に伝えたければ，同

じページを見た人が多く訪問するページのまとまり（クラスター）を見つければよいし，ある製品を購入した人に別のお勧めの商品を提示したければ，過去の販売データを分析して，同じ製品を購入した人において購入確率の高い商品を選んでくればよい．そしてこれらの分析は，クラスター分析やロジスティック回帰分析など，心理学の研究でも用いられる統計手法で行うことができる．

実際にビッグデータを分析するには，データを収集，蓄積，抽出するための技術や技法など，工学や情報学の知識が必要となるが，データをどう分析し，結果をどう解釈するかという部分においては，心理学の領域で研究法や統計法を学んだ者は，データサイエンティストと呼ばれる人達と対等に話をすることができる．基礎として研究法や統計法を学んでいる心理専門職の活動領域は，もっと広がる可能性を含んでいる．

ある．統計法を理解することは，これらの技術の理解にもつながる（003頁コラム参照）．

　ここまで，心理専門職が臨床における問題に対処する対応法や糸口を学ぶためとして，研究法や統計法を学習することの必要性を述べたが，研究法や統計法を学ぶことは，臨床における新たな問題を解決する際にも役立つ．問題を解決するためには，状況の把握，問題の把握，解決法の発見をしなければならないが，そのためには，状況を精確に分析し，論理的に物事を考え，合理的な判断を導く力が求められる．研究法や統計法を学ぶことは，こうした科学的な「ものの見方」の素養を習得することに役立つのである．

　このように，研究法や統計法は臨床から遠く離れたものではなく，臨床における問題を介して臨床実践と密接につながっている．つまり，臨床研究で用いられる研究法や統計法と臨床現場の実践との間には，循環的な関係性が成立している．本書はここに，「**臨床統計学**」を位置づけている．臨床統計学の目指すところは，臨床にいきる統計学である．それは，論文を書くための研究メソッドや統計ソフトの操作スキルではなく，論理的に考えることや合理的に判断する力を涵養し，心理専門職をはじめとした臨床の現場にかかわるすべての者が臨床における課題に対応し，問題を解決することにつながる研究法や統計法である．

## II. 研究法の概観

　前節で述べたように，研究とは，深く考え，詳しく調べ，不明だった物事を明らかなものとすることである．深く考え，詳しく調べるためには，どのように研究を行うかを考え，それに従いデータを収集し，集めたデータを分析して結論を導出する必要がある．いま挙げた3つの観点，すなわち，**研究法**，**データ収集法**，**分析法**を整理したものを［図0.1］に示す．

　詳しい説明は［図0.1］のカッコ内に示す各章に譲るが，研究法は**量的研究法**と**質的研**

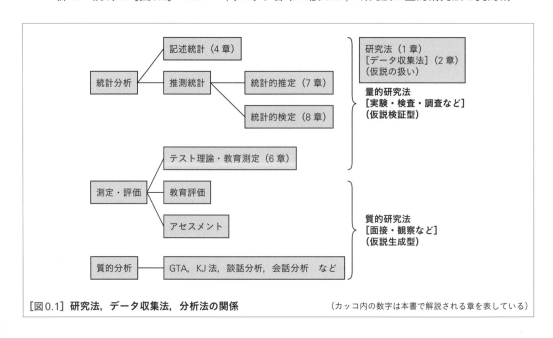

［図0.1］ 研究法，データ収集法，分析法の関係　　　　　　（カッコ内の数字は本書で解説される章を表している）

究法に大別される．データ収集法として，量的研究法では**実験法**，**検査法**，**調査法**が主に用いられ，数量的なデータが収集される．一方，質的研究法では**面接法**，**観察法**が主に用いられ，言語的なデータが収集される．とはいえ，検査法，調査法で言語データを収集したり，面接法や観察法で数量データを収集することも少なからずある．また，言語データをコード化して数量的なデータとすることもある．

　また，量的研究ではデータ収集の開始の時点で測定変数が決まっているのに対し，質的研究では分析する変数を後から決めていくのが一般的である．このような特性から，大抵の場合，量的研究法による研究は**仮説検証型**，質的研究法による研究は**仮説生成型**となる．

　分析手法については，量的研究では**統計分析法**が用いられ，質的研究では**質的分析法**が用いられる．統計分析は，データそのものの特徴を捉える**記述統計**と，データの背後に仮定される母集団の特徴を推論する**推測統計**に分かれる．推測統計はさらに，**統計的推定**と**統計的検定**に分割される．質的分析法には，**グラウンデッド・セオリー・アプローチ（GTA）**や **KJ 法**，**談話分析**，**会話分析**などの分析法がある[3]．

　[図0.1] には，統計分析，質的分析のほかに，**測定・評価**という項目があるが，これは心理学研究特有のものである．心理学で扱う性格や感情などは，物理的に存在するものではなく，頭のなかで考えられた構成概念である．頭のなかにしかないので，そもそも存在自体が曖昧で，測定・評価することが困難である．そのようなものを，何とかして量的に測ろうとするのが**テスト理論**や**教育測定**であり，言語的に捉えようとするのが**教育評価**や**アセスメント**である．よって，心理学の分野で量的研究を行うには，統計分析に加えテスト理論について理解しなければならないし，質的研究を行うには，質的分析法とアセスメントについてよく理解しておくことが必要となる．

# Ⅲ. 統計法の概観

　統計分析法にはさまざまなものがあるが，ここでは心理の領域で用いられることの多い

[表0.1] データの分布に関する統計的検定法の分類　　（カッコ内の数字は本書で解説される章を表している）

| 分析対象 | データの構造（3 章） | | 群数 | | データ・変数の種類 | 分析法の種類 |
|---|---|---|---|---|---|---|
| | 尺度水準 | 対応関係 | 2 群 | 多群 | | |
| 度数・割合 | 名義尺度 | 対応あり | マクネマーの検定 | コクランの Q 検定 | 質的データ質的変数 | ノンパラメトリック法（11 章） |
| | | 対応なし | オッズ比，リスク比 | カイ 2 乗検定（12 章） | | |
| 分布の位置 | 順序尺度 | 対応あり | ウィルコクソンの符号つき順位検定 | フリードマンの検定 | | |
| | | 対応なし | ウィルコクソンの順位和検定（マン・ホイットニの検定） | クラスカル・ウォリスの検定 | | |
| 平均値 | 間隔尺度比尺度 | 対応あり | t 検定（8 章） | 分散分析（9,10 章） | 量的データ量的変数 | パラメトリック法 |
| | | 対応なし | | | | |

方法について整理する.

[表0.1]は，データの分布に関する統計的検定法を，尺度水準，データの構造，群数の違いによって分類したものである．これらの観点については3章で説明されているので，詳細はそちらを参照されたい.

**尺度水準**に関連する用語として**質的データ**と**量的データ**がある．ただし，ここでいう質的データとは，言語データのことではなく，数値データのうち量的性質をもたないデータである．一方，量的データとは，少なくともデータ同士の足し算，引き算が有効な数量データである．データの種類が異なれば，それを扱う分析法の種類も異なってくる．多くの場合，質的データを扱う分析法は**ノンパラメトリック法**，量的データを扱う分析法は**パラメトリック法**に分類される.

なお，3章では言語データを質的データと呼んでいる．このように質的データという用語は，文脈や使い手によって意味が異なる場合があるので注意を要する．一般的な文脈で質的データといえば言語データを指し，統計分析のなかで質的データといえば**名義尺度**や**順序尺度**の数値データを指すと覚えておけばわかりやすいであろう．**量的変数**，**質的変数**という用語も同様である．統計分析で量的変数といえば**間隔尺度**，**比尺度**の変数，質的変数といえば**順序尺度**，**名義尺度**の変数であるが，一般的な文脈で質的変数というと言語データを値にもつ変数を意味することが多い.

[表0.2]は，分析目的別に用いる統計指標や分析法を分類したものである．量的変数間の関連の強さを表す指標として**相関係数**，質的変数間の関連の強さを表す指標として**連関係数**，**ファイ係数**，**カッパ係数**などがある．ある変数をターゲットとして，それにどのような変数が影響するかを分析する方法として，**回帰分析，ロジスティック回帰分析，判別分析**などがある．また，多くの変数間の複雑な関連をモデルとして提示する分析法として，**パス解析，構造方程式モデリング（SEM），対数線形モデル**などがある．さらに，変数や個体のまとまりを作る分析手法としてよく用いられるものに，**主成分分析，因子分析，**

---

**[表0.2] 分析目的による統計分析法の分類**　　(カッコ内の数字は本書で解説される章を表している)

**変数間の関連を表す指標**
　量的変数間：相関係数（5章）
　質的変数間：連関係数，ファイ係数，カッパ係数（12章）

**従属変数に対する独立変数の影響を検討する分析法**
　従属変数が量的変数：回帰分析（13章）
　従属変数が質的変数：ロジスティック回帰分析，判別分析

**変数間の関連を示すモデルを作る分析法**
　量的変数間：パス解析，構造方程式モデリング（14章）
　質的変数間：対数線形モデル

**変数や個体のまとまりを作る分析法**
　相関関係に基づく方法：主成分分析，因子分析（14章）
　類似度に基づく方法：多次元尺度構成法，クラスター分析

**複数の研究結果をまとめる分析法**
　メタ分析（15章）

多次元尺度構成法，**クラスター分析**などがある．昨今では，複数の研究結果をまとめ科学的根拠（エビデンス）を高める方法として，**メタ分析**という分析手法も用いられるようになっている．

# Ⅳ. なぜ研究法や統計法を学ぶのか

　臨床現場での実践を志す者にとって，研究法や統計法は，とても縁遠く感じられるものかもしれない．しかし，最初の節でも説明したように，研究法や統計法を理解することは，状況を精確に分析し，論理的に物事を考え，合理的な判断を導く力を育成するのに役立つ．臨床で起きている問題は，非論理的だったり不条理だったりして，説明がつかないことも多いかもしれない．しかし，それにかかわる臨床家は，論理的に考え，少なくとも自分の選択した対応を説明できなくてはならない．研究法や統計法を学んで養われる力は，臨床で起きている問題に対応したり解決するのに必要なものなのである．

文献

1）　村井潤一郎 編著：Progress & Application 心理学研究法，サイエンス社，2012.

2）　石井秀宗：人間科学のための統計分析—こころに関心があるすべての人のために—，医歯薬出版，2014.

3）　下山晴彦，能智正博 編：臨床心理学研究法 1　心理学の実践的研究法を学ぶ，新曜社，2008.

（石井秀宗，滝沢　龍）

序章

臨床統計学の目指すところ

# 1章 臨床研究法の理解

到達目標 ·······························································································

● 臨床研究法について理解できる.
● 研究法の違いについて理解し説明できる.
● 研究倫理とインフォームド・コンセントについて理解できる.

## INTRO

「先生，大学生の心理的ストレスを減らすためにはどうしたらよいのかを調査したいのですが….」

「重要なテーマですね. どのように調査しようと考えていますか？」

「質的研究法に興味があるので，大学生にインタビューをしたいと思っています.」

「なるほど. 質的研究法に興味があるのはよいことです. ですが，調査によって明らかにしたい問題と目的に沿って研究法を考える必要があります. どのような大学生に調査をするのかといった研究の対象についてや，心理的ストレスを減らすといったことをどのように調査するのか，どのようなデータを収集すればよいのか？ など，調査の方法を明確にすることで，どの研究法が適しているのかを考えます.」

「特定の研究法に関心があるからといって，それが適切な研究法でない場合があるということですね.」

「その通りです. まずは，調査の問題と目的を明らかにするためのリサーチ・クエスチョンを明確にすること，また，心理学や臨床の領域で用いられる研究法を理解することから始めましょう.」

「いろいろな研究法を理解できたら，適切な研究法の選択に役立ちそうですね！」

「そうですね. ここでは臨床研究法を理解することを目的に，研究法について説明をしておきましょう.」

（キーワード）リサーチ・クエスチョン，質的研究法，量的研究法，実践的研究法，精神生理学的研究法，研究倫理，インフォームド・コンセント

# 1. 臨床研究法の理解に向けて

## 1）研究法を学ぶ目的を知る

　現在，臨床現場で活躍する専門職になるためには，臨床と研究の双方のスキルを身につけることが必須となってきている．専門家を志す者のなかには，「臨床現場での実践に関心がある．研究に対しては苦手意識がある」と感じている人も多いだろう．しかし，臨床現場で用いられている面接技術や知識は，「実践の研究によって得られた情報を，実践に還す」という作業の積み重ねによって培われてきた．また，臨床を実践するうえで，昨今はエビデンスベースド・プラクティスが重要視され始めている．クライエントの問題のアセスメントと適切な支援を検討する際には，文献や研究論文を通して調べる作業が含まれる．その作業のなかには，研究論文で報告されている支援法の効果に関するデータが質の高いデータなのかを判断するスキルも必要となる．さらに，実際にクライエントを支援するときには，専門家自身の心理面接と支援法の有効性について効果研究を実施することがより有効な支援の提供につながる．

　このように，アセスメントや支援方法の選択，支援の効果検証などというように，臨床実践の多岐にわたって研究法のスキルをもつことが必要である．本章では，臨床の専門家を目指す学生や実践者が，研究論文を読むときに必要な研究法の知識を身につけることと，臨床実践にいかせる研究法についての理解を深めることを目的とする．

## 2）リサーチ・クエスチョンを立てる

　研究は，「問題と目的」，「方法」，「結果」，「考察・結論」によって構成されている．まず，研究を実施する前に「自分が調べたい問題について何を明らかにしたいのか」という研究の目的を明確にする必要がある．このように問題と目的を明確にすることを「**リサーチ・クエスチョンを立てる**」という．また，リサーチ・クエスチョンを立てるときには，自分が調べたいことを明らかにするための研究法が**探索型研究**なのか，**検証型研究**なのかをあらかじめ明確にする必要がある．

　探索型研究とは，珍しい症例や興味のある対象について，行動観察や面接を実施し，多くの情報を探索的に収集することから始め，得られた情報から何らかの一般的な結論や理論的説明（仮説）を生成するときに用いる．そのため，**仮説生成型研究**とも呼ばれる．一方，検証型研究とは，あらかじめ立てた仮説が正しい場合（または，仮説が正しくない場合）にどのような結果が生じるかを予測し，実験や調査によって仮説を検証するときに用いる．これは，**仮説検証型研究**とも呼ばれる．一般的に，探索型研究では**質的データ**，検証型研究では**量的データ**が適している．しかし，多くの情報について量的データを収集し，それを探索的に分析することで仮説を生成する場合や，質的データによって仮説がどの程度当てはまっているかを詳細に検討する場合もある．

　以上のように，リサーチ・クエスチョンが探索型研究なのか，あるいは，検証型研究なのかを確かめることは，どの研究法を用いるのが適切なのかを明確にすることに役立つ．【INTRO】にある学生の問いの「大学生の心理的ストレスを減らすためにはどうしたらよいか？」を研究する場合，具体的に何を明らかにしたいのかを細分化する必要がある．たとえば，学生の問いを細分化すると，[表1.1] のようなリサーチ・クエスチョンを立

| [表1.1] 学生の問いに対するリサーチ・クエスチョンの例 | | |
|---|---|---|
| リサーチ・クエスチョン | 型 | 研究法 |
| 1　大学生の心理的ストレスに対する意味づけを明らかにする | 探索型 | 質的研究法 |
| 2　大学生の心理的ストレスとソーシャル・サポートは関連しているかを明らかにする | 検証型 | 量的研究法 |
| 3　不安症をもつ大学生の心理的ストレスに対する認知行動療法（CBT）のストレス軽減効果を明らかにする | 検証型 | 実践的研究法 |
| 4　大学生の心理的ストレスと睡眠は関連しているかを明らかにする | 検証型 | 精神生理学的研究法 |

てることが可能である.

　本章では,［表1.1］のリサーチ・クエスチョンを例に各研究法を紹介する.実際にリサーチ・クエスチョンを立て,研究計画（研究デザイン）を考えるときには,その問いがこれまでの先行研究によって明らかにされていないか,その先行研究の限界と課題は何かを検討するために先行研究を通読する必要がある.先行研究の限界と課題を考慮したリサーチ・クエスチョンを立てることが,オリジナリティと社会的意義のある研究の実施につながる.

### 3）研究法を知る

　前述のように研究を実施する前には,問題と目的を明らかにし,リサーチ・クエスチョンを立てることが重要である.リサーチ・クエスチョンに対して,適切な研究法を選択するためには,［図1.1］に示している研究タイプ,研究対象,データ収集方法を理解することが役に立つ.

　研究タイプには,**質的研究法（仮説生成型）**と**量的研究法（仮説検証型）**がある.研究対象としては,臨床研究法では心理実践の対象者や臨床現場で行われる研究が多い.クライエントなどの臨床群を対象とした研究には実践的研究法が用いられる.一方,たとえば不安傾向の強い大学生や一般人を不安障害の患者と等価とみなして研究することは**アナログ研究**（analogue study）という.データ収集方法は種々あるが,前述の研究タイプと研究対象に適した方法を選択することとなる.本章では,質的研究法と量的研究法を紹介したうえで,臨床の研究領域で用いられる実践的研究法を詳述する.また近年,応用され

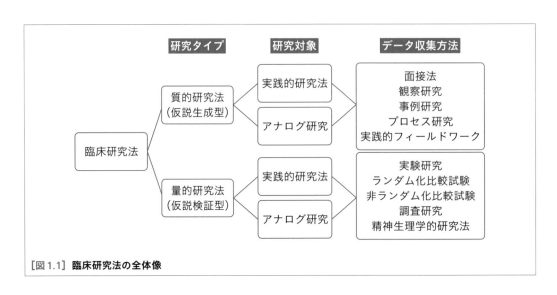

[図1.1] 臨床研究法の全体像

始めている精神生理学的研究法について詳しく紹介する.

# 2. 質的研究法とは

**質的研究法**（qualitative study）とは，言語や観察した現象などの質的データを用いて分析を行う研究手法である．前述した探索型（仮説生成型）研究には，質的研究法が用いられることが多い．また，新たな仮説を生成することだけでなく，既にある心理学の問題や概念，理論などのテーマに対して，別のものの見方や捉え方を探索する方法としても質的研究法が用いられる.

たとえば，【INTRO】にある学生のテーマ「大学生の心理的ストレス」は，先行研究から既に学業のプレッシャー，友人・先生との社会的交流，経済的負担，アイデンティティの形成，就職活動などさまざまなストレッサーが存在することが明らかにされている．しかし，学生一人ひとり，心理的ストレスの意味づけや体験様式，体験プロセスは異なる．学生個人の体験様式のみならず，周囲の人々，大学風土，社会・経済状況，文化などが心理的ストレスの体験様式に影響を与える可能性がある．質的研究法では，こうした「個」をとりまく側面に着目する.

## 1）質的研究法と量的研究法の違い

リサーチ・クエスチョンが質的研究法に適しているかを検討するには，質的研究法と量的研究法との違いを理解する必要がある．量的研究法に適していない問いは，質的研究法に適しているといえる．[**表1.2**] に示すように，量的研究法は客観的でユニバーサルな側面を明らかにしようとしているのに対して，質的研究法はローカルで限定的な対象者が主観的な体験をどう意味づけているのかを理解しようとすることに着目している．たとえば，難病の経験者などを研究対象とする場合，一般的な人々の体験として捉えることは難しい．その病いにどのような意味や価値を感じているのかといった意味づけや，体験プロセスを理解したい場合は，質的研究法を用いることが適切だろう．量的研究法が心理学にある概念やモデル（仮説）をトップダウン式に検証するのに対して，研究対象者の体験をボトムアップで概念化・モデル化（仮説生成）しようとしているのが質的研究法である.

[表1.2] **質的研究法と量的研究法の違い**

| | **質的研究法** | **量的研究法** |
|---|---|---|
| 研究目的 | ・新たな仮説の発見・生成<br>・既にある概念の捉えなおし | ・既にある仮説の検証<br>・原因−結果の関係の検証<br>・グループ間，変数間の相関・因果の検証 |
| 研究対象 | ・対象者の限定的な側面 | ・対象者の一般的な側面 |
| 知の特徴 | ・意味づけの理解<br>・主観的な体験の理解<br>・ローカルな知<br>・価値の理解<br>・プロセスの理解<br>・文脈・環境・社会・文化による影響の理解 | ・事実の把握<br>・客観的事象の把握<br>・ユニバーサルな知<br>・価値を排除した知<br>・プロセスを排除した知<br>・文脈から切り離した対象に関する知 |

（能智，文献 1，2011 より引用，一部改変）

## 2）研究方法

　質的データを抽出する方法はさまざまである．ここでは，心理学で用いられることが多い面接法と観察法を紹介する．

　**面接法**とは，研究対象者に対して面接（インタビュー）を実施し，面接のなかで得られた対象者の「語り」を質的データとして抽出する方法である．個人の主観的な体験について，ライフストーリーの理解を通してその意味や体験プロセスをモデル化したり，概念化・カテゴリー化したりする．たとえば，キューブラー＝ロスの「死の受容プロセス」に5つの段階（否認と孤立⇒怒り⇒取り引き⇒抑うつ⇒受容）は，末期患者との面接を通してモデル化されたものである．

　**観察法**とは，研究対象者の観察を通して質的データを抽出する方法である．たとえば，メアリー・エインスワースによる子どもの愛着行動パターン（A: 回避型，B: 安定型，C: アンビバレント型，D: 無秩序型）は，子どもと親の行動を観察する方法を通して行動パターンが概念化されたものである．面接法と観察法の詳細は2章を，質的データの分析方法については文献[2]を参照されたい．

## 3）研究例

　以上をふまえると，［表1.1］のリサーチ・クエスチョン①「大学生の心理的ストレスに対する意味づけを明らかにする」では，大学生の主観的な心理的ストレス体験に着目している．「個」に着目した問題と目的であることから，質的研究法が適用される．大学生個々人がどのように心理的ストレスを意味づけているのかについて，面接法の実施を通してモデル化したり，意味づけに関するカテゴリーを抽出して概念化したりする方法が考えられる．

# 3. 量的研究法とは

　**量的研究法**（quantitative study）とは，数量で表される量的データを扱う研究である．量的研究法には多種多様な研究法がある．リサーチ・クエスチョンに沿って適切な研究方法を考えるには，変数の種類，独立変数の操作，変数の時間的変化について明確にすることが役に立つ．

## 1）変数の種類

　研究アプローチを決めるには，**変数**の種類を区別する必要がある．変数とは，その値が人によって異なり，また同じ人でも時間的に変化する「変わる数」のことを指す．たとえば，リサーチ・クエスチョン②「大学生の心理的ストレスとソーシャル・サポートは関連しているか」で，明らかにしたい大学生の心理的ストレスの度合いと大学生の友人や家族などのソーシャル・サポートの数は，いずれも変数の値となる．研究方法を考えるときには，これらの変数のうち，どちらが「原因と考えられる変数」で，どちらが「結果と考えられる変数」かを区別してみることも参考になる．リサーチ・クエスチョン②では，「友人や家族によるサポートが多い大学生は心理的ストレスが少ない」と考えられたり，「サポートが少ない大学生は心理的ストレスが多い」というように推測できたりする．「ソーシャル・サポートの変化にともなって心理的ストレスが変化する」というように，ソーシャ

ル・サポートが予測に用いられる変数で，心理的ストレスが予測されるほうの変数と考えることができる．予測に用いられる変数は**独立変数**（または，**説明変数**），予測されるほうの変数は**従属変数**（または，**目的変数やエンドポイント**）と呼ばれる．

　ただし，これら2種類の変数を選択する際の注意点として，たとえばソーシャル・サポートを「原因と考えられる変数」と選択したとしても，「その1つの変数が原因となって心理的ストレス（結果と考えられる変数）に影響を与える」ということは主張できない．たとえば，授業の課題の量や学年といったさまざまな予測に用いられる変数が心理的ストレスの度合いの変化に関連している可能性がある．関係の推論を行う際には，変数の選択，研究方法，分析方法を慎重に検討する必要がある．変数の詳細は，3章を参照されたい．

### 2）独立変数の操作

　独立変数（原因系変数）の**操作**（manipulation）が可能かどうかを考えることは，研究方法を明確にするために必要である．一般的に，独立変数を操作して明らかにしたいことを検討する研究には，**実験研究**（experimental study）を用いる．実験研究では，研究対象者を独立変数のそれぞれの値にランダムに割り振る**ランダム割り当て**（random assignment；または，**無作為割り当て**）の方法で操作した研究のことを指す．ランダム割り当て以外の方法で独立変数を操作した研究は，**準実験研究**（quasi-experimental study）と呼ばれる．

　一方，独立変数を操作しない研究には，**非実験研究**（nonexperimental study）を用いる．非実験研究には，質問紙調査を配布して量的データを収集する**調査研究**（survey study）や，人や動物の行動を観察してデータ収集する**観察研究**（observational study）などがある．調査法，観察法などの詳細は2章を参照されたい．

### 3）変数の時間的変化

　変数の変化を調べるアプローチとしては，縦断研究と横断研究がある．**縦断研究**（longitudinal study）とは，同じ対象者に対して継続して調査を実施する方法である．たとえば，いま小学生である対象者に調査を実施し，同じ対象者が中学生，高校生，大学生になったときにも追跡調査を実施し，心理的ストレスの変化を調査する．縦断研究には，疾病の発生に影響を与えるとされる要因に暴露されている集団と暴露されていない集団を追跡し，疾病の発生情報の差を比較するコホート研究（cohort study）が含まれる．

　一方，**横断研究**（cross-sectional study）では，異なる対象者のグループ間を比較する方法である．つまり，現在の時点での小学生に所属する対象者と中学生に所属する対象者など，それぞれ異なる対象者の心理的ストレスを比較することとなる．縦断研究と横断研究については，2章で詳述する．

### 4）研究例

　リサーチ・クエスチョン②「大学生の心理的ストレスとソーシャル・サポートは関連しているか」を明らかにしたい場合は，変数間の関連を測定することが目的であることから，量的研究法が用いられる．大学生のソーシャル・サポート（独立変数）と心理的ストレス（従属変数）との関連を検討する際に，もともとその大学生がもっている友達や家族の数をソーシャル・サポートとして値を測定する場合は，独立変数を操作しないことから，非

実験研究の適用となる．そのため，調査研究を用いてソーシャル・サポートと心理的ストレスとの関連を明らかにすることになるだろう．その一方で，たとえば，研究対象者の大学生のソーシャル・サポートの変数に対して，「飲み会に参加してもらうグループ」と「飲み会に参加させないグループ」といった異なる条件にランダム割り当てを行う操作を加えたうえで，ソーシャル・サポートと心理的ストレスの度合いの変化を調査したり，研究対象者の行動を観察する研究を行う場合は実験研究の適用となる．

# 4. 実践的研究法とは

　　**実践的研究法**（practical study）とは，人の行動や意識，症状などの変化を検討する際に，心理療法や支援法，プログラム，実験などの実践的アプローチを用いる研究法である．実践的研究法の対象者の多くは，クライエントなどの臨床群であり，研究を実施することで直接的に何かしらの影響を与える研究手法である．実践的アプローチとしてはさまざまな研究法がある．ここでは，理論モデルの生成と，信頼性・効果の評価を目的とした実践的研究法を紹介する．

## 1）理論モデルを生成する研究
　　理論モデルを生成する研究としては，臨床の現場で起きていることに関する理論やモデルといった仮説生成を目的としている．クライエントなどの経験に主に着目している研究と，臨床の現場やそれを取り巻く社会システムにも着目する実践的研究がある．
　　クライエントの経験などを主に焦点を置く研究として，事例研究とプロセス研究がある．**事例研究**（case study）とは，クライエントや家族，学校，企業などに対する臨床実践の事例において得られた記述データを用いて，問題の理解や理論，モデルを生成することを目的としている．**プロセス研究**（process study）では，臨床の現場でセラピストとクライエントとの間に何が生じているか，面接の効果はどのような過程で生じるのかを検討することを目的としている．実践におけるプロセス研究の代表的な例としては，クライエント中心療法のロジャーズが挙げられる．実践プロセスに重要な概念である共感，治療同盟，自己開示，情動経験などについて，クライエントがどのように経験しているのか，これらがプロセスのなかでどのような役割を担っているのかについて検討されている．
　　次に，クライエント個人だけでなく，臨床の現場や個人を取り巻く社会システムにも着目している研究法として，実践的フィールドワークとアクション・リサーチがある．**実践的フィールドワーク**（field work）とは，心理臨床の現象が起きている現場において，研究者が参加し，データを収集する研究法である．フィールドワークは，文化人類学者がエスノグラフィーを書くために開発した研究法であり，臨床の多分野において応用されている．実践的フィールドワークでは，研究者が現場に参加のみをする場合と現場の実践者を兼ねて参加する場合がある．2章で詳細に述べられている参与（参加）観察法を用いて，現場の立場の視点に近いデータを収集し，現象を把握することを目指している．また，集団・組織・社会などで差し迫って生じている問題の解決とともに，問題の解決に向けて実施するアクション（活動）の効果を検証し，問題解決に関するより優れた理論の生成を目的としている**アクション・リサーチ**（action research）がある．アクション・リサーチ

では，研究者が実務家と協働で研究計画の立案からアクションの実施，アクションの評価，理論の生成などを行うことが大きな特徴である．前述のように，実践的研究法では，研究者が実践者を兼ねた研究法を実施する場合が多い．クライエントや現場の理解において，研究者の主観が分析や結果の解釈に影響する可能性を考慮する必要がある．また，心理臨床の場にいる当事者や実務家との関係性なども研究結果に影響を与える可能性が高い．そのため，研究者は後述する研究倫理を考慮した調査を行う必要がある．

### 2）信頼性・効果を評価する研究

　臨床の現場で用いる査定法の信頼性や支援法の効果を評価する研究として，心理アセスメント研究と効果研究がある．**心理アセスメント研究**（psychological assessment study）では，症状の診断に使うアセスメントツール（尺度）を開発し，そのツールがどのくらい信頼できるか，そのツールがどのような利用に適しているかを検討することを目的としている．ツールの評価に必要な統計学的知識は 6 章を参照されたい．

　**効果研究**（outcome research）では，臨床群に対する心理療法やプログラムの効果を評価することを目的としている．効果研究には，一事例実験，ランダム化比較試験，メタ分析がある．多くの調査協力者を集めることが困難な場合には一事例実験が用いられる．**一事例実験**（single-case experiment）とは，一人の対象者に対して，治療や心理的援助の効果があるのか，あるとしたらどの程度の効果があるのかを検討する研究アプローチである．このアプローチは，特に行動療法の効果研究においてスタンダードな方法であり，動物を用いて学習実験を行ったスキナーの実験的行動分析や人間を対象とした応用行動分析を通して，方法論が確立されてきたものである．

　効果研究のなかでも，現時点でエビデンス・レベルの上層にある研究デザインは，**ランダム化比較試験**（randomized controlled trial；RCT）である．RCT とは，新しい治療法や薬の効果を調べるために，研究対象者（患者）を，「治療ありグループ」と「治療なしグループ（または，別の治療グループなど）」にランダムに割り当てることで治療法の効果を調べる方法である．このように，研究対象者をランダムに割り当てることで，他の変数の影響（交絡）を防ぐことができる．たとえば，リサーチ・クエスチョン③「不安症をもつ大学生の心理的ストレスに対する認知行動療法（CBT）のストレス軽減効果」を検討したい場合，研究対象者を学生相談に来た最初の 20 名を「CBT 実施グループ」，後で来た 20 名を「リラクセーション実施グループ」というようにランダムではない方法で割り当てたとする．この場合，「リラクセーション実施グループと比較して，CBT 実施グループのストレス軽減効果が高い」という結果が得られたとしても，実は CBT の効果が高く得られた背景に，研究対象者の「モチベーションの高低」が影響していた可能性がある．つまり，最初に学生相談に来た 20 名の治療に対するモチベーションが高いことから，真に「CBT のみの効果」でストレス軽減効果が得られたとはいえない．一方で，大学生にランダム割り当てを行っていた場合，「モチベーションの高低」の影響は防ぐことができるため，「CBT の効果がある」といえる可能性が高くなる．ランダム化比較試験では，このように「CBT（のみ）の効果がある」といえる可能性を高くするために，「ランダム割り当て」に加えて，「比較するグループが，操作した独立変数の値以外では違いがないようにすること」を目指す研究デザインを組み立てる必要がある．

　研究デザインには，どのような人を実験の対象とするかを明確にする「包含基準」また

臨床研究法の理解

は「除外基準」の設定や，ランダム割り当ての方法，追跡調査の時点などをあらかじめ明確にする必要がある．具体的な研究デザインの組み立て方については，比較試験の結果報告のための整理統合された世界的なスタンダード「CONSORT 声明（Consolidated Standards of Reporting Trials Statement）」によるガイドラインを参照されたい．このような効果研究の積み重ねによって得られた知見は，15 章に詳述しているメタ分析の研究対象となる．

### 3）研究例

　リサーチ・クエスチョン③「不安症をもつ大学生の心理的ストレスに対する認知行動療法（CBT）のストレス軽減効果を明らかにする」では，CBT の効果を明らかにしたいことから，効果研究が適用される．研究デザインが強い方法として RCT を実施し，前述したランダム割り当てを行って効果を検証できる．しかし，RCT では「心理的ストレスの軽減の数値」という量的データによる効果の検証となり，不安症をもつ大学生が CBT を通してどのような過程で効果が得られたかについては明らかにできない．現象把握や過程などに関する質的データも収集したい場合，効果研究の実施後にプロセス研究や質的研究法を併用するという方法もある．

# 5. 精神生理学的研究法とは

　**精神生理学的研究法**（psychophysiological study）とは，生理学的な指標を用いて心の働きを捉えようとする研究法である．生理学的な指標のターゲットには，脳神経系，自律神経系，内分泌系，免疫系などがある．これまで臨床心理学で用いられてきた研究法は，主観的な側面に関するデータ収集が多く，客観性が担保されていないことが指摘されている．生理学的な指標を用いる利点は，生きている人間の心を客観的に定量化することを目指している点である．そのため，従来の臨床現場における研究法と組み合わせ，心について包括的に研究することが可能である．生理学的な指標の計測には，脳機能計測，自律機能計測，内分泌系と免疫系の指標検査などが用いられている．以下に，主な計測・指標検査法について説明する．

### 1）脳機能を捉える方法

　脳機能の計測には，**電気生理学的方法**と**機能的脳画像法**が用いられる．電気生理学的方法では，脳内の神経活動に伴って生じる細胞内外の電流を記録する例として，**脳波検査**（electroencephalography；EEG）と**脳磁図**（magnetoencephalography；MEG）がある．EEG は，神経細胞のまとまりとしての電流を頭皮上から計測しており，全般的な大脳機能を反映すると考えられている．てんかんや意識障害，睡眠—覚醒障害，器質性脳障害，脳死の診断や判定などによく用いられている．MEG は，神経細胞内電流を取り巻くように生じる微弱な磁場の変化を計測するものであり，一般的な脳波検査より微小な空間を捉える能力が高く，発生源を比較的正確に同定できる．そのため，てんかんなどの神経疾患における異常部位の検出によく用いられている．

　神経活動に伴う脳血流を捉える機能的脳画像法の方法には，機能的核磁気共鳴画像法

(functional magnetic resonance imaging；fMRI）や，近赤外線スペクトロスコピー（near-infrared spectroscopy；NIRS；光トポグラフィーとも呼ばれる），陽電子放出断層法（positron emission tomography；PET），脳血流シンチグラフィ（single photon emission computed tomography；SPECT）などがある．いずれも臨床におけるアセスメントや応用に向けた研究が行われることが多い．

## 2）自律神経機能を捉える方法

　自律神経系による生体の調節機能を評価する生物学的指標のターゲットとして，睡眠，呼吸，心拍，血圧，体温，排尿，排便，性機能などが用いられている．たとえば，大学生が授業でプレゼンテーションをするときに感じる緊張や不安，興奮といった心理的ストレス負荷は，視床下部・脳幹から脊髄を経由して神経伝達が下行し，交感神経系の賦活を引き起こす．その賦活の程度は，刺激の種類や個体による差異はあるものの，総じて体に活力を与えて「闘争か逃走か」反応を伴う行動を選択・実行するための合目的反応が生じる．このような状況で，体温，皮膚電位，筋電図，心電図，脈派，瞳孔形などを非侵襲的に計測することで，こうした交感神経性ストレス反応を心拍数・心拍出量の増加，血圧上昇，体温上昇・発汗，骨格筋の緊張行進，瞳孔の散瞳などが起こる程度やおさまる程度で評価することが可能である．

## 3）内分泌系と免疫系を捉える方法

　ストレス反応を調べる方法として，血液や唾液，毛髪を検体として視床下部—下垂体—副腎皮質系，交感神経—副腎髄質系，その他のホルモンや，免疫系の指標として NK 細胞活性，T-cell 活性物質，IL-1，TNF，潜在ウイルスに対する抗体価，炎症指標（C-reactive protein；CRP や Fibrinogens）などを測定する方法が行われている．研究目的にあわせて，適した指標を選択する必要がある．たとえば，コルチゾールは主に抗炎症作用と血糖上昇作用を有し，血中コルチゾールレベルの上昇は，さまざまなストレス刺激に伴う適応的反応と考えられている．コルチゾールが高濃度で持続すると免疫機能の低下や脳内の神経可塑性への悪影響を引き起こし，うつ病などの精神疾患の発症閾値の低下につながる一因と想定されている．このことから，コルチゾールを指標として，ストレス反応の評価に用いられることがある．

## 4）研究例

　リサーチ・クエスチョン④「大学生の心理的ストレスと睡眠は関連しているか」を検討する場合，客観的な指標を用いて大学生の心理的ストレスと睡眠との関連を測定する方法として精神生理学的研究法が適用できる．一般的に，不眠はストレスを感じる度合いと関連しているといわれており，不眠であるほど心理的ストレスが高いことが推測される．従来の研究法では，大学生に対して調査を実施し，心理的ストレスを測定する質問項目と睡眠時間・睡眠の質を測定する質問項目によって得られたデータを分析するといった研究参加者の報告に頼る方法が用いられてきた．しかし，精神生理学的研究法を用いれば，大学生のストレス反応について研究参加者の日中の脳活動や，心拍数，血圧の上昇などの生理学的指標の計測データと，睡眠中の生理学的指標の計測データといった客観的なデータが得られる．生理学的指標で得られたデータと調査で得られたデータを照らし合わせ，大学

生の心理的ストレスと睡眠との関連について分析することが可能となる.

　近年はICTの発展により，ウェアラブルデバイスなど侵襲性の低い方法で生理学的指標を計測することも比較的容易となってきている．今後益々，生理学的指標という客観的なデータを組み合わせた研究方法が拡がるだろう.

# 6. 研究倫理

　研究者は，調査の実施前，実施中，実施後において研究倫理を厳守しなければならない.倫理とは，モラルや道徳のことを指す．**研究倫理**（research ethics）とは，研究を倫理的に正しく行うための規範の筋道である．臨床現場で行われる学術研究は主に人を対象とする．研究の実施と公表によって，研究参加者だけでなく社会にも大きな影響を与える可能性がある.後述のように個人の尊厳と人権を尊重するための研究倫理を厳守することは，研究者がしなければならないことである.

## 1）コストとリスクの最小化
　人を対象とした研究では，参加者の安全を確保することが優先される．そのために研究者は，研究に伴うコストとリスクを予想し，それらを最小限に留めるように配慮する必要がある．研究に参加することは，研究参加者の時間やエネルギーの消費，研究の働きかけに対する反応などがコストに含まれる．たとえば，長時間にわたる脳波計測は参加者を拘束し身体的疲労をもたらす可能性がある．また，個人に危害を与えるなどのリスクを伴う可能性もある．実験を行うことで心理的苦痛をもたらす可能性を考える必要がある.

　たとえば，ミルグラムの服従実験やジンバルドの監獄実験は，参加者に残虐な行為を行わせ，凄まじい心理的苦痛を与えたことで大きく批判された．また，質的研究法や実践的研究法では，研究者が実践者として当事者や臨床現場，組織などとかかわる場合が多く，かかわることで伴うコストとリスクに留意しなければならない．たとえば，研究実施中や実施後に心理的問題について相談できる専門機関の情報提供を行ったり，調査に関する説明文書に研究従事者の連絡先を記載し，研究に関する問い合わせを受け付けたりする配慮を行う必要がある．このように，研究参加者の安全を確保するためにコストやリスクに対する配慮や対策を行うことを**倫理的配慮**という．研究法によって，どのような倫理的配慮が適切かについては柔軟に考慮する．研究に伴うコストとリスクは，研究から得られる利益や知見の重要性に照らし合わせて許容できるものである必要がある.

## 2）アカウンタビリティ
　研究者には，研究実施前や実施後に参加者に対して研究に関する情報の説明をする責任がある．これは，**アカウンタビリティ**（accountability；または，**説明責任**）と呼ばれる.まず研究者は，研究参加者から研究に参加することに対する自発的な同意を得なければならない．これは**インフォームド・コンセント**（informed consent）という．その手続きの一部として，研究参加者が自ら参加を判断するのに必要な情報を提供する．可能な限り，研究の実施前に研究の目的と意義，研究方法，研究に伴うと予想されるリスクと利益をわかりやすく説明し，研究参加者の個人情報を収集することについて同意を得る．このとき，

研究者は研究参加への強制や不当な誘導にならないように注意する必要がある.たとえば,過剰な報酬の提供や,研究参加を拒否することが難しいと感じるように説明することなどは不当な誘導となる.研究への参加は任意であること,参加の途中でいつでも中断できることを説明することで自発性を確保する必要がある.

　一方,研究の性質上,研究の本来の目的を知ることが結果に影響を与える可能性がある際には,できる限り少ない虚偽の目的を伝える**デセプション**（deception）を行う場合がある.デセプションを行った場合は必ずデブリーフィングを実施する.**デブリーフィング**（debriefing）は,研究の事後にデセプションを実施したこと,その必要があったことの説明をしたうえで,データ使用についての同意を得ることである.さらに,研究を実施した際には,研究結果を社会に対して公表することもアカウンタビリティに含まれる.

### 3）個人情報・データの保護

　研究者が知り得た参加者の個人情報の秘密とデータの保護は厳守しなければならない.インフォームド・コンセントでは,参加者の個人情報がどのようにデータとして扱われるのかを説明したうえで同意を得る.その説明範囲を超えてデータを利用したい場合には,再度,参加者の同意を得る必要がある.データを管理するときには,参加者の個人情報が特定されないように工夫することが求められる.たとえば,調査の回答は無記名で行うこと,実名を知り得た場合には ID 番号を振ることで記号化・匿名化するなどの工夫が行われる.また,データや調査に関連する資料の保管場所や保管方法,研究期間と研究終了後にデータを破棄する方法にも細心の注意を払う.たとえば,データにはパスワードをかけてパソコン上に保存したり,紙媒体の資料は鍵のかかる場所で保管し,研究が終了した時点でシュレッダーで処理するなど,個人情報の流出を防ぐ必要がある.

### 4）倫理審査

　人を対象とする研究は,各所属大学・機関の倫理委員会による**倫理審査**の承認を得なければならない.研究者は研究の実施前に倫理審査を申請し,前述したように研究の目的と意義,研究参加者,研究方法,参加者のコストとリスクの説明,参加者への研究の説明文書,インフォームド・コンセントをとる方法を明示する.倫理委員会は,研究が倫理的かどうか,研究参加者の福利と権利が守られているかどうかを審査する.また,研究参加者への謝礼,助成金,企業等からの資金・装置などの供与,利益相反の有無があるかどうかについて明示することが求められる.

　**利益相反**（conflict of interest）とは,研究者が追求すべき研究の目的によって得られる利益と,その研究者がそのほかに有している立場または個人としての利益が相反している状態のことを指す.医学・薬学研究などでは,新しい薬物に関する研究を実施する場合,製薬会社から資金提供される場合が多い.研究者がそうした会社と利害関係にある場合,研究方法や研究実施の際にバイアスの持ち込み,不利なデータの隠匿,望ましい結果の誇張解釈,偏った判断などの問題が生じる場合がある.臨床に関する研究においても企業との共同研究や企業に所属していたりする場合に同様の問題が生じる可能性がある.研究者は研究の公正性,信頼性を確保するために,利益相反が存在する場合にはそれを開示し,適切に対応する必要がある.バイアスが生じる可能性の減少や利益相反となる役割の区別,分析と出版の管理などのマネジメントが求められるのである.

臨床研究法の理解

### 5）科学的な違反行為

　研究の実施にあたり，研究者は**不正行為**（misconduct）をしてはならない．不正行為には，捏造，改ざん，剽窃がある．**捏造**（fabrication）とは，架空のデータを作りそれを記録・報告することである．**改ざん**（falsification）とは，研究資料や研究機器，研究手順に後から操作を加えたり，一部のデータを変更・削除してデータを作り変えることである．改ざんには，研究結果を知った後で仮説を立てる**仮説の後づけ（ハーキング**：Hypothesizing After the Results are Known；HARKing）や，有意な結果を得るためにデータを操作する *p* 値ハッキング（*p*-hacking）なども含まれる．**剽窃**（plagiarism）とは，他の人の考えや研究結果，文章の使用に関して同意を得ずに自分のものであるかのように装って用いることである．これらの科学的な違反行為を防止するためには，先行研究のレビューを通してこれまでにどのような研究が行われてきたかを知ること，誰もが研究結果を再現できるという可能性を大きくする**再現可能性**（reproducibility）を目指した研究実施が求められる．

## 7.1 章のまとめ

　本章では，臨床にいかせる研究法について理解を深めることを目的とした．さらに学びを深めたい方は，本章とあわせて文献[1-4]を参照されたい．人間の心を理解するために，これまでに多種多様な研究法が発展してきた．リサーチ・クエスチョンに対してどの研究法を用いるのかを考えるには，それぞれの研究法が心のどの側面に着目し，心をどのように捉えようとしているのかを理解することが重要である．たとえば，不安症に対する支援の効果を調べようとするとき，効果が得られるまでのプロセスに着目するのか，または，不安の軽減効果の評価に着目するのかによって用いる研究法は異なる．プロセスに着目する場合，クライエントの主観的な体験に関するデータ収集となる場合が多く，客観的な効果の検証はできない．一方，不安の軽減効果の評価を測定する場合，効果の評価はできるものの，クライエントのその効果に対する意味づけやプロセスに関するデータは収集できない．それぞれの研究法の特徴と限界を知ることは，それぞれを補う包括的な研究デザインの検討にもつながる．自らが立てるリサーチ・クエスチョンに対する適切な研究法の選択と研究デザインを考えることができるように，本章を活用していただきたい．

**Q1** がん患者の痛みに対する対処方法を調べる研究法について，当てはまるものをすべて選びなさい．

1. がん患者に対してインタビューを実施し，痛みに対する対処方法に関する記述データを収集する．
2. がん患者に対して心理面接を行い，支援者との語りのなかから痛みに対する対処方法に関するカテゴリーをまとめる．
3. がん患者の知り合いがいる友人に，がん患者に関するエピソードを聞く．
4. がん患者のいる病棟に一定期間入り，痛みに対する対処行動を観察してデータを集める．
5. がん患者に対して感情コントロールの心理教育を「実施するグループ」と「実施しないグループ」にランダムに割り振り，がん患者の痛みに対する効果を検証する．

**Q2** 認知行動療法を用いることで抑うつ症状が減少するかを検証するために用いられる研究法について，当てはまるものをすべて選びなさい．

1. 事例研究
2. プロセス研究
3. アナログ研究
4. ランダム化比較試験
5. 非ランダム化比較試験

**Q3** 研究を実施するうえで，倫理的に問題がある研究計画について，当てはまるものをすべて選びなさい．

1. 研究参加者を募集するときに，研究参加を断れないように説明する．
2. 研究の実施前に，研究参加者に対して研究に参加するコストと利益を説明する．
3. 研究目的を伝えずに調査への参加をしてもらう．
4. 研究参加者へのコストを最小限に留めるように対策を立てる．
5. 企業からの助成金を隠して研究報告を行う．

**Q1** | **A**…… 1, 2, 4, 5

解説

　1, 2, 4, 5 の研究方法は異なるものの，がん患者の痛みに対する対処方法を調べる研究の実施は可能である．1 は面接法による質的データを収集する質的研究法，2 は事例の記述データの分析を用いてカテゴリー生成を目的とした事例研究，4 は臨床現場に参加する実践的フィールドワークによるデータ収集，5 は対象方法の 1 つとして感情コントロールの効果があるかどうかを調べるランダム化比較試験による効果研究である．3 はがん患者に関するエピソードを友人に尋ねているだけで研究は実施し

ていないため不適切である.

**Q2** | **A……4, 5**

解説

　抑うつ症状が減少するかどうかを調べるためには，認知行動療法の「効果」を検証することが目的となる．治療効果の検証が可能な研究法は4と5である．4はランダム割り当ての手続きと「効果がある」といえる可能性を高くするための手続きが含まれることから，効果検証において信頼性の高い研究法である．一方，5ではランダム割り当てを行わない限界はあるものの，比較試験を行うことで効果検証は可能である．1と2は効果検証ではなく，主に効果がどのように得られたかについての現象把握や仮説生成を目的とした研究法である．3は臨床群ではない対象者を患者と等価とみなして研究する方法のことを指す.

**Q3** | **A……1, 3, 5**

解説

　インフォームド・コンセントをとるときに，研究参加を断れないように誘導して研究参加への同意を得ることは倫理的に問題がある．1は不当な誘導に当てはまる．研究者は，研究参加のコストと利益などを含め，研究参加者が自発的に同意するのに必要な情報を説明する説明責任があるため，2は適切である．研究目的を伝えずに研究参加するデセプションを行った場合にはデブリーフィングが必要だが，3では行っていないため倫理的に問題がある．4は倫理的配慮を行っているため適切である．企業から助成金を得た場合には，利益相反による問題が発生する可能性がある．研究の公正性，信頼性を確保するためにそうした情報を開示し，研究報告に記載する必要があるため，5は不適切である.

文献

1)　能智正博：臨床心理学をまなぶ6　質的研究法，東京大学出版会，2011.

2)　下山晴彦（編）：シリーズ・心理学の技法　臨床心理学研究の技法，福村出版，2000.

3)　南風原朝和：臨床心理学をまなぶ7　量的研究法，東京大学出版会，2011.

4)　三浦麻子：心理学ベーシック　第1巻　なるほど！心理学研究法，北大路書房，2017

（シュレンペル　レナ，滝沢　龍）

研究方法はさまざまあるものの，研究によって得られるエビデンス（科学的根拠）にはレベルがある．エビデンスレベル（levels of evidence）は，研究結果の信頼性や世の中に与えるインパクトの評価と価値の判断となる．［図］に示すように，エビデンスレベルには階層性がある．

下層の研究方法が仮説生成型研究であるのに対して，上層は仮説検証型研究であるといえる．臨床で用いられるさまざまな理論や概念があるが，新たな仮説生成や概念の捉えなおしについては質的研究法が用いられる．レベル5には，実践的研究法の節で紹介した事例研究やプロセス研究，実践的フィールドワーク，アクション・リサーチなどの理論モデルの生成を目的とした質的研究法が含まれる．これらの研究で得られた仮説や理論モデルは，上層の研究法（レベル1～レベル4）によって仮説検証が行われる．レベル4bでは，一事例実験や横断研究が含まれる．レベル4aでは，前向きコホート研究などの縦断研究が含まれる．レベル4aと4bの相違点は，

4bは一時点の調査であることから，要因間の方向性や因果関係の推論に限界がある一方で，4aでは要因の影響関係について検証できる可能性が大きくなることである．レベル3では，ランダム割り当て以外の方法で独立変数を操作する非ランダム化比較試験などの準実験研究が当てはまる．レベル2では，独立変数にランダム割り当ての手続きを行うランダム化比較試験がある．レベル1では，ランダム化比較試験で得られた研究結果のメタ分析や，先行研究で得られたエビデンスを標準化された方法を用いてレビューするシステマティックレビューがある．

これらのエビデンスレベルを考慮することは，リサーチ・クエスチョンと研究法の選択の検討に役立つ．研究法自体には優劣はなく，仮説生成型研究および仮説検証型研究はどちらも臨床研究と臨床実践の双方の活動において重要な知見を提供するものである．研究の問題と目的に沿って研究法を選択することが求められる．あわせて15章の「新しい時代の研究と統計」も参照いただきたい．

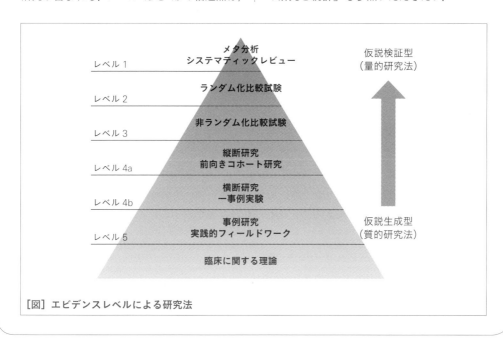

［図］エビデンスレベルによる研究法

# 2章 データの収集

## 到達目標

- 臨床研究における母集団と標本抽出の考え方について理解し，説明できる．
- 臨床研究における研究デザインについて理解し，説明できる．
- 臨床研究におけるデータ収集の技法について理解し，説明できる．

## INTRO

「親子関係とストレス反応の関連について調べたいと思うのですが，どのような方法をとればよいのでしょうか？　ストレス反応は大勢の前で発表するときに手汗をかいたり，ドキドキしたりすることなどがあると思うのですが…．」

「それは身体的反応ですね．精神性発汗，心拍数や呼吸の変化もストレス反応の1つですね．神経科学的，脳科学的な指標によっても測ることができそうです．」

「それに，私の場合は日常で起こるイライラ事や対人関係，試験などのライフイベントでもストレスを感じることがあります．」

「そうですね，最近どのような出来事を経験したかによっても，ストレス反応は変化します．ストレス反応にも，発表のようなイベントで即座に変化する反応と，状態として抑うつや精神的健康に現れるゆっくりした反応もありますね．」

「親子関係についても，その人の親子関係のイメージを問うのか，実際の親子のやりとりを見ていくのかによって，方法は異なるということでしょうか．」

「その通りです．どのような変数を組み合わせるかによっても，方法は変わってきます．」

「どんな方法があるのでしょうか．」

「ではここで，データ収集や研究法の種類について説明しましょう．研究の目的によって採る方法は変わりますが，方法の種類を知っておくことで，どのような目的が設定できるのかを考えることにもつながります．」

〔キーワード〕母集団と標本，標本抽出，横断研究，縦断研究，面接法，観察法，調査法，実験法，検査法

# 1. どのように方法を決めるのか

## 1）研究例

　「子どものストレス反応に親子関係は影響するのか？」ということを知るために，研究を計画するものとする．まず研究計画の前段階として，先行研究ではどのようなことがどの程度実証されているのかについて文献研究を行う．どの程度研究が蓄積されているのかによって，乳児期から青年期のどの時期を対象とするのか，どのような問題意識（リサーチクエスチョン）の元で研究を行うのかについて的を絞っていく．そしてどのような変数を扱うか，何回データ収集を行うか，どのような計画を立てれば目的を達成できるかについて検討を行い，計画を精錬する．

## 2）本章の目的

　調査を行う際，どのような対象に対して，何を知るために，どのような方法をとるのかということは，その研究によって得られたデータの解釈，知見の妥当性や一般化可能性，臨床的示唆にかかわる重要な点である．本章では，標本の抽出や研究デザインの種類，データ収集の技法の種類などについて解説を行う．

# 2. どのようにデータを抽出するか

## 1）母集団と標本

　調査の対象となる集団全体のことを**母集団**といい，その母集団のなかから，調査対象として抽出される対象者，もしくは一部のデータを**標本（サンプル）**という．母集団すべてを対象とするものを**全数（悉皆）調査**，一部を取り出して母集団を代表させるものを**標本調査**という．全数調査は，母集団全体の特徴が把握できる一方で，莫大な費用と労力が必要となり，データ収集に長時間かかるという難点がある．標本調査では，調査の結論は調査の対象すべてについて一般化されることになるため，標本はどのように抽出されたか（標本の抽出方法），標本が母集団と同じ程度均質であるのか（標本の代表性）について慎重に検討し，データを収集する必要がある．

## 2）標本抽出

　標本抽出の方法は，調査者が自分の経験や知識によって対象者を選ぶ**有意抽出法**と，偶然性に基づいて選ぶ**無作為抽出法（ランダムサンプリング）**に分けられる[1]．有意抽出法とは，恣意的に抽出するため，偏りが生じやすく，母集団を代表しない可能性がある．一般的に心理学研究では，恣意性が入らず，母集団についての結論を得られる抽出，すなわち無作為抽出法が望ましいとされる．無作為抽出法の種類には，単純無作為抽出法，系統抽出法，多段抽出法，層化抽出法がある．

　無作為抽出で得られた標本は，それぞれが独立で，かつ母集団に属するデータと同一の分布に従うという前提があり，それにより統計的推測が成立する．たとえば，同じ家族に属するきょうだいは家族という環境を共有しており，標本として独立でないと考えられる

ので，きょうだいの一方は標本から除外するか，別の標本として分析するなどの対応が必要となる．また抽出した標本が母集団と均質であるかどうかということは，標本の代表性と呼ばれ，データの質にかかわる重要な側面である．たとえば，中学生を対象とする場合，縁故のある私立中学に依頼をし，生徒を標本とすると，日本全国の中学生を代表しているとはいえない．母集団を全国の中学生一般とするのであれば，国公立，中高一貫校すべてを含んだ標本抽出を検討することが必要となる．

## 3. 研究デザインの種類：何回データを収集するのか

　研究デザインの種類には，横断研究，反復横断研究，縦断研究，コホート系列研究が挙げられる．ここで問題となるのは，標本をいくつ抽出するのか，何回データを収集するのかという点である．

　**横断研究**とは，調査対象となる母集団から1つの標本を抽出し，1回データを収集する方法をいう．横断研究は変数間の相関関係を理解することはできるが，因果関係には言及できない．

　**反復横断研究**とは，同じ母集団の複数の標本に対して，時間をおいて同じ内容の横断調査を実施する方法をいう．この間に，独立変数と従属変数に並行した変化が認められたなら，そこに因果関係がある可能性を推測する．ただし，ここでの因果関係はあくまでも推測であり，縦断研究で得られる関係よりは弱いものと考えられる．

　**縦断研究**（**パネル調査**）とは，母集団から1つの標本を抽出し，複数回にわたり，同じ内容についてデータを収集する方法である．時点間における変数間の関連があれば，因果関係を仮定できる一方で，1コホート[*1]のみの結果に留まるという偏りが問題となる．

　**コホート系列研究**は，複数のコホートを縦断的に追跡する調査である．たとえば，1997年生まれ，2000年生まれ，2003年生まれの3コホートに2010年から5年間調査を行った場合，7～18歳の約10年間を仮想的に把握できる．横断・縦断研究の欠点を打ち消すことができ，比較的短い期間で広い年齢幅が対象とできる利点がある．

## 4. データ収集の技法：どのような手法があるのか

　データ収集の技法は，**実験的方法**（**実験法，操作的研究**）と，観察法，面接法，調査法，検査法が含まれる**観察的（記述的）方法**の2つに大別される．観察法，面接法では，行動観察や自由記述といった質的（定性的）データが得られ，現象が記述され，行動の傾向を捉えることができる．調査法，実験法，検査法では，何らかの現象・概念を数値化した量的（定量的）データが得られ，統計的処理をもって変数間の関連性，もしくは因果関係を検討する．

　一般的に観察法，面接法は，先行研究の蓄積が少なく，現象の実態を把握する場合に用

---

*1　コホート
　　コホートとは，出生，入学など同じイベントを同じ年に経験した集団のことであり，一般には出生コホートを指す．

いられる（**仮説生成型研究**）．たとえば，幼児期のストレッサー（ストレスを引き起こす原因）について先行研究が少ない場合，保育施設の遊び場面や親子での遊び場面を観察する（**観察法**），保護者に子どもの普段の様子を聴取する（**面接法**）などが考えられる．一方，調査法，実験法，検査法は，主に先行研究がある程度蓄積され，変数間の関連や因果関係について，ある予測が立てられる場合に用いられる（**仮説検証型研究**）．たとえば青年期のストレスについて，親子関係が温かいものであるほどストレッサーの影響は緩和されるといった仮説が立てられる場合，質問紙によって回答を求める（**調査法**），実際のストレス場面におけるストレス反応への親同席の影響を検討する（**実験法，検査法**）などが考えられる．

## 1）実験法

**実験法**はある仮説を検証するために，研究者が状況を操作し，条件を変えて，条件間の行動の変化を観察，データ化し，行動の原因を探る方法である[2]．そのため，操作が原因となって生じた結果を得ることができ，それらの因果関係に言及しやすい．

### (1) 変数の種類

実験法を行う際，実験者が操作する変数，原因と推定される変数を**独立変数**（**要因**）といい，その操作が現れるとされる変数，結果と推定される変数を**従属変数**と呼ぶ．実験者の操作によって変化させた独立変数の影響が，従属変数にどのように表れるかを検討する．一般的に独立変数の操作として，対象者を少なくとも2つのグループ（群）に分けてデータを収集する．実験操作を施す状況を経験してもらう実験群と，実験操作を施さない統制群である．特に理由がなければ，群への割付は無作為とする．実験操作を行う水準や効果を検証する要因が複数ある場合は，群分けや条件の割り当てがより複雑なものになる．

①**1要因デザイン**：例として，評価者の前でのスピーチ経験が心拍数（ストレス反応）に及ぼす影響を調べる場合を考える．対象者はスピーチ課題（ストレスを引き起こす課題：独立変数）に従事してもらい，その前後で心拍数の変動（従属変数）を測定する．スピーチ経験の「あり・なし」を**水準**（群，条件）といい，この場合，独立変数が1つ，水準は2つあるので，**1要因2水準のデザイン**と呼ぶ．2群それぞれに，心拍数の平均値を算出し，各群で平均値が異なるかを考察する．

②**2要因デザイン**：さらにストレス反応に影響する要因として，ストレス課題場面で近しい他者が同席しているとストレスが緩和されることを仮定し，他者同席の影響を検討する例を考える．この場合，スピーチ経験と同席の2要因が，従属変数にどう影響するか検討することになるため，**2要因デザイン**と呼ぶ．仮に同席について，親が同席する群，誰も同席しない群を考えたとする．スピーチ経験に2水準，同席に2水準を設定するので，合計2×2＝4個の群が設定される．1要因デザインと同様に，群ごとの心拍数の平均値を比較することに加え，2要因デザインでは，交互作用，つまり1つの要因の従属変数への影響の大きさや方向が，別の要因の水準によって異なるかどうかを検討する[3]．たとえば「スピーチあり群では親が同席した場合，同席なしの場合よりも心拍数が低かったが，スピーチなし群では同席の影響はなかった」というような場合である．このように複数の要因を設定することで，交互作用を通して，さらに興味深い知見が得られる可能性が出てくる．

前述の例では，一人の対象者は1つの水準（条件）を経験することを想定している．こ

のように各対象者がいずれか1つの水準に割り当てられることを**被験者間要因**という. 一方で, 一人の対象者がすべての水準（条件）を経験することを**被験者内要因**という. 被験者間要因では, 群間差がみられた場合, それが要因の影響なのか, 対象者個人の影響なのか判別できないが, 被験者内要因ではそれを要因の影響と考えることができる.

### (2) 実験法の実際

特に, 心理療法の介入効果を検証するために用いられるデザインに**RCT（Randomized Control Trial：無作為化比較対照試験）**がある. 疾患の回復には, 心理療法を行ったとしても, 自然回復力, 物理的・対人的環境の変化, 薬物療法の効果, セラピスト独自の効果, 特定の疾患に対する効果（他の疾患では効果を発揮しない）など, 通常はさまざまな要因が影響を及ぼしていることが少なくない. このように状況の統制が及ばずに, 独立変数以外に従属変数に影響を及ぼす要因を**剰余変数**あるいは**外的変数**と呼ぶ. RCTは, **介入群**と**統制群**を無作為に割り付けることにより, 想定される剰余変数を（未測定の影響も含めて）排除あるいは統制したうえで, 純粋な介入の効果を検証できるデザインである. 統制群は, 倫理的配慮から介入待機群として, 一旦介入を行わない一定期間（介入群の測定時期と統一）を設け, その間のデータを収集し, 介入群との比較を行ったあとで, 介入を行うという手続きをとることが多い.

無作為割り付けをしない実験を行う場合には, 剰余変数の影響がないように, もしくは最小限にし, 独立変数の効果のみが表れるようにするため, 状況を統制することが重要になる. 予備実験を繰り返し, 操作する条件の精査を行うことが必要な場合もある. 剰余変数のなかでも, 特に独立変数と相関がある変数を**交絡変数**と呼ぶ. スピーチ課題では, 親子関係の程度（たとえば, 親との関係が悪いと, 同席の効果がなくなるなど）が考えられる. その場合は, 親子関係に関する質問紙調査をあわせて行い, 統計的に親子関係の影響を統制するなどの方法が採られる. このように剰余変数や交絡変数の影響を切り離して独立変数を操作し, 従属変数を測定することによって, はじめてその実験の結果に基づいて因果関係を推論することができる（詳細は文献[3, 4]参照）.

### (3) 実験法の注意点

実験法の利点は, 剰余変数の影響を排除したうえで, 研究者の関心の対象である要因の操作と, その結果としての対象者の行動との因果関係について検討できるという点にある. その一方で, 実験室という特殊な場で生起する行動だからこそ, 得られた結果の解釈に注意が必要となる. 時に, 日常場面とは異なること自体が対象者に影響を与え, 「実験に参加する」という構えや参加者効果が生起することがある. 実験者のほうでも「実験を行う」という構えや実験者効果が表れる場合もある. また言外に要求特性（特定の反応を対象者に求めるような圧力）が生じることもある[2]. さらに得られた結果が日常生活においても一般化が可能であるかどうか, つまり生態学的妥当性について配慮が必要である. 実験室は剰余変数をできるだけ統制する, 日常生活とは異なる特殊な場面であるがために, 日常生活における人間の行動の因果と離れたものを測定してしまう（結果が一般化できない）場合があるため, 十分な配慮が必要となる.

### 2）調査法

**調査法**は, 印刷された質問紙（調査票 questionnaire）やインターネット上での質問について, 自分の気持ちや考えに最も当てはまることを回答していくものである. 調査法

は，実験法と異なり，結果となる行動の原因を特定することは難しいが，実験室には持ち込むことが難しい個人差や心理現象，それらに関連する要因など（たとえば，パーソナリティや社会環境，文化など）を検討することに適している[5]．実験法ほど明確な因果関係は仮定できないが，前述した縦断研究によって因果関係を仮定することは可能である．その際には，さまざまな剰余変数，時点間のイベントの影響などを考慮しておく必要がある．

## (1) 調査法の種類

　最も一般的なのは，複数の質問群について，自分の気持ちや考えに最も当てはまると思われる程度や選択肢を選ぶ方法である．質問を読んで，当てはまる選択肢を選ぶ場合（**リッカート法**と呼ぶ）では，回答は数値化されるため定量的データが得られる．［表2.1］に示したK6心理的苦痛尺度は，5つの選択肢から1つ選ぶ5件法を採るものである．回答されたデータは0〜4点のいずれかを与えられ，項目を合計したものが個人の精神健康得点となる．自分自身について答える自記式質問紙，親が子どもについて答える親評定，教師が生徒について答える教師評定などがある．そのほかにも，仮想のシナリオに対する反応を記述したり，質問に対する考えなどを自由に記述したりする方法，複数選択法，順位付け法，ダイアリー法などがある．自由記述や仮想シナリオに対する反応を記述する場合は，定性的データ（質的データ）が得られる．

## (2) 調査法の実際

　調査法を行うにあたっては，先行研究によってあらかじめ作成され，よく使用されている質問紙を用いることが大切である．文献研究を行い，信頼性（何度測定しても同じ事象が測定できる程度）と妥当性（測定したい事象や概念が測定できている程度）が確認されており，国際的に広く使用されている尺度を選ぶことが望ましい．既成の質問紙のなかには，論文を引用すれば無料で使用できるものと，著作権が保護されて，商品として販売されているものがあるので注意が必要である．研究したいテーマが新しい概念や症状に関するもので，適当な質問紙がない場合は，オリジナルの質問紙を作成することになる．新たに質問紙を作成する手順は，質問項目の精査，妥当性および信頼性の保証，サンプルの精査など，厳しい科学的手続きに基づく必要がある（詳細は文献8参照）．方法として，オンライン調査，面接調査，電話調査，留置調査（一定期間調査票を渡して後ほど回収する方法），集合調査がある．

[表2.1] 質問紙の例：K6心理的苦痛尺度

| 過去30日の間にどれくらいの頻度で次のことがありましたか．それぞれの項目について，あてはまる番号を○で囲んでください． | まったくない | 少しだけ | ときどき | たいてい | いつも |
|---|---|---|---|---|---|
| 1) 神経過敏に感じましたか | 0 | 1 | 2 | 3 | 4 |
| 2) 絶望的だと感じましたか | 0 | 1 | 2 | 3 | 4 |
| 3) そわそわ，落ち着かなく感じましたか | 0 | 1 | 2 | 3 | 4 |
| 4) 気分が沈み込んで，何が起こっても気が晴れないように感じましたか | 0 | 1 | 2 | 3 | 4 |
| 5) 何をするのも骨折りだと感じましたか | 0 | 1 | 2 | 3 | 4 |
| 6) 自分は価値のない人間だと感じましたか | 0 | 1 | 2 | 3 | 4 |

(Furukawa, Kawakami, et al, 文献6, 2008, 古川・他, 文献7, 2003)

### (3) オンライン調査

　パソコンなどの電子機器とインターネットによりデータ収集を行う方法である．利点として，簡便性，速報性，迅速性，廉価性などがあり，欠点として目標母集団が曖昧，登録者集団が不透明，虚偽や代理など不正回答の混入の可能性などが挙げられる[9]．オンライン調査は，研究目的とサンプリングによって利点と欠点が異なるので，それに応じたサンプリングや調査内容，調査方法を工夫するなどの対策が必要とされている[5]．

### (4) 調査法の注意点

　調査法は比較的簡便で，廉価，短時間で大人数のデータを集めることができる，一斉実施によって実施条件を統一できる，個人の内面を広く捉えることができるといったメリットがある一方で，その質問内容や限界については細心の注意をはらう必要がある[1]．調査法では，質問項目を理解し，選択肢を精査し，安定した内省力をもって自分に当てはまるか総合的に判断して回答を選ぶという，高度な認知処理能力を必要とする．次に，調査法では社会的望ましさ（自分をよく見せようとしたり，社会的常識や良識に沿う方向に回答したりすること）の影響を極力減らすことが求められる．社会的望ましさの影響を避けるためには，**虚偽尺度（ライスケール）**と呼ばれる尺度を用いて，信頼性を検討することが行われる．

## 3）観察法

　**観察法**は，人間や動物の行動を自然な状況や実験的な状況のもとで観察，記録，分析し，行動の質的・量的特徴や行動の法則性を解明する方法である．観察法においては，行動をありのままに記録する行動記述，姿勢・発語・やりとりのパターン・客観的で観察可能な側面の頻度記録といった行動測定，声の大きさ・注意の程度・活動への集中度など行動の程度の評定である行動評定，行動から受ける印象を評定する印象評定のいずれかが行われる[10]．観察の場面，観察者の観察場面・対象者へのかかわり方，データ抽出の単位（サンプリング），記録方法にさまざまな種類があり，対象，目的にあわせて方法が選ばれる（[表2.2]）[11, 12]．

### (1) 観察場面

　観察を行う場面によって，**自然観察法，実験観察法**の2つに分けられる．自然観察法は，

[表2.2] **観察方法に対応した記録法**

| 観察方法 | サンプリング | 記録方法 |
|---|---|---|
| 時間見本法 | 時間<br>（一定の時間ごとに決められた行動を観察） | 行動目録法<br>（あらかじめ行動のリストを作成し，その生起頻度や持続時間，カテゴリー数やステップ数を記録する） |
| 場面見本法 | 場面<br>（一定の場面で生じる行動を観察） | 評定尺度法<br>（行動の強さや程度・印象などをあらかじめ作成した評定尺度で評定する） |
| 事象見本法 | 事象<br>（特定の事象の変化の過程を観察） | 行動描写法<br>（行動やその過程をありのままに描写する） |
| 日誌法 | 特徴的な行動 | 行動描写法 |

（坂上，文献11，2008 を元に作成）

人為的，意図的操作を加えずに，対象者が自然に行動する場面を観察するものである．たとえば，幼稚園などの集団保育で子ども達が自由に遊んでいるところを観察することが挙げられる．実験観察法は，観察者が環境を設定して，設けた条件によって，行動の生起の度合いの違いを観察するものである．たとえば，愛着理論における**ストレンジ・シチュエーション法**（不安状況で，保護者をどのように感情調整の源として活用するかを把握する方法）では，異なる状況（保護者と子どもが見知らぬ部屋で見知らぬ人と出会う状況，保護者が子どもと見知らぬ人を残して部屋を出る状況など）を設定する．これによって，状況による子どもの反応の違いを観察することができる．

## (2) 観察形態

観察者と対象者のかかわりの程度によって，**参加（参与）観察法**，**非参加観察法**の2つに分けられる．参加観察法は，対象者に観察者の姿を明示しながら直接観察する方法である．さらに参加観察法は，観察者が対象者に関与し，経験を共にしながら観察する交流的観察と，観察者からの働きかけを最小にして観察に徹する非交流的観察とに分けられる．非参加観察法は，ワンウェイミラー（一方からは鏡に見え，他方からは向こうが見える，いわゆるマジックミラー）やビデオを利用して，対象者に観察されていることを意識させないで，行動を観察する方法である．観察者と対象者のかかわりは有無の一次元ではなく，かかわりの程度と観察者の役割に応じて段階的に捉えられる[11]．

## (3) 観察方法とサンプリング

観察データのサンプリング（抽出）方法は，**時間見本法**，**場面見本法**，**事象見本法**，**日誌法**が挙げられる．時間見本法とは，一定の時間間隔で，観察すべき行動を抽出する方法である．行動生起の有無や行動の頻度，持続時間などの量的データを得たい場合に用いられる．この方法は，生起頻度の少ない，あるいは不規則に生起する行動の観察には不向きであり，行動と行動の時間的，因果的連関は見過ごされやすいとされる．場面見本法とは，一定の場面，たとえば，日常生活のなかで観察したい行動が繰り返し現れそうな代表的な場面や日常生活のなかで意味のある場面を選択して，その場面で生じる行動を抽出する方法である．事象見本法とは，特定の事象の変化の過程を観察する方法である．ある事象が生じて変化する過程について，原因，経過，結果を観察し，文脈的，質的データの収集に用いられる．日誌法とは，ある特定の個人を，日常的な行動の流れのなかで観察，記録する方法である．育児，保育，看護日誌などがこれにあたり，得られたデータは質的なものになる．

## (4) 記録方法

サンプリング方法によって適用される記録方法は異なり，記録方法によってデータの分析方法が異なる．**行動目録法（チェックリスト法）**とは，あらかじめある場面で起こりそうな行動のリストを作成しておき，その生起頻度や持続時間・間隔，カテゴリー数やステップ数を記録する方法であり，量的に分析される．評定尺度法とは，観察項目の強さや程度・印象などをあらかじめ作成した尺度で評定する方法であり，質的に分析される．**行動描写法（逸話記録法）**とは，ある状況で生じているすべての行動を時間的な流れに沿って自由記述する記録方法であり，質的に分析される．

## (5) 観察法の注意点

いずれのデータ収集の方法においても重要な点ではあるが，特に観察法においては，第1に，観察の信頼性（誰が観察しても同じ結果が得られるか）を確保することが重要である．

信頼性は，現象の記述や符号化をより明瞭かつ正確なものにすること，観察者のバイアスを最小限にすることによって確保することができる．正確な現象の記述や符号化には，文献研究などによる，分析の枠組み・符号化の基準や定義の吟味が必要である．また観察者バイアスを最小限に留めるためには，観察者がどのような誤りを犯しやすいか（たとえば，研究目的や仮説をもつがために，それに沿った現象や結果のみに着目してしまう偏り，判断の誤り）についての自覚をもつこと，複数の観察者による評定の一致率を統計的に算出することが挙げられる．第2に，特に実験観察法において，生態学的妥当性（実験法を参照）を厳密に検討することが重要である．条件を設定して行う観察が，日常生活の様子や個人特性を反映するものではなくなる可能性があることに留意する必要がある[12]．

## 4）面接法

面接法は，何らかの目的のもと，直接対象者と主に言語的な相互作用を行うものであり，何らかの心理学的事象を明らかにするために行われるものである[13]．

### （1）面接の種類

面接の種類は，その構造によって3つに大別される[13]．第1に，**構造化面接**は，あらかじめ準備した質問項目の内容や順序を全く変えずに実施する方法である．第2に，**半構造化面接**は，質問項目の内容や順序はある程度準備をしておき，話の流れに応じて柔軟に構造を変更させる方法である．第3に，**非構造化面接**は，構造において自由度の高いもので，質問項目は準備せず，大きなテーマのみを用意し，対象者との自由なやりとりのなかで研究者がテーマに関する事柄を見出していく方法である．一般的に，構造の弱い面接法は仮説の生成を目的とする場合に用いられ，構造の強い面接法は仮説の検証を目的とする場合に用いられる．1対1の面接が多い一方で，研究者の司会の元で，複数（6〜12名程度）の対象者があるテーマに沿って話し合う**グループ・インタビュー**，**フォーカス・グループ**などと呼ばれる形態もある[13]．

### （2）面接の実際

面接には，静かに落ち着いて話ができ，対象者がリラックスできる適度な広さの場所を選ぶ．面接開始時には，倫理的配慮についての説明，インフォームド・コンセントをあらためて行い，録音の許可，結果の公表などについて確認を行う．面接を行うにあたっては，対象者との友好的で安心できる関係，すなわち**ラポールの形成**が必要となる[13]．

面接を行う事前準備として，質問項目の選定，面接者の面接技術の習得が挙げられる．構造化面接では，質問紙調査と同様に信頼性を保証するため，質問項目は表現に注意をはらって作成された項目を用いる．一方，半構造化，非構造化面接では，質問の自由度を高くするため，質問項目によって，聞きたいことを引き出すことができるかどうかについて慎重に吟味する必要がある．リサーチ・クエスチョンを反映しつつ，協力者が答えやすい，自ら多くを語り出せる内容になっていることが必要である．そのために，実施前に予備調査などを行い，質問項目の質を検討することが必要になる場合もある．

### （3）面接内容の分析

自由度の高い半構造化，非構造化面接では，面接者は，対象者との相互作用において，回答に応じて，柔軟にさまざまな働きかけを行うことが求められる[表2.3]．つまり，面接者は目的を追求しつつ対象者の語りを妨げずに，語られた言葉から多くのことを読み取りながら，目的に沿った新しい展開を作り出すことが必要となる．半構造化，非構造化

**[表2.3] 面接における働きかけ**

| 質問の種類 | 具体例 |
|---|---|
| 導入質問 | 「〜について教えていただけますか？」など，自発的で豊かな語りを引き出す問い |
| フォローアップ | 直接的な質問，うなづき，相槌，重要と思われる語の繰り返しなど |
| 探索的質問 | 「それについてもう少し詳しく教えていただけますか？」などの探りを入れる問い |
| 明細化質問 | 「そのときどう思いましたか？」など特定の場面や内容に焦点を絞った問い |
| 直接質問 | 「お子さんに〜のような話をされたことはありますか？」などの，あるトピックについて直接たずねる問い |
| 間接質問 | 「お子さんに体罰をしたことはありますか？」と対象者自身についてたずねる代わりに，「体罰をされるお母さんの話を聞かれたことはありますか？」と他者についてたずねることによって，対象者の考えを把握していくような問い |
| 構造化 | 「では，少し違ったことを伺いたいのですが」と，面接の流れを作るような問い |
| 沈黙 | 休止があることで，対象者は連想や内省ができ，あらためて重要なことを話し出すこともある |
| 解釈的質問 | 「〜ということですね？」という言い換えによる確認や，「そのときの気持ちを言葉にすると〜という感じでしょうか？」という明確化を行うような問い |

(小松，文献13, 2008 を元に作成)

面接では，録音した記録は逐語的に書き起こして分析資料（トランスクリプト）とし，研究の目的にあわせて分析方法を選ぶことになる．

**(4) 面接法の注意点**

面接法の注意点として，面接者の構え，面接の権力性が発生する可能性を理解しておく必要がある[13]．面接者は，ある目的をもって面接に臨むため，無意識のうちに面接に対して，あるいは対象者の回答に対して何らかの仮説や思い込み，方向性を想定していることがある．そのため，それに沿った回答を引き出そうする可能性や，対象者の意図と異なる理解をしてしまう可能性がある．面接実施に際して研究者は，このような可能性を意識しておくことが重要である．

**5）検査法**

検査法は，基本的に人間がある検査に対して示す反応を測定し，その反応のあり方を検討する．それぞれの検査では測定される心理生物学的側面や行動が決まっており，目的にあわせてどの検査を用いるかを選ぶことになる．

**(1) 知能検査法**

**知能検査法**は，依拠する知能概念により課題の構成と解釈が異なるため，実施前に理解しておく必要がある．概して，知能は単一の要素ではなく複数の要素によって構成されるものであると考えられている[14]．そのため，1つの知能検査は多様な課題から構成されるのが一般的であり，検査結果は，知能を構成する複数の要素が一様に同程度に発達・獲得されているのか，各要素の獲得に差異はあるのか，同年齢集団の標準値と同程度の水準かどうかについて検討される．知能のさまざまな側面を網羅的に把握することができる一方で，課題の多い検査の場合，対象者に物理的・心理的負担（時間や集中力など）をかける恐れがある．そのため，検査の目的にあわせて，実施する下位検査を検討することが必要となる．

知能検査は，乳幼児期から児童期において，知的・運動発達を測定して，主に早期療育に役立てることを目的として実施される．成人期以降においては，主に職業適性の査定，脳損傷や精神疾患の心理査定，加齢に伴う知的機能の変化を検討するために用いられる[14]．扱われる情報には，発達段階によって変遷がみられる．乳児期には，養育者から聞き取った情報と調査者による観察が主に判断の材料とされる．幼児期にはそれに加え，積み木やビーズ，パズルなどの簡単な用具を使った検査によって，運動能力，認知能力，言語能力を測定する．青年期以降では，当事者の生活情報や問題意識の聞き取りを行い，あわせて判断の材料とする．

　代表的な知能検査には，田中ビネー知能検査（2歳以上対象），ウェクスラー式知能検査（16～89歳対象の WAIS（Wechsler Adult Intelligence Scale），5～17歳未満対象の WISC（Wechsler Intelligence Scale for Children），2歳半～7歳3カ月対象の WPPSI（Wechsler Preschool and Primary Scale of Intelligence），K-ABC 心理・教育アセスメントバッテリー（2歳半～19歳未満対象）などがある．また認知症の評価に，改訂長谷川式簡易知能評価スケール（The revised version of Hasegawa Dementia Scale；HDS-R；50歳以上対象）がある．

## (2) 投影法

　**投影法**とは，抽象的な刺激に対する反応を求めたり，対象者自身が描画をしたりする個別の検査である．対象者にとっては，どういう回答が望ましいかについての情報がないので，検査結果に対象者の意図は入りにくいとされ，その分，対象者の性格傾向が表れやすいとされている．多くの投影法は，言語的反応や記述式回答などであり，結果の整理や解釈に時間がかかり，結果を単純に数量化して示すことができないので，専門的な知識や経験が要求される．

　言語的な反応を求めるものとして，何枚か絵を見て，自由に物語を作ってもらう**絵画統覚法**（Thematic Apperception Test；TAT），文章の出だしに続けて，文章を作成する**文章完成法**（Sentence Completion Test；SCT），欲求不満状況を誘発する絵を見て，応答などを考えてもらう**絵画欲求不満テスト**（Picture Frustration Study；P-F スタディ）が挙げられる．対象者の描画を判断材料とする描画テストとして，バウムテスト，風景構成法が挙げられる．そのほかに，インクのしみ（ブロット）を見て，何が見えるか答えてもらうロールシャッハテスト，幾何学図形の模写によって，精神・神経発達や脳障害などを評価するベンダー・ゲシュタルトテストなどがある．

## (3) 神経心理学的検査法

　**神経心理学的検査法**は，知的能力について，言語，知覚，行為，記憶，注意，遂行（実行）などの機能別に測定する検査群の総称である．従来，脳血管性障害，脳腫瘍，頭部外傷など脳損傷後に生じる認知行動機能の障害や変化を捉え，それらの現象と脳損傷部位の対応関係が検討されてきた．近年では，情報処理・遂行パターンの詳細な検討，誤りの観察により得られる質的情報を，総合的に下位機能ごとに検討し，機能の質を評価するツールとしても利用される［表2.4］[15]．

## (4) 脳画像研究

　**脳画像研究**は，生きている人間の脳の構造や機能，活動を測定し，視覚化して示す方法を用いて行うものである[16]．従来は静止画像で脳の形態・構造を把握していたが，画像化技術の発展により，現在では，時系列を追って活動の変化を捉え，機能的な情報を得る

[表2.4] 神経心理学的検査法の例

| 評価内容 | 検査名 |
|---|---|
| 知的水準の全体像 | Mini-Mental State Examination（MMSE）<br>改訂長谷川式簡易知能評価スケール（The revised version of Hasegawa Dementia Scale: HDS-R） |
| 言語 | 標準失語症検査（Standard Language Test of Aphasia: SLTA），WAB 失語症検査 |
| 知覚認知 | 標準高次視知覚検査（Visual Perception Test for Agnosia: VPTA） |
| 行為 | 標準高次動作性検査（Standard Performance Test of Apraxia: SPTA） |
| 記憶 | ウェクスラー記憶検査改訂版（Wechsler Memory Scale-Revised: WMS-R）<br>数唱（順唱），三宅式記銘力検査，Rey 聴覚性単語学習検査<br>ベントン視覚記銘検査（Benton Visual Retention Test: BVRT）<br>数唱（逆唱），Paced Auditory Serial Addition Test（PASAT）<br>リバーミード行動記憶検査（The Rivermead Behavioral Memory Test: RBMT） |
| 注意 | 標準注意検査（Clinical Assessment for Attention: CAT）<br>線分二等分課題，線分抹消課題，行動性無視検査（Behavioural Inattention Test: BIT） |
| 実行機能 | 語流暢性・語列挙・語想起課題<br>ウィスコンシンカード分類テスト（Wisconsin Card Sorting Test: WCST）<br>トレイルメーキングテスト（Trail Making Test: TMT），ストループ課題<br>遂行機能障害症候群の行動評価（Behavioural Assessment of the Dysexecutive Syndrome: BADS） |
| 認知症 | Alzheimer's Disease Assessment Scale（ADAS），MMSE，HDS-R<br>Clinical Dementia Rating Scale（CDA） |

（望月，文献 15，2008 を元に作成）

ことができるようになっている．脳神経画像技術は，脳の形態・構造を捉える検査と脳の活動状態・機能を捉える検査に大別される．脳の形態・構造を捉える検査として，主にコンピュータ断層画像（computed tomography；CT）と核磁気共鳴画像（magnetic resonance imaging；MRI）が挙げられる．脳の活動状態・機能を捉える検査として，主に脳波（electroencephalogram；EEG），陽電子断層法（positron emission tomography；PET），脳磁図（magnetoencephalography；MEG），機能的核磁気共鳴画像（functional magnetic resonance imaging；fMRI），近赤外線スペクトロスコピー（near infrared spectroscopy；NIRS）が挙げられる．

脳画像の測定方法は，その検査が利用する原理によってデータの意味が異なり，方法によって時間分解能（測定時間の短さ），空間分解能（測定部位同定の正確さ）が異なる．そのため，脳画像研究の結果を解釈したり，自ら研究に参画してデータを収集したりする場合，脳科学の基礎知識はもちろん，検査が捉えている脳活動の内容，検査特有の測定方法の原理，測定方法の仕組みなどについて知っておく必要がある（詳細は文献[16]を参照）．

# 5. 2章のまとめ

本章では，心理学研究を行ううえで重要な母集団と標本抽出の概念，研究デザインおよびデータ収集の技法について解説した．研究計画を立てる前提として，調べたい事柄について文献研究を行い，研究目的を明確にする必要がある．研究目的を明確にすることにより，おのずととるべき方法は決まってくるといえよう．標本抽出方法，研究デザインやデー

タ収集の技法は，知見の妥当性や一般化可能性，臨床的示唆など，研究の根幹にかかわる重要なものである．

## 2章 Q and A

**Q1** 一般に心理学研究で望ましいとされる，母集団についての結論を得られるような恣意性の入らない標本抽出を何と呼ぶか選びなさい．
1. 復元抽出法
2. 有意抽出法
3. 無作為抽出法
4. 非復元抽出法

**Q2** 1時点のデータ収集によって，行動と結果（反応）の因果関係を類推することができる方法を何というか選びなさい．
1. 実験法
2. 調査法
3. 観察法
4. 面接法
5. 検査法

**Q1** A……3

解説

　1．復元抽出法とは，母集団から取り出したもの（クジ引きのクジなど）を元に戻してから，次のものを取り出す方法（4．非復元抽出では戻さない）であり，一般に心理学研究で望ましい標本抽出方法とは異なる．

**Q2** A……1

解説

　2．調査法（質問紙法）が縦断的に行われた場合には，時点間の関連を因果関係として仮定することができる．

文献

1) 山田一成：調査法．心理学研究法：心を見つめる科学のまなざし補訂版（高野陽太郎，岡　隆編），有斐閣アルマ，2018，pp182-211．

2) 岡　隆：独立変数の操作．心理学研究法：心を見つめる科学のまなざし補訂版（高野陽太郎，岡　隆編），有斐閣アルマ，2018，pp42-67．

3) 高野陽一郎：剰余変数の統制．心理学研究法：心を見つめる科学のまなざし補訂版（高野陽太郎，岡　隆編），有斐閣アルマ，2018，pp90-119．

4) 井関龍太：実験法の基礎．公認心理師の基礎と実践　第4巻　心理学研究法（野島一彦，繁桝算男監修．村井潤一郎，藤川　麗編），遠見書房，2018．

5) 一言英文：心理学における調査法．なるほど！心理学調査法．心理学ベーシック第3巻（大竹恵子編著．三浦麻子監修），北大路書房，2017，pp2-7．

6) Furukawa, T A, Kawakami, N, et al. : The performance of the Japanese version of the K6 and K10 in the World Mental Health Survey Japan. Int J Methods Psychiatr Res, 17（3）: 152-158, 2008.

7) 古川壽亮，大野　裕・他：一般人口中の精神疾患の簡便なスクリーニングに関する研究．平成14年度厚生労働科学研究費補助金（厚生労働科学特別研究事業）心の健康問題と対策基盤の実態に関する研究報告書（代表：川上憲人），2003，pp127-130．

8) 大竹恵子：なるほど！　心理学調査法．心理学ベーシック第3巻（三浦麻子監修），北大路書房，2017．

9) 大隅　昇：インターネット調査の抱える課題と今後の展開．エストレーラ，143：2-11，2006．

10) 中澤　潤，大野木裕明・他：心理学マニュアル　観察法，北大路書房，1997．

11) 坂上裕子：観察法．臨床心理学研究法　第1巻　心理学の実践的研究法を学ぶ（下山晴彦，能智正博編），新曜社，2008，pp133-147．

12) 遠藤利彦：観察法．心理学研究法：心を見つめる科学のまなざし補訂版（高野陽太郎，岡　隆編），有斐閣アルマ，2018，pp212-235．

13) 小松孝至：面接法．臨床心理学研究法　第1巻　心理学の実践的研究法を学ぶ（下山晴彦，能智正博編），新曜社，2008，pp119-131．

14) 岡崎慎治：知能検査法．臨床心理学研究法　第1巻　心理学の実践的研究法を学ぶ（下山晴彦，能智正博編），新曜社，2008，pp179-192．

15) 望月　聡：神経心理学的検査法．臨床心理学研究法　第1巻　心理学の実践的研究法を学ぶ（下山晴彦，能智正博編），新曜社，2008，193-208．

16) 岡田　隆：脳画像研究．臨床心理学研究法　第1巻　心理学の実践的研究法を学ぶ（下山晴彦，能智正博編），新曜社，2008，pp209-221．

（出野美那子，滝沢　龍）

2
章

データの収集

調査法をとる場合，データの情報が得られないというデータの欠測（欠損）がしばしば問題となる．質問項目のなかで無回答であるなどして，データが得られなかった値のことを欠測値（欠損値）という．欠測値の発生する理由としては，回答形式の問題，質問項目に回答するうえでの制約がある場合，記入漏れなどの人為的ミス，調査内容への抵抗からくる回答・参加拒否などがある[1]．特に縦断研究では数時点の調査を行うが，回答への飽き，内容への抵抗，転居などによる純粋な参加不可能などから，脱落が往々にして起こる．値が欠測となってしまった場合，データの質，分析方法に大きく影響することになる．

欠測値の種類は，完全ランダム欠測，ランダム欠測，非ランダム欠測の3つに大別される．完全ランダム欠測（missing completely at random；MCAR）とは，あるデータの欠測がいずれのデータにも依存しないことをいう．たとえば，記入漏れなどの純粋な人為的ミス，調査計画上無作為に調査依頼ができなかった場合などである．ランダム欠測（missing at random；MAR）とは，あるデータの欠測が観測データに依存し，欠測したデータには依存しないことをいう．たとえば，体重の測定に際し，女性の対象者に測定拒否が多かった場合が当てはまる．非ランダム欠測（missing not at random；MNAR）とは，あるデータの欠測が欠測したデータに依存することをいう．たとえば，体重の測定に際し，対象者が「自分は体重が重いから記録される

のは嫌」と測定拒否した場合が当てはまる．本来観測されるはずだったデータが，その値そのものが原因となって測定されないことをいう．

欠測値への対応としては，従来，欠測のあったデータを削除する削除法，観測データの平均値などの単一の値を欠測値に代入する単一代入法が用いられてきた．しかし，削除法ではサンプル数の減少，偏った削除をしてしまう可能性があり，単一代入法ではデータのばらつきが過小に推定される可能性があり，望ましくないことが指摘されている．よりよい欠測データの分析法としては，擬似的なデータセットをいくつも作成して正確な推定結果を得ようとする多重代入法（multiple imputation method；MI），最尤推定法を用いて母数を推定する完全情報最尤推定法（full information maximum likelihood method；FIML）がある．多重代入法と完全情報最尤推定法は，完全ランダム欠測，ランダム欠測に有用とされ，非ランダム欠測にはより複雑な手法が必要とされる（詳細は文献[1]を参照）．データの欠測を最小限にするためには，予備調査の段階で欠測の有無を説明できる変数を吟味しておく，質問項目を工夫するなどの対策を立てることが必要である．

文献
1) 宇佐美慧，荘島宏二郎：発達心理学のための統計学：縦断データの分析，誠信書房，2015.

# 3章 データの構造

到達目標 ·····················································································

● 質的データと量的データの違いについて説明できる.
● 尺度水準の4つの水準とその関係について説明できる.
● 独立変数,従属変数の概念を用いて研究の枠組みを立てることができる.
● 対応のあるデータ,対応のないデータの特徴について説明できる.

## INTRO

「先生,"働く母親の子どもとのかかわりにおける心理的問題"をテーマに,調査を実施しようと思っているのですが…,どのようなデータを集めればよいのか,決め方がわからなくて.」

「そうですね.まずは,類似したテーマの先行研究を読み,関連する概念を整理するところから始めるとよいでしょう.」

「そうか,先行研究の知見をもとに,概念間の関連についての新たな仮説が立てられそうであれば,その概念を表すデータを集めればよいのですね!」

「そのとおり.また,"データ"というものは,その特徴によっていくつかの種類に分類されます.そうしたデータの構造を理解しておくことは,いまのように知りたいことを知るにはどのようなデータをとるべきかを考えるときや,収集したデータをどのように分析するかを考える場合にも有用ですよ.」

「データの特徴について知っておけば,先行研究の読解にも役立ちそうですね!」

「ここでは,データの構造について整理をしておきましょう.」

〔キーワード〕質的データ,量的データ,尺度水準,独立変数,従属変数,剰余変数,要因,水準,対応のあるデータ,対応のないデータ

# 1. 質的データと量的データ

　1章で解説されたように，心理学の研究には質的研究法，量的研究法といった区分があり，研究の目的，つまり，何をどのような形で明らかにしたいのかによって，どちらの研究法が適切であるかの選択がなされる．データの特徴といった観点からこれらを区別するとすれば，主に質的データが扱われる研究を**質的研究**，量的データに基づいて行われる研究を**量的研究**ということができる．

## 1）質的データ
　**質的データ**を簡単にいえば，数値で表されていないデータのことである．たとえば，インタビュー調査によって話された内容の逐語録や，アンケート調査のなかで自由記述を求めた質問の回答といったものが該当する．これに対して，後述する量的データは，数値として得られるデータということになる．

　たとえば【INTRO】の例で，子どもを育てながら働く母親であるAさんに協力してもらい，「働く母親として，子どもとのかかわりにおいて感じているストレスや困り事」について50分ほどインタビューを実施したとしよう．この場合，1回のインタビューでAさんに関する多くの情報が得られることになる．50分のインタビューを逐語録に起こせば，A4用紙十数枚ほどのデータとなるだろう．このテキスト・データのなかには，時間や時系列の情報，出来事の情報，その際にAさんが抱いた感情や考えに関する情報など，さまざまな情報が含まれている．このように，質的データの特徴のひとつは，一人の調査協力者に関する多くの情報を含む点であるといえる．しかしながら，多様で豊富な情報が得られる一方，協力者一人ひとりに時間をかけてインタビューを行うことになるため，同時期に収集できるサンプル数は，量的データを収集する際と比べると限定されることになるだろう．

　テキスト・データの分析方法としては，さまざまな方法が提案されている．関心のある方は，まずは質的研究の概論書（たとえば，文献[1]など）を読み，自身の研究方法として適切と思われる分析方法が見つかれば，その詳しい解説書にあたっていただきたい．各分析方法によって立脚する理論や詳細な手法は異なるが，大雑把に言ってしまえば，質的分析法ではテキスト・データを研究テーマに沿った基準によって分類し，解釈を行うことが多い．この**解釈する**という作業にあたっては，分析者の主観が入り込むことを免れ得ず，同じデータを分析しても，結果が分析者によって異なる可能性がある．このように，質的データには結果の客観性という点において限界がある．そのため，質的研究を行う際は，論旨が一貫するよう研究デザインに配慮することや，研究テーマに対する分析者自身の立場を明確にすることが重要となってくる．

　データから導き出される結果についても，量的データとは大きな違いがある．前述したように，質的データは一人から得られる情報が非常に多い．そのため，たとえば平均やどれだけ差異があるかを数値によって要約して表現できる量的データと比べると，質的データは結果を端的に示すことが難しく，図式化したり，文章で説明したりすることになる．

　また，得られた分析結果について，どの範囲の人々に対して同じことが言えるか，という点，すなわち一般化可能性についても留意する必要がある．量的データでは，質的デー

タに比べて数多くのデータを収集できる可能性が高い．数多くのデータをもとに導き出した結果は，また別の機会に収集したデータであっても，結果の方向が大きく異なることはないと考えてよいだろう．一方，質的データは，あくまで特定の協力者から得られたデータであるため，また別の人に面接をすれば，異なるデータが得られることになる．もちろん，多大な時間とコストをかければ数多くのデータを収集できるかもしれないが，前述のように質的データは結果のまとめ方が難しく，そうした点からも現実的とはいえない．少数のデータから得られた結果の一般性，妥当性を担保するために，サンプリング方法についてはさまざまに工夫がなされているところである（詳細は，文献[2]などを参照してほしい）．しかし，それでも分析結果の適用範囲には限界があることには留意が必要である．

## 2）質的データを用いる意義

臨床心理学など人々の体験や語りと密接にかかわる学問では，現実場面で起こっている出来事や，それに対する人々の思考・感情を数値化することは，容易でない場合も多い．また，ある現象に対してさまざまな事柄が複雑に関係し合っている状態や，時間の経過，出来事の背景にある文脈について，量的データのみですべてを説明することは難しいだろう．

前項でみてきたように，質的データとは，限定された協力者から得られた多様で豊富な情報である．研究対象である現象にかかわる人物にインタビューを行い，そこから得られた質的データを用いれば，ある現象に関連する多様な要因やそれらの関連性，さらには，人物の思考や感情などの内面の複雑な動きを詳細に捉えることができる．

【INTRO】では，「働く母親は子どもとのかかわりおいて，どのような悩みを抱えているのか」という問いから研究がスタートし，前項ではAさんにインタビュー調査を行う例を挙げた．このように，どのような量的データをとるかを考える前に，何名かの仕事をもつ母親に予備インタビューを行い，どのようなことが関連概念として考えられるかの目星をつけてみるのも，研究の進め方の1つである．つまり，質的データは仮説を立てる際に役立つ情報となりえ，質的研究は**仮説生成型**の研究であるといえる．現実場面においてさまざまな事柄が複雑に絡み合って生じる問題について扱うことの多い心理学の分野において，仮説生成という質的データの果たす役割は，非常に大きいと考えられる．

## 3）量的データ

**量的データ**とは，数値として得られるデータである．たとえば，年齢や身長，体重，50 m走のタイム，イベントの参加人数など，我々の身の回りは量的データであふれている．心理学研究では，実験法において，たとえばストレスの程度を調べるために生理指標を測定したり，調査法や検査法において何らかの心理尺度に回答してもらったりする（心理尺度は，実験法でも用いることがある）．また，観察法においても，対象となる現象が一定の時間に何回出現したか，といった回数をカウントすることがある．これらの生理指標の測定値や尺度得点，出現頻度は，量的データということになる．

これら量的データの特徴は，データの収集・分析方法や手順が同じであれば，だれが分析しても同じ結果が得られる点，そして，データの示す結果が一義的であるという点である．たとえば，ある人物の身長は，同じ時期に同じ器具を使用すれば，だれが測定しても同じ結果となる．また，ある集団の平均身長「156 cm」というデータも，算出方法が同

じであるため，だれが計算しても同じ結果である．それが高いか低いかといった“解釈”は，年齢や性別，人種といった文脈に応じて多様に行われうるものの，データそれ自体がもつ情報は，長さの平均を端的に示しているだけであり，それ以上でも以下でもない．この点で，同じデータでも研究の主眼や分析者の立場によって結果が異なる質的データと大きく異なる．

　結果が一義的であるため，研究を進めるにあたっては，得られるデータが自身の問いに答えるために役立つものであるかどうかを，測定前の段階で十分に検討しなければならない．【INTRO】の例でいえば，関心としては「働く女性の“子どもとのかかわり”に関するストレス」であるところに，測定尺度として全般的なストレス指標を用いたとする．そこから得られたデータには，子どもとのかかわりに限らず，たとえば職場や夫婦間におけるストレスも含まれることとなり，本当に知りたかった結果が得られない可能性がある．また，何を測定するかについて吟味することに加え，質問の仕方や回答形式，選択肢の種類などによっても結果が左右されるため，どのようにデータを得るかについても重要な検討課題となる．

### 4）変数とは

　実験や調査などによって得られる量的データには，通常，変動がある．たとえば，身長や体重はその値が人によって異なり，また同じ人でも測定する時期によって変化する数である．このように，対象によって変化する値（数）のことを**変数**という．心理学の研究では，たとえば「不安」や「幸福感」といった概念が研究の対象として取り上げられる．これらも身長や体重と同様に人によって異なり，また測定時期によっても変化する．“変数”は統計学において最も重要な概念の1つであり，本書ではこの後も何度も出てくる．多少抽象的な議論になることもあるため，イメージがつかみにくくなることがあるかもしれないが，そのときには，変数とは要するに「それぞれの対象について値があるもの」だということを思い出してほしい．

　研究においては，得られたデータ（変数）の性質や測定方法に応じて統計的解析の方法を選択していくことになる．そのため，自身が収集しようとしているデータがどのような性質をもちうるのか，ということを理解しておくことが重要である．そこで，次節では，データ（変数）がその性質や測定法との関連によってどのように分類されうるのかについて説明する．まずは，量的変数と質的変数という分類のされ方についてふれ，その後，尺度水準という分類方法について説明する．

## 2. 変数の分類

### 1）量的変数と質的変数

　量的データは，量的変数と質的変数に分類される．名称から，前述した質的データ，量的データと混同しやすいため，注意してほしい．

　**量的変数**とは，身長や体重のように，値の大小によって量的な差異を表す変数である．たとえば，Aさんの身長が158 cm，Bさんは172 cmだった場合，BさんはAさんよりも14 cm身長が高いといえる．

これに対して，**質的変数**とは，対象間の質的な差異のみを表す変数である．たとえば，性別について，男性を1，女性を2としたとする．Aさんが女性，Bさんが男性であれば，Aさんは2，Bさんは1となる．このとき，1と2の数値の大きさには特に意味がなく，女性を1，男性を2としても問題ないし，男性を10，女性を20としてもよい．AさんとBさんの数値の差（2－1="1"）も意味をなさず，AさんとBさんのもつ特性の差異を表すものではない．

## 2）尺度水準

数値データを，**名義尺度**，**順序尺度**，**間隔尺度**，**比尺度**（比例尺度ともいう）の4つの水準によって分類する方法もある．

### （1）名義尺度

名義尺度水準にある変数は，前述した質的変数に含まれる．先に示した「性別」のほか，「配偶者の有無」（たとえば，未婚＝1，有配偶＝2，離別＝3，死別＝4），「これまでに精神疾患に罹患したことがありますか？」という質問に対する，はい＝1，いいえ＝2，という回答などがその例である．単にカテゴリ分類を表したものであり，割り当てられた数値がカテゴリ間の差や大小関係を示しているわけではない．統計的処理を行うための便宜上，数字を割り当てただけである，ともいえる．

### （2）順序尺度

順序尺度も名義尺度と同様，カテゴリ分類を表す尺度である．名義尺度との違いは，カテゴリ間の大小関係を表す点である．たとえば，寿司や肉など食べ物の上等さを示す「特上」「上」「並」というランクは，上等さの程度に大小関係がある．「特上」＝3，「上」＝2，「並」＝1，と数値化すれば，数字の大きさでその関係性を示すことができる．別の例としては，「あなたは自分自身が幸せだと思いますか？」という質問に対して，"非常にそう思う＝5"，"そう思う＝4"，"どちらともいえない＝3"，"そう思わない＝2"，"まったくそう思わない＝1"といった複数の段階の選択肢を設けて回答を求める評定尺度が挙げられる．これは，数字が「幸せと思う程度」の大小関係を示している．

これらは，ある物事の"程度"を数値化しているという点で，量的変数に分類する考え方もある．しかし，たとえば「特上」「上」「並」の段階に，それぞれ3，2，1という等間隔の数値を割り当てるという数量化を行ったとして，3という数値で表される「特上」と，1で表される「並」との上等さの違いが，どの寿司（あるいは肉）でも一様であるとはいえない．つまり，3－1="2"という数値で示される両者間の距離が意味をもたない．とすれば，大小関係を示すために必ずしも数値を示す必要はなく，「特上」「上」「並」のままでも十分に表現でき，数字は便宜上割り当てただけ，ということである．この点で，順序尺度水準にある値は質的変数であるとも考えられる．本書では，順序尺度水準にあたる変数を質的変数とみなす立場をとっている．

### （3）間隔尺度

間隔尺度水準にあたる数値は，特定の方法で数量化することが可能な量的変数である．つまり，ある等しい性質の差が等しい数値で表現される変数である．具体的な例を挙げると，○時○分の「○時」という数値は間隔尺度水準にある変数である．たとえば，2時と4時の間の時間と，4時と6時の間の時間は，等しい長さであり，数値としても同じ"2時間"と示される．

この特徴によって，間隔尺度にある変数は，足し算・引き算が可能になる．間隔尺度に分類される数値に「温度」も含まれるが，たとえば理科の実験で，「液体の温度を3度上げる（足す）」というような，数値を用いた具体的な表現が可能になる．一方，間隔尺度水準にある変数は，その数値をかけたり割ったりすることに意味をなさない．「○時」の例でいえば，2時の倍が4時でもなければ，8時の半分が4時でもない，ということである．

間隔尺度に分類される変数のもう1つの特徴として，原点0をもたないというものがある．これは，温度の例でいえば，0℃という数値が「温度がない」ということを表現しているわけではない，ということである．また，0時も「時間が無である」という意味ではない．

## (4) 比尺度

比尺度にあたる変数は，量的変数のうち，間隔尺度に分類されないものである．我々が日常生活で扱う数値の多くが，比尺度に分類される．たとえば，身長や体重，年齢，50m走のタイム，人数，商品の価格などが挙げられる．これらは，間隔尺度と同様，ある等しい性質の差が等しい数値で表現される．体重50kgと45kgの差と，74kgと69kgの差は同じ5kgという数値で示され，その差はどちらも同じ程度の重さ，ということである．

比尺度ならではの特徴として，これらは数値をかけたり割ったりすることにも意味をもつ．20歳は10歳の2倍の年齢である，ということができるし，500円の弁当の20%オフは400円である．すなわち，間隔尺度水準では足し算と引き算（＋・－）のみ可能であるのに対し，比尺度の水準にある変数は，四則計算（×・÷・＋・－）が可能である．

## 3）尺度水準の変換

このように，変数は名義尺度，順序尺度，間隔尺度，比尺度の4つの水準に分類されるが，ここまで読んでみると，各尺度に分類されるデータのもつ情報の豊富さや細かさ，処理の可能範囲に違いがあることに気づくだろう．この点でいえば，比尺度＞間隔尺度＞順序尺度＞名義尺度の順で水準が高いとみなすことができる．この違いによって，データを分析する際に適用できる分析方法の種類や範囲が変わってくる．

尺度水準は変換が可能である．たとえば，調査協力者の年齢を尋ねるとき，「年齢を教えてください」と尋ねれば，比尺度にあたる変数（18歳，19歳，20歳，…）がデータとして収集できる．一方，「あなたの年齢に当てはまるものを選んでください」と尋ね，選択肢を「10代＝1，20代＝2，30代＝3，…」と設けた場合には，収集されるデータは順序尺度にあたる変数である．はじめに前者の方法でデータを収集しておいて，後から分析者によって後者のカテゴリに振り分けることは可能である．しかし，はじめに「10代＝1，20代＝2，30代＝3，…」というカテゴリ分けで収集したデータを，後から実年齢に変換することは不可能である．このように，水準が高いほうから低いほう（例では比尺度→順序尺度）の変換は可能であるが，水準が低いほうから高いほう（順序尺度→比尺度）への変換はできない．

## 4）心理尺度の尺度水準

先に，「あなたは自分自身が幸せだと思いますか？」という質問に対する，"非常にそう思う＝5"，"そう思う＝4"，"どちらともいえない＝3"，"そう思わない＝2"，"まったくそう思わない＝1"といった選択肢の回答，という評定尺度の例を用いた．このように，ある質問に対する合意・非合意の程度や提示された文章に対する主観的・客観的な評価を，

[表3.1]「幸福感尺度」を用いたデータ収集の結果（例）

| 質問項目 | 回答者 A | 回答者 B | 回答者 C | ⋯ |
|:---:|:---:|:---:|:---:|:---:|
| 1 | 4 | 3 | 5 | ⋯ |
| 2 | 4 | 2 | 3 | ⋯ |
| 3 | 3 | 2 | 5 | ⋯ |
| 計 | 11 | 7 | 13 | ⋯ |

‖
幸福感得点

提示された段階評価で回答するという選択肢の立て方を，**リッカート法**と呼ぶ．心理学研究におけるデータ収集では，この方法がよく用いられる．例では，「幸福感」という心理的概念についてのデータを収集している．

心理尺度としてよくある形は，ある事柄に関する質問項目を複数設け，それぞれ複数の選択肢から回答を求める．そして，選択肢に割り当てた数値の質問項目分を足し合わせ，その和を尺度得点とするやり方である．前述の例を使って，たとえば「幸福感」を測定するような質問を，上記の質問に加えてあと2問作成し，3つの質問項目に対して上記の5段階評価で選択を求めることにしよう．ある回答者Aがそれぞれの質問に対し，"そう思う"，"そう思う"，"どちらともいえない"と回答した場合，4＋4＋3＝11で，回答者Aの「幸福感得点」は11点である，ということになる [表3.1]．

ところで，リッカート法による心理尺度は，前述のとおり，厳密には順序尺度である．"非常にそう思う"，"そう思う"，"どちらともいえない"，"そう思わない"，"まったくそう思わない"のそれぞれの間の距離が一定であるという証明ができず，間隔尺度水準の特徴を有していないと判断できるためである．このように考えると，先ほど示した項目ごとの得点を足し算して値を導き出すといった処理は，本来足し算や引き算ができないとされる順序尺度水準にある変数に対して行っていることになる．

実際の心理学研究においては，リッカート法により得られた数値は，厳密には順序尺度水準であるものの，間隔尺度水準とみなしても大きな問題はないという扱いがなされている．ただし，できる限り選択肢間の距離が等しくなるように，選択肢の表現を工夫したり，段階の数（選択肢の数）を調整したりといった工夫が必要となることを頭に置いてほしい．

# 3. 独立変数と従属変数

以下では，変数の分類の1つとして，独立変数と従属変数を説明する．本書のなかで，統計的分析においてこれらの変数をどのように扱うかといった詳しい説明をするのは，少し先になる．しかし，この2つの変数の分け方を頭に入れておくことは，心理学研究の研究デザインを考える際に非常に役に立つので，本章ではこれらの変数の性質について理解してほしい．

## 1）独立変数，従属変数とその関係

心理学研究では，たとえば「Aという心理的問題は，幼少期のBという体験によって引き起こされるのではないだろうか」「Cという人格特性は，その人のDという行動を生

じやすくさせるのではないだろうか」というような研究の枠組みをもつことがある．このように，ある変数（○○）の変化が，別の変数（△△）に影響を与えていると考えられる場合，前者（○○）を**独立変数**，後者（△△）を**従属変数**という．この区別を念頭に置いておけば，自身の疑問や問題意識を，"研究"としてデザインすることが可能になるだろう．

なお，独立変数は**要因**と呼ばれることもある．要因という概念については，あとに説明する．また統計学では，独立変数に対して説明変数や予測変数，従属変数に対して目的変数や基準変数といった用語が同様の意味合いで使われることもある．

ではここで，独立変数，従属変数の考え方を用いて，【INTRO】の研究デザインを考えてみよう．研究で明らかにしたいことは，「働く母親が子どもとのかかわりにおいて抱く心理的問題」である．まず，従属変数として該当しそうなのは，「子どもとのかかわりにおいて抱く心理的問題」を数値化し測定する心理尺度となる．この"従属変数"という観点が入ることで，「子どもとのかかわりにおいて抱く心理的問題とは何か？」という問いに対して，「今回の従属変数となりうる既存の尺度はあるだろうか，それとも新たに評定尺度を作成する必要がありそうだろうか」といった，さらに踏み込んだ視点をもちこむことができる．たとえば，想定される母親の心理的問題は，「母親としての自己効力感[*1]」だったり「子どもとのかかわりに対する満足度」だったりするかもしれない．独立変数も同様に，「働く母親の子どもとのかかわり」とは変数として具体的に何が考えうるかという視点を与えてくれる．たとえば，「一週間の子どもとの会話時間」や「典型的な子どもの行動に対するかかわり方のパターン（あるいはタイプ）」などが考えられる．このように，「何を独立変数とし，何を従属変数とするか」というように考えてみることで，研究したいことが明確に，そして具体的になる．

ただし，研究のすべてが独立変数，従属変数の関係にあてはまる形で行われるわけではない．本章の1節で述べたように，「働く母親が子どもとのかかわりにおいて抱く心理的問題とは何か？」という問いから，すぐに特定の事象や特性を変数として想定し，それを測定する尺度を特定するというところまでには至らず，むしろ，このテーマに関する心理的問題の全体像を詳細に描き出すことに意義がある場合もある．このような場合，本章のはじめに説明した質的データを用いた仮説生成型の研究デザインが意義をもつ．しかし，前述の問いの発展の仕方をみるとわかるように，「独立変数→（影響）→従属変数」という枠組みに沿った具体的な研究計画が立てられるか否かにかかわらず，この枠組みを念頭に置きながら研究デザインを考えてみることは有効だろう．

## 2）剰余変数［図3.1］

先ほどの例において，独立変数に「一週間の子どもとの会話時間」，従属変数として「母親としての自己効力感」を想定するとする．このとき，「母親としての自己効力感」に影響を与える要因として，「一週間の子どもとの会話時間」のほかにもいくつも考えられるだろう．たとえば，子どもの年齢，子どもの性別，母親の年齢，職業や勤務形態などが挙げられる．このように，ある研究において検討の対象となる独立変数以外の変数で，従属

---

[*1] 自己効力感
　　自己効力感とは，心理学者のバンデューラ（A. Bandura）が唱えた概念であり，何らかの課題に直面した際，「自分には目標を達成するための能力がある」と確信できる感覚のこと．「こうすればうまくいくはずだという期待＝結果期待」に対して，「自分はそれができる＝効力期待」という感覚である．

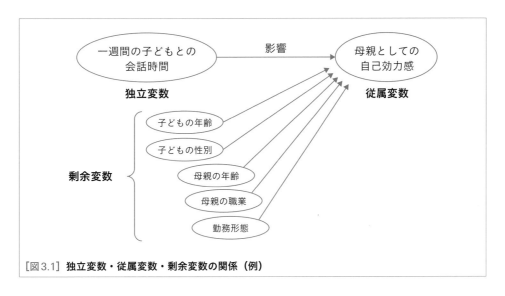

[図3.1] 独立変数・従属変数・剰余変数の関係（例）

変数に影響を及ぼす，または及ぼす可能性のある変数のことを，**剰余変数**と呼ぶ．物理法則や化学式といった自然科学の研究とは異なり，心理学を含む社会科学の分野では，ある従属変数に影響を及ぼす可能性のある変数は無数に存在するものである．実験や調査においては，これら剰余変数の影響をできるだけなくし，独立変数が純粋に従属変数に与える影響について検討することが重要となる．

### 3）要因と水準

　前項において，独立変数は要因と呼ばれることもあると述べた．特に，質的な独立変数（質的変数で表現される独立変数）を要因と呼ぶ．

　質的な独立変数の値は，その要因の**水準**と呼ばれる．本章の2節で述べた尺度水準という概念と混同しやすいが，別のものとしてまったく切り離して考えてほしい．【INTRO】の例でいえば，独立変数に「子どもの性別」を設定した場合，この要因には「男性」，「女性」の2つの水準があるといえる．あるいは，独立変数として「子どもへのかかわり方」を設定し，これを「回避型」「受容型」「指示型」の3つのタイプに分類するとしよう．この場合，「子どもへのかかわり方」の要因は，3つの水準をもつということになる．

　実験では，従属変数に影響を与えそうな要因を取り上げて，それらの要因の影響や効果を調べていくことになる．調査においても，同様の研究デザインがありうる．しかし，社会科学の研究では，従属変数に影響を与える可能性のある要因はほぼ無数に考えられ，研究では焦点をそのなかの少数の要因に絞ることになる．前項では，独立変数（要因）として選択されなかったけれども，従属変数に影響を及ぼす変数を剰余変数であると述べた．この剰余変数の処理が問題となるということである．

　たとえば，先の例で「子どもへのかかわり方」という要因だけを取り上げる場合を考えてみよう．具体的には，調査協力者である母親に，子どもに関与する必要のある何らかの場面を記述した文を読んだあと，その場面に対する回避的，受容的，指示的な対応を示した選択肢から，自身が最も取りうるかかわり方を選んでもらう．その回答結果によって，母親を「回避型」「受容型」「指示型」の3つの水準（タイプ）に分類する．このように，ある要因において水準ごとにデータを振り分けてできたデータの集まりを**群**と呼ぶ．ここでは，「回避型群」「受容型群」「指示型群」ができたということになる．そして，従属変

数である「母親としての自己効力感」を測定する心理尺度を用いてその程度を測定し，結果を群間で比較する，という研究デザインが考えられる．

　このとき，従属変数に影響を与える可能性のあるその他の要因の1つとして「子どもの性別」が考えられるが，この剰余変数の処理の方法としてはいくつか考えられる．まず，上記の研究デザインにおいて，場面を記述した文章のなかに子どもの性別も指定して書いておくという方法があるだろう．ただし，この場合は協力者の実際の子どもの性別と異なる場合も生じる．つまり，たとえば自分には息子しかいないのに，調査では娘がいることを想像して回答しなければならない人が出てくる．実の子どもとのリアルなかかわりを想定してもらうには，「ご自身のお子さんとのかかわりを想像しながら回答してください」と教示すればよいが，これだけでは協力者がどちらの性別の子どもを想像して回答したのかがわからない．このまま収集したすべてのデータを用いて分析した際，たとえば「指示型群」に娘をもつ母親が多く分類されていたとしたら，「指示型群」とその他2つの群との間で「母親としての自己効力感」の程度に差がみられたとしても，それは子どもに指示的なかかわりをすることが影響したのか，相手が「娘」であることが影響したのかがわからない．このように，2つ以上の要因が連動して変化し，そのうちのどれが結果に影響したかが判断できない状態になることを，要因が**交絡**しているという．交絡を避けるには，焦点を当てている要因以外の要因（剰余変数）について，条件が同じになるように工夫しなければならない．この処理を統計学の用語で，**統制**あるいは**調整**という．

　上記に挙げたように，協力者全員が同じ性別の子どもを想定して回答するという方法は，**一定化**あるいは**制限**と呼ばれる統制方法である．ほかに，娘をもつ母親のみを調査対象とするという方法も一定化の1つである．研究目的として，実際の子どもとのかかわりを想定してもらうという条件を重視する場合は，調査の際に子どもの性別を尋ねる質問を設けておけば，協力者がどちらの性別の子どもを想定したかを把握することができる．この情報をもとに，どの群にも男女が同数ずつ割り振られるようにデータの収集を工夫することも可能かもしれない．このような統制の方法を**バランス化**あるいは**マッチング**という．

　なお，上記では，交絡の説明のためにあえて「指示型群に娘をもつ母親が偏って分類された場合」を考えてみた．しかしながら実際は，十分な協力者数が集められる，つまりデータ数が確保できるのであれば，子どもの性別（剰余変数の値）を無視し，協力者（データ）をまったくランダムに割り振っても，1つの水準に同じ剰余変数の値をもつデータが大きく偏ることはないという統計上の特徴がある．この特徴を用いる方法は，**ランダム化**（あるいは**無作為化**）と呼ばれる．実際の研究では，このランダム化による統制方法が多く用いられている．

## 4. 対応のないデータと対応のあるデータ

　前節では，仕事をもつ母親を，日頃の子どもとのかかわり方という要因において，3つの水準「回避型群」「受容型群」「指示型群」に分類した．このように，心理学の研究では，焦点を当てた要因について，その水準ごとに群に分けて比較を行う，ということがなされる．

　このとき，群間でデータの対応がないか，それとも対応しているか，という区別が重要となってくる．

## 1）対応のない状況と対応のある状況［表3.2］

子どもとのかかわり方の群分けの例について，たとえば「回避型群」に分類された，とある協力者の「母親としての自己効力感」の測定値が高かったとしても低かったとしても，そのことによって「受容型群」「指示型群」に属する他の協力者の測定値がどうなるかを予測することはできない．このように，異なる水準に含まれる従属変数の値が互いに独立している状況を**対応のない状況**といい，こうした性質をもつ要因を**対応のない要因**という．

一方，たとえば，「働く母親は，子どもに対してどのようなかかわり方をすることで母親としての自分に満足できるのか」という問いを立てたとしよう．調査手続きとして，典型的な子どもの行動に対して回避的，受容的，指示的なかかわり方をする場面を示した3種類の文章を用意する．一人の母親にそれらをすべて読んでもらい，それぞれの子どもへのかかわり方に関して抱く満足度について測定する．この場合，ある母親が日頃から子どもへのかかわり方について比較的満足している人であれば，3つの場面のいずれにおいても満足度の測定値は高めになることが予想される．逆に，子どもへのかかわり方について日頃から満足していない母親は，いずれの場面においても測定値が低くなることが予想される．つまり，この場合，ある条件（水準）におけるある対象者の測定値の高低によって，その対象者の別の条件（水準）における測定値の高低がある程度予想できることになる．このような状況を**対応のある状況**といい，この性質をもつ要因を**対応のある要因**という．

独立変数が対応のない要因なのか，対応のある要因なのかという違いは，統計的処理上の違いをもたらす．対応のある要因の場合は，異なる水準に含まれる従属変数の平均値差がどういう確率でどういう異なる値をとるかということが，対応がなく水準ごとにデータが独立している場合と異なるため，平均値差を調べる方式も異なる．そのため，統計的処理上，独立変数のデータに対応があるかないかの区別が重要となる．

なお，上記に挙げた2つの例は，いずれも独立変数は「子どもへのかかわり方」であるが，研究目的，すなわち何を明らかにしたいかの違いによって研究デザインが異なり，そのため，独立変数も前者は「自分自身の子どもへのかかわり方の特徴」，後者は「望ましいと感じる子どもへのかかわり方の特徴」と，意味に違いが生じている．データに対応があるかないかの違いは，研究目的に照らし合わせた研究デザインの立て方によって，独立変数の設定が異なるために生じるということに注意されたい．

## 2）個人間要因と個人内要因

要因に関しては，**個人間要因**と**個人内要因**という区別もある．実験では協力者のことを被験者と呼ぶこともあるので，**被験者間要因**，**被験者内要因**とも呼ばれる．対応のない要因の場合は，その要因の各水準に異なる協力者が割り振られることになるため，水準間の比較は，異なる協力者の間で行うことになる．前項の1つ目の例では，「自分自身の子どもへのかかわり方の特徴」によって，母親一人ひとりがそれぞれ「回避型群」「受容型群」「指示型群」に振り分けられ，それぞれの群の母親たちの「母親としての自己効力感」の平均値を群間で比較することになる．この場合，その要因は個人間要因（被験者間要因）と呼ばれる．

一方，同じ人がすべての水準において測定される場合には，水準間の比較は，同一の協力者内の比較ということになる．前項の2つ目の例においては，1人の母親から「回避的かかわり方」「受容的かかわり方」「指示的かかわり方」それぞれについての満足度を測定

[表3.2] 対応のないデータと対応のあるデータ（例）

〈対応のないデータ〉

| 回答者 | 水準 | 自己効力感 |
|---|---|---|
| A | 回避型 | 18 |
| B | 受容型 | 20 |
| C | 受容型 | 18 |
| D | 指示型 | 16 |
| E | 回避型 | 24 |
| F | 指示型 | 23 |
| G | 回避型 | 17 |
| H | 受容型 | 21 |
| I | 受容型 | 15 |
| J | 指示型 | 12 |
| ⋮ | ⋮ | ⋮ |

〈対応のあるデータ〉

| 回答者 | 回避的 | 受容的 | 指示的 |
|---|---|---|---|
| A | 18 | 23 | 12 |
| B | 20 | 18 | 24 |
| C | 25 | 20 | 15 |
| D | 16 | 12 | 18 |
| E | 23 | 20 | 20 |
| F | 12 | 16 | 20 |
| G | 24 | 22 | 17 |
| H | 19 | 21 | 14 |
| I | 16 | 24 | 16 |
| ⋮ | ⋮ | ⋮ | ⋮ |
| 平均点 | 19.22 | 19.56 | 17.33 |

※数値は「子どもへのかかわり方への満足度」を示す

し，各群に集められたデータの平均値を群間で比較している．この場合，その要因は個人内要因（被験者内要因）と呼ばれる．

　ある要因が個人内要因であれば，協力者によって対応づけられた要因ということになる．これに対し，個人間要因の場合は，異なる協力者を各水準に単純にランダムに割り当てれば対応のない要因となるが，協力者の割り当て方によっては，対応のある要因となることもある．たとえば，「子どもへのかかわり方の違いによって抱く母親としての満足感」を調査する場合，場面を読んで質問に回答してもらう前に，「日頃感じている子どもへのかかわりに対する満足感」について測定しておく．その測定値の高い順に協力者を並べ，最初の3人をランダムに3つの条件（回避的，受容的，指示的）に割り当て，次の順位の3人をまたランダムに3つの条件に割り当てる，というやり方がある．このようなマッチングを行う場合も，あるブロックに属する協力者（例の場合，「日頃感じている子どもへのかかわりに対する満足感」の測定値で作成された3人）の1人がある条件（水準）で高い値を示せば，他の条件（水準）でもそのブロックに属する協力者は高い値を示すことが予想されるので，やはり対応のある要因ということになる．それでも，条件間の比較は異なる協力者の間でなされるため，この要因は個人間要因となる．

　統計的分析の観点からは，個人間要因であるか個人内要因であるかではなく，対応のない要因か対応のある要因かが重要な意味をもってくるので，データの分析方法を検討する際は，この点に注意されたい．

# 5. 3 章のまとめ

　本章では，質的データと量的データ，変数とは何か，量的データに関する尺度水準の考え方，独立変数と従属変数，そして対応のないデータと対応のあるデータについて説明した．心理学の理論や考え方は，すべてデータとその分析結果をもとに構築されている．したがって，本章の内容は心理学の最も基本的な部分であり，以降の章を読み進めていくためにもしっかりとおさえておきたい．

**Q and A**

**Q1** 尺度水準に関する次の説明のうち，正しいものを1つ選びなさい．

1. お酒の種類（日本酒，ビール，ワイン，焼酎，ウイスキー）を，好きな順に回答してもらったデータは，名義尺度にあたる変数である．
2. あるコンビニエンスストアの都道府県別の店舗数は，順序尺度にあたる変数である．
3. "必ず受け取る"，"たいてい受け取る"，"時々受け取る"，"たまに受け取る"，"まったく受け取らない" といった選択肢を用いて測定される駅前でビラを受け取る頻度は，間隔尺度水準にあたる変数である．
4. 知能指数は，比尺度水準にあたる変数である．
5. 尺度水準は変換が可能であるが，下位の尺度水準にあたる変数を上位の尺度水準へは変換できない．

**Q2** 次の研究デザインのうち，独立変数が対応のある要因である場合を選びなさい．ただし，正答が1つのみとは限らない．

1. ABO式の血液型による性格の違いについて検討するために，各血液型の者を25名ずつ無作為に抽出し，性格特性を測定する検査を行った．
2. 日本酒，ビール，ワイン，焼酎，ウイスキーの5種類のお酒について，協力者にそれぞれどの程度頻繁に飲むかを回答してもらい，5種類の間でどのお酒が頻繁に飲まれているかを検討した．
3. 女性のお酒の好みの傾向を調べるため，100名の女性を無作為に20名ずつ5つの群（日本酒，ビール，ワイン，焼酎，ウイスキー）に分け，そのお酒がどのくらい好きかについて，いずれも10段階で回答を求めた．
4. 母子のコミュニケーションに対する満足度の違いを検討するため，30組の母と子のそれぞれに，子ども（母親）とのコミュニケーションに対する満足度について，"非常に満足している" から "まったく満足していない" までの9段階尺度を用いて回答を求めた．
5. あるリラクセーション法の不安に対する効果を検討するため，60名の協力者に対して，リラクセーション法の介入前後で不安の程度を測定し，どのくらい不安が低減したかを調べた．

**Q1** | A······5

解説

1 お酒の種類に順位づけをしてもらった場合，その数値は変数の大小関係を表すため，順序尺度となる．名義尺度とは質的変数を単純にカテゴリに分類するのみであり，大小関係は表現しない．

2 コンビニエンスストアの店舗数は，たとえば，「北海道＝235，青森＝205，…，神奈川＝1009，…，」といったデータになる．このとき，「北海道は青森よりも

30多い」，「神奈川は青森の約5倍の数である」というように，数値を用いて四則計算を行うことに意味があるため，比尺度水準にあたる変数である．一方，順序尺度とは質的変数に用いられる尺度であり，変数の大小関係を示す．これが「コンビニエンスストアの数が多い都道府県ランキング」であれば，順序尺度に該当する．

3 問題のように，ある質問に対する評価や合意の程度を段階評価で回答する方法を，リッカート法と呼ぶ．リッカート法によって得られた数値は順序尺度に分類されるが，心理学研究においては，間隔尺度と同等の扱いをしても大きな問題はないとしている．

4 知能指数は，比尺度ではなく間隔尺度である．「AさんはBさんの1.5倍IQが高い」という表現をすることはない．また，IQ＝0は知能がない，ということにはならない．すなわち，比尺度の特徴を持たない量的変数であるため，間隔尺度になる．

5 たとえば，上記のように知能指数は間隔尺度であるが，数値によって「高い」「平均の上」「平均」「平均の下」「境界域」「低い」といったカテゴリに分類される．これは，間隔尺度から順序尺度へと尺度水準を変換している．しかし，「Aさんの知能は平均程度です」と報告されたとき，Aさんの知能指数を具体的に示すことはできない．すなわち，順序尺度から間隔尺度には変換ができないのである．

**Q2** A……2，4，5

解説

1は，血液型という要因におけるA，B，O，ABの水準に該当する協力者を，それぞれ無作為（ランダム）に抽出している（調査依頼をしている）．3は，協力が得られた女性100名を，5つの水準に無作為（ランダム）に振り分けている．

2は，ひとりの協力者が5つの水準すべてについて回答しているため，個人内要因である．5も，同じ協力者の異なる2時点のデータであるため，個人内要因である．4は，母子ペアで紐づけられた対応のあるデータである．

文献

1) サトウタツヤ，春日秀朗・他：質的研究法マッピング―特徴をつかみ，活用するために―，新曜社，2019.

2) 能智正博：臨床心理学をまなぶ6 質的研究法，東京大学出版会，2011.

（稲吉玲美，滝沢　龍）

## ミクスト・メソッド（混合研究法）

本章では，データの種類に質的データ，量的データという分類があることを紹介し，それらデータに基づいて導き出される研究知見の利点，欠点をみてきた．片方の欠点がもう片方の利点，というように，この2種類のデータの特徴は拮抗的にみえるところがあり，本章においても「量的データに比べて質的データは…」のような，両者を比較する記述の仕方をしている．しかし，量的研究法と質的研究法が二者択一のものであり，研究を行う者として，一方の立場を取ってもう一方とは疎遠であってもよいという誤解を招いてしまっていないか，筆者としては心配である．

特に本書の読者のなかには，公認心理師に関心をもち，その資格を得るために臨床心理学を学んでいる方も多いことだろう．カウンセリングや心理療法の技術を学びたいのに，難しそうな数式が並ぶ統計学は「やりたいことと違う」と，苦手に感じるかもしれない．こうした苦手意識を少しでも和らげられるよう，身近な例や実際の研究立案の例を挙げて，量的データに親しみをもち，ご自身の研究に量的研究法が果たせる可能性を感じてもらいたいというのが，本章における筆者の密かな思いである．

臨床心理学では心理的問題のメカニズムを理解したり，心理的介入の効果を検証したりすることが目指される．この目的を達成するためには，質的研究，量的研究のどちらが優れているのか，ではなく，それぞれが得意とする面をいかして補い合うように，両方のアプローチを柔軟に使いこなすことが望ましい．

質的方法と量的方法を併用する研究方法として，ミクスト・メソッド（混合研究法）という考え方がある．"ミックス"の仕方には何通りか考えられ，たとえば本章でも取り上げたような，インタビュー調査から浮かび上がってきた仮説を質問紙調査で検証していくという方法が1つである．また，質問紙調査の結果から特徴的な研究協力者を選択し，その人たちにインタビューを行うことで質問紙の結果を肉づけしていく方法もある．このように質的・量的データを順番に収集する方法もあれば，同時に収集，分析して結果を比較する方法も考えられる．どちらかのデータの分析に重点を置き，もう片方を二次的研究とする捉え方もあるだろう．このように，多様な混合のバリエーションが考えられる．

また，質的データを計量的に分析する方法として，テキストマイニングが近年注目されている．テキストマイニングとは，質的データのなかから自動的に言葉を抽出して統計的分析を行うことで，パターンやルールを導き出したり，新しい知識を発見したりできる．つまり，1つの質的データに対して，分析方法としての質的アプローチ（従来の質的分析）と量的アプローチ（テキストマイニング）の両方が可能となるということである．このような同じデータを異なる視点から分析する方法は，疑似混合研究法であり，あくまで異なるデータからの推論が関係づけられることを混合研究法の基準とする立場もあるようだ．しかし，社会科学の分野において，質的データに対するアプローチの幅が広がることは，非常に有益なことであろう．

このように，質的・量的データへのアプローチの仕方を双方とも知っていることで，研究デザインをより豊かにすることが可能となる．ぜひ，量的データの扱い方，つまり統計的手法について，楽しみながら学んでほしい．

**3章**

データの構造

# 4章 データの記述

● データの記述における基本的な考え方を説明できる.
● データの記述のための統計図表の種類と使い方を説明できる.
● データの記述のための代表値と散布度の種類と使い方を説明できる.

## INTRO

「先生,心理学の研究って実験や調査をしたりするんですよね.」

「実験法や調査法ですね.ほかにも観察法,検査法,面接法などいろいろあります.」

「実験や調査をしたあとは,データ分析ですね.」

「はい.心理学のデータ分析は,実験や調査に参加してくれた人(参加者)の性別や年齢,行動や回答などを,一人分ずつコンピュータのソフトに入力していくことから始まります.」

「心理学のデータ分析の授業で,大学生400名が回答した調査のデータを見せてもらいました.縦と横にたくさんの回答が並んだデータのままでは,そこから何がわかるのかを読み取ることは難しそうでした.データから何かを読み取るためには,データ分析の方法を勉強しないとだめですね.」

「その通りです.データ分析にはさまざまな方法がありますが,その基礎にあるのは,図表と数値によるデータの記述です.」

「確かに統計というと図表や数値計算のイメージですね. "各学年の回答を集計して表やグラフを作ってみる", "各学部の平均値を計算してみる" と何かがわかり始める気がします.」

「そうですね.平均値は代表値の1つです.では,データ分析の初歩である "データの記述" についてみていくことにしましょう.」

〔キーワード〕度数分布表,クロス集計表,ヒストグラム,箱ひげ図,代表値,散布度

# 1. データの記述

　心理学の研究として実験法や調査法を行うと,私たちはデータを収集したことになる（2章参照）.データを図表や数値で表すことを**データの記述**という.3章で述べられているように,データにはさまざまな構造や種類がある.データの記述はデータ分析の第一歩である.

　本章ではデータの記述における図表と数値,それらの使い方について説明していくことにしよう.

# 2. 度数分布を表す図表

　[表4.1] は,ある大学の在学生データである.学年（1年生・2年生・3年生・4年生）,学部（理工・教育・国際・スポーツ健康）,性別（男・女）,部活動（あり・なし）,さらに毎年3月に全学年・全学生に共通問題で実施している全学統一英語テスト（100点満点）のデータから構成されている.

　それぞれのデータには,尺度水準や質的データ・量的データの違いがあり（3章）,図表の種類が異なってくる.これらのデータを元にして,データの記述における図表とそれらの用い方について説明していこう.

### 1）質的データの度数分布を表す図表

　[表4.1] の在学生データのなかで学年,学部,性別,部活動は質的データであり,それぞれにいくつかのカテゴリーがある.データおよび各カテゴリーにいくつのデータがあるのか示したものを**度数分布**といい,それらを集計した表を**度数分布表**という.[表4.2] は学部別学生数を示した度数分布表である.[図4.1] は学部別学生数の棒グラフ,[図4.2]は学部別学生数の割合の円グラフであり,データを視覚的に表現して比較することができる.

　次の段階として,2つの変数同士の関係を知るために,2つの変数のクロスした部分の度数を示した表が必要になる.[表4.3] は学部別・部活動の学生数を示しており,こうした表は**クロス集計表**と呼ばれている.これをみると,どの学部に部活動をしている学生

[表4.1] ある大学の在学生データ

| 番号 | 学年 | 学部 | 性別 | 部活動 | 全学統一英語テスト |
|---|---|---|---|---|---|
| 1 | 1年生 | 国際関係 | 男 | あり | 17 |
| 2 | 2年生 | 教育 | 女 | なし | 13 |
| 3 | 4年生 | 理工 | 男 | なし | 30 |
| 4 | 3年生 | スポーツ健康 | 女 | なし | 62 |
| ⋮ | ⋮ | ⋮ | ⋮ | ⋮ | ⋮ |
| 397 | 4年生 | 理工 | 女 | あり | 81 |
| 398 | 1年生 | スポーツ健康 | 男 | あり | 54 |
| 399 | 2年生 | 国際関係 | 男 | なし | 98 |
| 400 | 3年生 | 教育 | 女 | あり | 52 |

[表4.2] 学部別学生数の度数分布表

| 学部 | 学生数 | 割合（%） |
|---|---|---|
| 理工 | 120 | 30.0% |
| 教育 | 80 | 20.0% |
| 国際関係 | 90 | 22.5% |
| スポーツ健康 | 110 | 27.5% |
| 合計 | 400 | 100.0% |

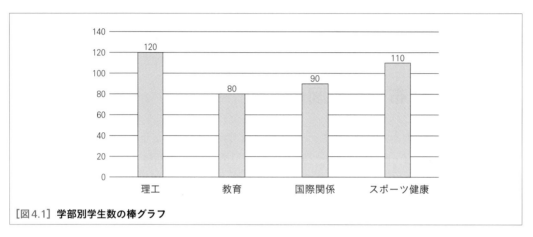

[図4.1] 学部別学生数の棒グラフ

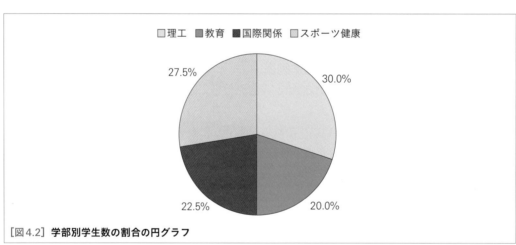

[図4.2] 学部別学生数の割合の円グラフ

[表4.3] 学部別・部活動の学生数

| 学部 | 部活動あり | 部活動なし | 合計 |
|---|---|---|---|
| 理工 | 31 | 89 | 120 |
| 割合（%） | 25.8% | 74.2% | 100.0% |
| 教育 | 43 | 37 | 80 |
| 割合（%） | 53.8% | 46.3% | 100.0% |
| 国際関係 | 46 | 44 | 90 |
| 割合（%） | 51.1% | 48.9% | 100.0% |
| スポーツ健康 | 98 | 12 | 110 |
| 割合（%） | 89.1% | 10.9% | 100.0% |
| 合計 | 218 | 182 | 400 |
| 割合（%） | 54.5% | 45.5% | 100.0% |

が多いのか少ないのか，たとえば「スポーツ健康学部では運動部に入っている人が多いだろう」といったことがわかりやすくなる．［図4.3］は学部別部活動の棒グラフであり，データの視覚的な表現と比較が可能となる．

## 2）量的データの度数分布を表す図表

同じく［表4.1］の在学生データのなかで，全学統一英語テスト（100点満点）は**量的データ**である．度数分布表は［表4.4］のように，階級の度数を集計したものとなる．すべての階級は5点ごとに区切られているが，この区切りの数値を**階級幅**という．**階級値**はそれぞれの階級の中心の数値である．それぞれの階級に含まれる度数の割合（％）を**相対度数**，ある階級までに積み上がった度数を**累積度数**，同じくある階級までに積み上がった度数の割合（％）を**累積相対度数**という．

量的データの度数分布を図示するものとしては，**ヒストグラム**と**箱ひげ図**が挙げられる．

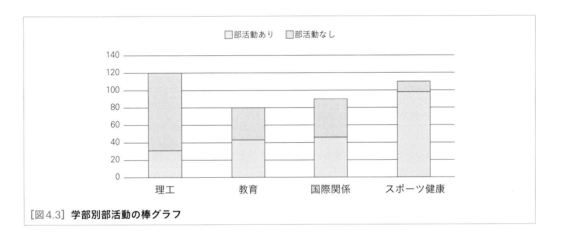

□部活動あり　□部活動なし

[図4.3] **学部別部活動の棒グラフ**

[表4.4] **全学統一英語テストの度数分布表**

| 階級 | 階級値 | 度数 | 相対度数（％） | 累積度数 | 累積相対度数（％） |
|---|---|---|---|---|---|
| 30 ～ 34 | 32 | 12 | 3.0% | 12 | 3.0% |
| 35 ～ 39 | 37 | 14 | 3.5% | 26 | 6.5% |
| 40 ～ 44 | 42 | 17 | 4.3% | 43 | 10.8% |
| 45 ～ 49 | 47 | 22 | 5.5% | 65 | 16.3% |
| 50 ～ 54 | 52 | 33 | 8.3% | 98 | 24.5% |
| 55 ～ 59 | 57 | 53 | 13.3% | 151 | 37.8% |
| 60 ～ 64 | 62 | 63 | 15.8% | 214 | 53.5% |
| 65 ～ 69 | 67 | 57 | 14.3% | 271 | 67.8% |
| 70 ～ 74 | 72 | 53 | 13.3% | 324 | 81.0% |
| 75 ～ 79 | 77 | 33 | 8.3% | 357 | 89.3% |
| 80 ～ 84 | 82 | 19 | 4.8% | 376 | 94.0% |
| 85 ～ 89 | 87 | 14 | 3.5% | 390 | 97.5% |
| 90 ～ 94 | 92 | 10 | 2.5% | 400 | 100.0% |

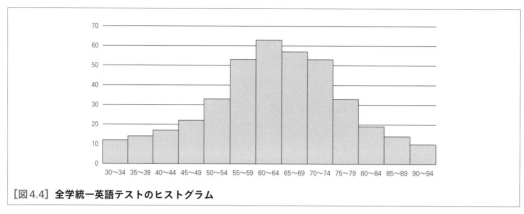

[図4.4] 全学統一英語テストのヒストグラム

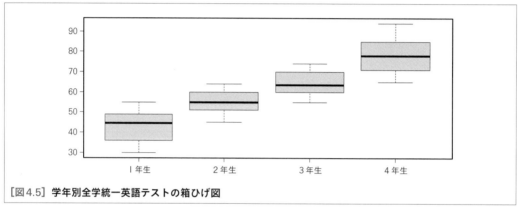

[図4.5] 学年別全学統一英語テストの箱ひげ図

　[図4.4] のヒストグラムは [図4.1] の棒グラフと似ているが，棒同士の間隔をなくして量的データの連続性を表現していることが特徴である．量的データの度数分布表とヒストグラムについては，階級幅をどう決めるのかを考える必要がある．階級幅を大きくすると階級数は少なくなり，階級幅を小さくすると階級数は多くなる．こうしたことから大まかになり過ぎず，細かくなり過ぎない，データを適切に把握しやすい階級幅の設定が求められる．これについては，文献の石井（2014）[1]，山内（2009）[2]に指針が示されているので必要に応じて参照してほしい．

　[図4.5] の箱ひげ図は，[表4.5] のように，複数カテゴリー（4学年）の度数分布を示す数値を図示して比較するものである．各学年の"箱ひげ"には，"ひげ"部分で上下1本ずつ，"箱"部分で3本の横線（区切り）がある．[表4.6] が示すように，箱下辺（下ヒンジ）・箱中央太線・箱上辺（上ヒンジ）は，それぞれ25%ごとの区切りに位置するデータの数値（パーセンタイル点）に対応しており，こうした数値表示を**四分位範囲**という．なお四分位範囲はあとで述べる散布度の1つとしても用いられる．

### 3）度数分布を表す図表についてのアドバイス
　以上，度数分布を表す，主な図表を紹介した．
　参加者数の構成やテストの結果などの度数分布を表示することは研究データの基本であるので忘れないようにしてほしい．何回か研究を行っていくと，度数分布の図や表をみることで，データの分析方法や分析結果の予測ができるようになってくる．
　また研究論文執筆の際には，あるデータについて「図と表のどちらで表示するか」「円グラフと棒グラフ，ヒストグラムと箱ひげ図のどちらで表示するか」「1つの図や表にど

[表4.5] 学年別全学統一英語テストのデータ

| 番号 | 1年生 | 2年生 | 3年生 | 4年生 |
|---|---|---|---|---|
| 1 | 50 | 58 | 63 | 69 |
| 2 | 35 | 55 | 61 | 70 |
| 3 | 40 | 52 | 58 | 66 |
| ⋮ | ⋮ | ⋮ | ⋮ | ⋮ |
| 98 | 49 | 45 | 70 | 71 |
| 99 | 46 | 48 | 59 | 81 |
| 100 | 38 | 55 | 64 | 67 |

[表4.6] 学年別全学統一英語テストと箱ひげ図の対応

| 箱ひげの部分 | 数値 | 1年生 | 2年生 | 3年生 | 4年生 |
|---|---|---|---|---|---|
| 上ひげ | 最大値 | 55.0 | 64.0 | 74.0 | 94.0 |
| 箱上辺（上ヒンジ） | 75パーセンタイル点 | 49.0 | 60.0 | 70.0 | 85.0 |
| 箱中央太線 | 50パーセンタイル点 | 44.5 | 55.0 | 63.5 | 78.0 |
| 箱下辺（下ヒンジ） | 25パーセンタイル点 | 36.0 | 51.0 | 60.0 | 71.0 |
| 下ひげ | 最小値 | 30.0 | 45.0 | 55.0 | 65.0 |

のくらいの変数を入れ込むのか」などについて考えることがある．これらについては，「自身の研究の目的や主張したいこと」「先行研究の論文の表示方法」「わかりやすさ」「研究論文の紙面や字数の制限」などから考えてみてほしい．

## 3. データにおける代表的な数値と散らばりの数値

　度数分布を図表で示すことでデータの大まかな様子をつかむことができる．「度数分布表・棒グラフ・円グラフをみると，学生数が多いのは理工学部だ」「クロス集計表でみると，部活動をしている学生が多いのは，スポーツ健康学部だ」「全学統一英語テストの度数分布表とヒストグラムをみると，真ん中ぐらいにある階級の学生数が多いようだ」「全学統一英語テストの箱ひげ図では，学年ごとに最大値から最小値までの幅が異なっているような気がする」といったことが，何となくわかってくる．

　データ分析の次の段階としては，これらの理解を具体的な数値として示すことが考えられる．次節ではデータを代表するような数値と，データの散らばりを示す数値についてみていきたい．

## 4. データにおける代表値

　ある変数や各カテゴリーのデータにおいて，その特徴を示すような"代表的な数値"を

代表値という．代表値を求めることで，そのデータの大小・高低や，同じ種類のデータと比較した場合の位置づけなどを知ることができる．代表値には以下の3つがあるといわれている．

## 1）平均値

**平均値**は最も重要で最も知られた代表値といえる．「2010年度・2020年度の大学1年生における自宅学習時間」「全学統一英語テストの学部・学年別の得点」などの平均値を算出すると，それらの差異について，より具体的に考えることができるようになる．平均値（$\overline{X}$）は以下の数式で示されるもので，データに含まれるすべての数値の合計をデータ数（$N$）で割ったものである．［表4.5］における1年生の全学統一英語テストの平均値は1年生の全データを合計して100で割ったものとなる．

$$\overline{X} = \frac{50 + 35 + \cdots + 46 + 38}{100} = 43.01$$

【計算例】データ数（$N$）が8個
61，62，64，66，69，72，74，76 ⇒ 平均値 68

$$\overline{X} = \frac{61 + 62 + 64 + 66 + 69 + 72 + 74 + 76}{8} = 68$$

平均値はデータに含まれるすべての数値を計算して算出されるもので，データの重心（バランスをとれる点）である．こうしたことから平均値を求めることができるのは，4つの尺度水準のなかで間隔尺度と比尺度である．

## 2）中央値

**中央値**はその名の通り，データの真ん中にある代表値である．［図4.4］ヒストグラム，［図4.5］箱ひげ図が示す通り，データの中央の部分はデータ全体の位置や比較にとって重要である．中央値はデータを大きさの順番にならべたときに，真ん中にある数値である．データの個数（$N$）が奇数の場合，中央値は1つに定まる．一方，データの個数（$N$）が偶数である場合，中央の2つの値を2で割った平均値となる．［図4.5］箱ひげ図と［表4.6］における箱中央太線の50パーセンタイル点は各学年の中央値にあたる．［表4.5］より各学年には100名の学生がいるため，データの大きさ50番目・51番目の平均値で両者を足して2で割った値となる．

【計算例】
①データ数（$N$）が9個の場合，中央値は5番目の数値
　61，62，65，67，<u>68</u>，71，72，75，78 ⇒ 中央値 68
②データ数（$N$）が10個の場合，中央値は5番目・6番目の数値の平均値
　61，62，65，97，<u>68，71</u>，72，75，78，80 ⇒ 中央値 (68 + 71) ÷ 2 = 69.5

中央値はすべてのデータの中央という位置づけで定められる安定した数値である．中央値は 4 つの尺度水準のなかで比尺度，間隔尺度とともに順序尺度でも定めることができる．

### 3）最頻値

**最頻値**は，"データのなかで最も多い値"を抽出する代表値である．［図4.1］棒グラフ，［図4.2］円グラフ，［図4.4］ヒストグラム，［図4.5］箱ひげ図が示す通り，データのなかで多くの部分を占めている値はそのデータを特徴づけるものといえる．［表4.5］から各学年の最頻値は各学年の 100 名のデータのなかで最も多く現れる得点の数値となる．

【計算例】データ数（$N$）が 10 個
61，62，65，65，65，65，66，66，67，68 ⇒ 最頻値 65（最も多く現れている数値）

最頻値はデータのなかの個数・割合の大きさで決められる安定した数値である．最頻値は 4 つの尺度水準のなかで，比尺度，間隔尺度，順序尺度，名義尺度すべてにおいて定めることができる．

### 4）それぞれの代表値の特徴

平均値は，3 つの代表値のなかで最も数学的なものであり，これ以降の章で解説される数学的に高度なデータ分析の基本にある数値である．しかしながら，すべてのデータを計算に含むため，データのなかに外れ値があった場合には，平均値はデータの中心から大きく外れてしまう可能性がある．このような場合，外れ値がなぜ生じたのかを十分に検討する必要がある．

中央値は平均値とは異なり，データの位置により決定されるため，外れ値の影響を受けない点が強みである．しかし，平均値のように，すべてのデータで計算された数値ではないため，平均値ほど数学的に高度なデータ分析には適用されず，ノンパラメトリック検定（11 章）の一部に用いられる．また中央値は，データの数値同士の等間隔性が保証されない順序尺度でも定めることができる．たとえば，テストの順位や役職，習い事・武道・芸能の級や段位などで，「自分は真ん中ぐらいの位置だ」と認識することができる．

最頻値は，データの個数・割合により決定されるため，中央値同様，外れ値の影響を受けない点が強みである．しかし中央値と同じく，高度なデータ分析には適用されにくい．最頻値の最も大きな特徴は，名義尺度にも適用できることである．［表4.2］のように，「大学全体のなかでどの学部の学生数が多いか」「この大学の学生は○○県出身者が多い」といったことから，データのなかの個数の大きさがそのデータを特徴づけるのはわかりやすいことである．

データ分析においては，これらの特徴を理解したうえで，3 つの代表値を使い分けることが重要となる．そのためには，前述の度数分布を示す図表と比較して考えてみることも有効である．

# 5. データにおける散布度

　3つの代表値はデータを“代表するような数値”を1つに定めるためのものである．一方，データの特徴として次のような点も考えられる．［表4.4］および［図4.4］ヒストグラム，［表4.6］および［図4.5］箱ひげ図をみると，データの最小値から最大値までの広がりがある．ヒストグラムでみると柱の横の広がり，箱ひげ図でみると各学年の“箱ひげ”における“上下のひげ”の間の縦の広がりである．これらはデータがどのくらい広範囲に散らばっているかの違いであり，**データの散布度**という．量的データとしての比尺度，間隔尺度については，散布度を数値計算で求めることができる．

## 1）範囲と四分位範囲
　データの散らばりを示す散布度でわかりやすいものは，最大値と最小値の差であり，これを**範囲**という．

　範囲 = 最大値 − 最小値

　［表4.5］学年別全学統一英語テストの結果には，最大値と最小値が示されている．2年生と4年生における範囲は，以下のような結果になる．［図4.5］における“箱ひげ”の2学年における“上下のひげ”の縦の広がりには，眼でみてわかる差があるであろう．

　　① 2年生　64 − 45 = 19
　　② 4年生　94 − 65 = 29

　また［図4.5］箱ひげ図に対応する四分位範囲は，［表4.6］が示すように，最小値から最大値まで25%ごとの区切りに位置するデータの数値を示すものであり，データの散らばりの度合いを示すものである．

## 2）分散と標準偏差
　範囲と四分位範囲は，散らばりの度合いを示すわかりやすい数値であるが，最大値・最小値および25・50・75のパーセンタイル点など部分的な数値のみを取り上げたものであるため，数学的に高度なデータ分析に用いることが難しいことが短所である．この点は代表値における中央値・最頻値と同様である．
　すべてのデータから算出された平均値に基づく散布度は，数学的に高度なデータ分析にも用いられると考えられる．そうした散布度としての分散と標準偏差について，考えていくことにしよう．
　2年生の英語の授業クラスでつくられた【グループA】における，全学統一英語テストの結果から数値計算を行ってみる．

[表4.7] グループ A の全学統一英語テストにおける中心化データ

| 番号 | データ $X_A$ | 中心化データ $(X_A - \overline{X}_A)$ | (中心化データ)$^2$ $(X_A - \overline{X}_A)^2$ |
|---|---|---|---|
| 1 | 61 | −6 | 36 |
| 2 | 62 | −5 | 25 |
| 3 | 66 | −1 | 1 |
| 4 | 67 | 0 | 0 |
| 5 | 68 | 1 | 1 |
| 6 | 69 | 2 | 4 |
| 7 | 71 | 4 | 16 |
| 8 | 72 | 5 | 25 |
| 合計 | 536 | 0 | 108 |

$\overline{X}_A = 67$

【グループ A】8 名　61, 62, 66, 67, 68, 69, 71, 72

$$\overline{X}_A = \frac{61 + 62 + 66 + 67 + 68 + 69 + 71 + 72}{8} = 67$$

　[表4.7] で分散と標準偏差の元となる数値をみてみよう．中心化データの合計は 0 となるため，それ以降の計算はできない．これは平均値がデータの重心であり，中心化データに負の数が含まれるためで，それを防ぐため，それぞれの中心化データの 2 乗を合計して $(N-1)$ で割る．こうして得られた数値を**分散** $(s^2)$ という．

　分散 $(s^2)$ は平均値を基に計算された数学的な散布度であるが，中心化データの 2 乗から計算されているので「元のデータからかけ離れた大きな数値になっていること．いわば長さ（cm）が 2 乗された面積（cm$^2$）の数値であること」[1] が問題である．この解決方法としては，分散 $(s^2)$ の平方根（ルート）を求めることである．平方根 $(\sqrt{\ })$ は，2 乗する前の数値を求める記号であり，たとえば $3^2 = 9$ であれば，$\sqrt{9} = 3$ である．分散の平方根 $(\sqrt{\ })$ を標準偏差 $(s)$ といい，研究論文では $SD$（Standard Deviation）と表記されることがある．

$$s_A^2 = \frac{\sum (X_A - \overline{X}_A)^2}{N-1} = \frac{108}{7} = 15.43$$

$$s_A = \sqrt{s_A^2} = \sqrt{15.43} = 3.93$$

　次に同じ 2 年生の英語の授業クラスでつくられた【グループ B】における分散 $(s_B^2)$ と**標準偏差** $(s_B)$ をみてみよう．

【グループB】8名　37, 38, 40, 41, 90, 95, 97, 98

$\overline{X}_B = 67$

$s_B^2 = 902.86$

$s_B = 30.05$

　【グループA】と【グループB】の平均値は同じだが分散（$s^2$）と標準偏差（$s$）には大きな違いがある．これらの結果をみると「【グループA】には同じくらいの平均的な学生が集まっているな」「【グループB】では得点の高い学生と低い学生の幅が大きいな」といったことがわかり，データ分析の結果をどう実践にいかすかを考えるための手助けになる．

### 3）それぞれの散布度の特徴

　散布度は前述の代表値と並んで，データの特徴を示すものである．散布度は"散らばり（広がり・幅）"という視点からデータを表す指標であり，いずれもデータ間の距離で計算することができる．

　範囲は最小値・最大値の差で表現され，最もわかりやすい散布度と考えられる．たとえば，［図4.4］ヒストグラムでは柱の左右の横の幅，［図4.5］箱ひげ図では"上下のひげ"同士の縦の幅として示される．範囲はわかりやすい散布度であるが，多くのデータのなかから2つの数値だけを取り出したものであり，数学的に高度なデータ分析には用いられにくい．

　四分位範囲はデータの割合における3つの区切りとなる数値を示したもので，それらの区切りからデータの散らばりの度合いを知ることができる．また［図4.5］箱ひげ図と対応するものである．四分位範囲は範囲と同じくわかりやすい散布度であるが，やはり一部の数値だけを取り出したものであり，数学的に高度なデータ分析には用いられにくいとされている．

　分散は"すべてのデータの平均値からの距離（中心化データ）"の計算に基づくものであるが，中心化データの2乗に基づくため，本来のデータから大きさや単位の意味が変わってしまうこと（長さが面積になってしまうこと）が問題である．

　こうしたことから，分散の平方根（$\sqrt{\ }$）である標準偏差は，以降の章のデータ分析にも多く用いられる重要な指標である．量的な研究におけるデータ分析では，必須の指標といえるものであり，計算の根拠とデータ分析における用い方を十分に理解しておく必要がある．また標準偏差は，データ分析の理論的な根拠となる正規分布において，平均値とともに，データの位置や割合を示す指標となる．この点については，次頁のコラムと5章を参照してほしい．

　偏差値は，教育にかかわる人々のみならず，多くの人々が知っている言葉であろう．偏差値が出てくるのは，主に高校受験や大学受験などに関連する場面である．自分のテストの成績による偏差値と志望校の偏差値を見比べて，「合格できそうだ」「とても厳しい」と思って一喜一憂したことがあると思う．こうしたことから，偏差値という言葉は，誤解を恐れずにいうと，「ストレスになるもの」「能力を分けてしまうもの」といったイメージが先行している言葉である．

　それでは偏差値とはどのようなものであろうか．偏差値は4章で述べた平均値と標準偏差に関連している．平均値は全データのバランスをとる重心である．また標準偏差は，「2乗して平方根（√）をつけた」"平均値からの距離の平均値"に近い値である．こうしたことから，［図］のように，「平均値（$\overline{X}$）を原点，1目盛りが標準偏差（$s$）1個分」の数直線をイメージすることができる．こうすると「各データがどのくらいの位置にあるのか」が非常にわかりやすくなる．

　しかし実際のテストでは「平均値が65点，標準偏差が15」といった数値になるなど，毎回異なってしまうことは否定できない．ただこれに対する解決方法は簡単で，平均値と標準偏差をわかりやすい数値に変えることである．たとえば，「定期試験で100点満点のテストを行ったが，全体の成績をつけるときには，レポートや発表を含めるので，試験の得点を70点満点に換算しよう」といったことと同じである．こうした手続きを標準化といい，最も代表的なものは「平均値（$\overline{X}$）$= 0$, 標準偏差（$s$）$= 1$」の$z$得点（$z$は小文字）といわれるものである．データのなかの各得点を変換するための式は以下の通りであり，例として80点を$z$得点に変換する．この$z$得点の考え方は5章の正規分布につながるものである．

$$z = \frac{X - \overline{X}}{s} = \frac{80 - 65}{15} = 1$$

　この$z$得点をさらに変換すると，"平均値（$\overline{X}$）$= 50$, 標準偏差（$s$）$= 10$"の$Z$得点（$Z$は大文字）を算出することができる．この$Z$得点こそが偏差値であり，50点を境にしているため，普段から100点満点のテストに慣れている人たちにとって得点の位置がとてもわかりやすいのである．

$$Z = 10(z) + 50 = 10\left(\frac{X - \overline{X}}{s}\right) + 50 = 10 \times 1 + 50 = 60$$

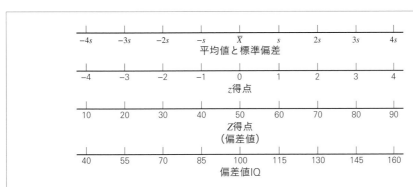

［図］平均値と標準偏差を変換した指標の例

同じくウェクスラー式知能検査で用いられる偏差値 IQ は，"平均値（$\overline{X}$）= 100，標準偏差（$s$）= 15"で算出される．こちらも 100 点を境にして，その人がどのくらいの位置にいるのかが非常にわかりやすくなっている．

$$偏差値IQ = 15\left(\frac{X - \overline{X}}{s}\right) + 100$$

偏差値は多くの人々に広まっている言葉で，少し「偏った（かたよった）」使われ方をされやすいのだか，統計用語としての意味と有用性があるのである．

# 6. 4 章のまとめ

本章ではデータの記述をテーマとして，「度数分布を表す図表」「代表値」「散布度」について述べた．これらは，いずれもあとの章で述べられるデータ分析の基本となるものである．さらにデータ分析のあとの研究論文執筆でも，本文もしくは図表のなかでふれておくべきものである．また表に示された数値と図は関連しており，数値の大小や位置は図のなかに現れてくる．このためデータ分析の際には，図と数値の両方を見比べるようにすると，データの特徴がよりわかりやすくなる．またどのような図表やどのような代表値・散布度を用いるのかは，4つの尺度水準（比尺度・間隔尺度・順序尺度・名義尺度）やデータで示したいこと（実数・割合・比較・時系列など），データの状態（外れ値の有無）などから考えることができる．これらの観点からデータ分析と研究論文の作成に取り組むことが重要である．

**4章 Q and A**

**Q1** 3 つの代表値は，一般的にどの尺度水準のデータで用いることができるとされていますか．正しいものを 1 つ選びなさい．
1. 平均値は，比尺度・間隔尺度・名義尺度のデータで用いることができる．
2. 中央値は，間隔尺度・順序尺度・名義尺度のデータで用いることができる．
3. 最頻値は，比尺度・間隔尺度・順序尺度・名義尺度のデータで用いることができる．
4. 中央値は，順序尺度のデータでは用いることができない．
5. 最頻値は，名義尺度のデータでは用いることができない．

**Q2** 4 つの散布度には，一般的にどのような特徴があるとされていますか．誤っているものを 1 つ選びなさい．
1. 範囲は，最大値と最小値の差で求めることができる．
2. 四分位範囲を図示したものとしては，ヒストグラムがある．

3. 範囲と四分位範囲は，簡単に計算できる非常にわかりやすい散布度であるが，一部の数値だけを取り出したものであり，数学的に高度なデータ分析には用いられにくい．

4. 分散は，"すべてのデータの平均値からの距離（中心化データ）"の計算に基づくものであるが，中心化データの2乗に基づくため，本来のデータから大きさや単位の意味が変わってしまうことが問題である．

5. 標準偏差は，分散の平方根（√）で求めることができる．

## Q1　A……3

### 解説

3つの代表値と，一般的に用いられる尺度水準のデータの関係は，以下の表の通りである．平均値はすべてのデータの数値計算に基づく代表値であり，量的データとしての比尺度・間隔尺度において用いることができる．中央値は比尺度・間隔尺度とともに，順序尺度においても用いることができる．最頻値は比尺度・間隔尺度・順序尺度とともに，名義尺度においても用いることができる．

|  | 比尺度 | 間隔尺度 | 順序尺度 | 名義尺度 |
|---|---|---|---|---|
| 平均値 | ○ | ○ |  |  |
| 中央値 | ○ | ○ | ○ |  |
| 最頻値 | ○ | ○ | ○ | ○ |

## Q2　A……2

### 解説

四分位範囲を図示したものとしては箱ひげ図があり，"箱ひげ"の"箱"部分の3本の横線（区切り）は，25・50・75パーセンタイル点に対応している（図4.5および表4.6を参照）．その他は，4つの散布度の一般的な特徴である。

文献

1)　石井秀宗：人間科学のための統計分析―こころに関心があるすべての人のために―，医歯薬出版，2014.

2)　山内光哉：心理・教育のための統計法，第3版，サイエンス社，2009.

（齋藤　信）

4 章

データの記述

# 5章 量的変数間の関連の記述

到達目標 ......................................................................

● 変数間の関連を図として表すことの意味を説明できる.
● 共分散,相関係数の求め方を理解できる.
● 共分散,相関係数の違いを説明できる.
● 疑似相関について説明できる.
● 相関と因果の違いについて説明できる.

## INTRO

「先生,数学が得意な学生は理科も得意なのではないかと思うのですが,これは統計で調べられますか?」

「良い視点ですね.統計で扱うことができますが,統計で扱いやすいように仮説を言い換える必要があります.『得意』というのは,少し具体的にいうとどんな指標で表せるでしょうか?」

「テストの得点が高いというのがありそうです.テストの得点は量的変数だと思います.」

「その通りです.そうすると,数学のテストの得点と理科のテストの得点が関連しているかどうかが知りたいわけですね.」

「1つのデータの記述についてはわかってきましたが,量的変数が2つある場合に,その関連はどうやってみたらよいのでしょうか?」

「図として整理して,目で見て全体をつかむ方法と,データ同士の関連の強さを数値で表す方法がいくつかあります.2つの量的変数の関連をみるというのは統計のなかでもとてもよく使われるものですが,誤解や間違いも多いので,注意点も一緒に説明していきましょう.」

〔キーワード〕散布図,共分散,相関係数,疑似相関,相関と因果,順位相関係数

# 1. 2つの量的変数の関連をみること

「数学の得点が高い学生は，理科の得点も高いのではないか？」という仮説があるとき，ある学校のあるクラスの生徒40名の中間試験の点数を使って検証することにした．そこで数学のテストと理科のテストの点数を調査し，［表5.1］のデータが得られたとする．

　［表5.1］の数値をみると，学生1人につき2つずつ数値（数学の点数，理科の点数）があることがわかる．表をつくるまでも一苦労なのだが，数字の羅列をみるだけでは，変数同士に関連があるのかどうか，関連がどのような強さなのかなど，変数間の特徴を判断することは難しい．そこで，本章では，2つの量的変数の関連をどのように理解していけばよいかについて学んでいく．

　今回の例ではテストの得点を変数として扱っているが，年齢，身長，質問紙の得点を含め，量的変数として扱うことができる変数はすべて，同様に表の形にまとめることができる．ほかの例としては，「年齢が高い人ほど身長が低いのではないか」「不安を測る質問紙の得点が高い人（不安が強い人）は精神的健康度の質問紙の得点が低い（精神的健康度が低い）のではないか」など，心理学においては頻繁に量的変数間の関連の強さが議論されるものである．

# 2. 量的変数の関連を図で表す：散布図

　表としてデータが得られたあとは，まず視覚的に変数の関連を把握することが重要である．2つの量的変数を1つのグラフとしてまとめたものを**散布図**という．［表5.1］のデータの散布図は［図5.1］のようになる．1つの点は，1つのデータ（ここでは学生1名）を表している．たとえば，出席番号が1番の学生（学生1）は，数学69点，理科65点だったので，［図5.1］内の右側の青色の点に対応する．同様に，数学54点，理科62点だった出席番号2番の学生（学生2）は，［図5.1］内の左側の青色の点になる．このようにして，40名の学生一人ずつの数学と理科の得点に対応する点を描くことで散布図を作成することができる．できあがった散布図の上には，データ数と同じ数の点（ここでは40個）があることになる．

[表5.1] **数学の得点と理科の得点（例）**

| 出席番号 | 数学の得点 | 理科の得点 |
|---|---|---|
| 1 | 69 | 65 |
| 2 | 54 | 62 |
| 3 | 65 | 50 |
| 4 | 61 | 68 |
| 5 | 65 | 88 |
| 6 | 74 | 82 |
| … | … | … |
| 38 | 84 | 89 |
| 39 | 70 | 40 |
| 40 | 74 | 55 |

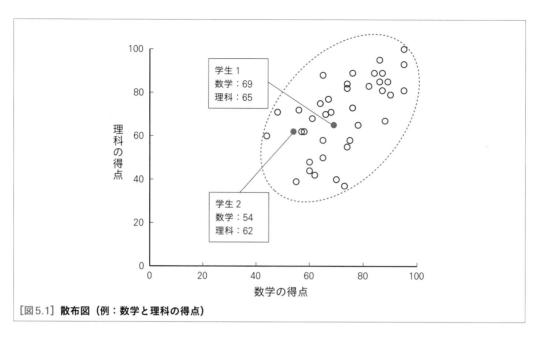

学生1
数学：69
理科：65

学生2
数学：54
理科：62

[図5.1] 散布図（例：数学と理科の得点）

　散布図は,変数間の関連のイメージをつかむために主に用いられる.あらためて[図5.1]
を見てみると,大まかに右肩上がりのまとまりがあるように見受けられる.一見して数学
の得点が高い人は理科の得点も高く,逆に数学の得点が低い人は理科の得点も低いような
感じがする.しかし,同じ図をみて「とても関連が強い」と思う人もいれば,「ちょっと
関連がありそう」と思う人もいるかもしれない.散布図は全体の把握にはとても有効だが,
研究の形で人に情報を伝えるうえで,主観的な解釈の違いが入ると困ってしまう.そこで,
変数間の関連の強さを1つの数値として表すための指標を3つ紹介する.


# 3. 量的変数の関連を数値で表す：共分散，相関係数

　散布図を描いて全体のイメージをつかんだあと,変数間の関連の強さを数値として表す
主な方法として,**共分散**,**相関係数**,**順位相関係数**の3つがある.共分散を理解すると相
関係数が,相関係数を理解すると順位相関係数（082頁コラム参照）がとてもわかりやす
くなる.

## 1）共分散
　共分散と聞くと,「分散」を思い出す人が多いかもしれない.ここでは,分散と比較す
る形で共分散の特徴を説明したい.
　まず分散について復習する.**分散**は,単一の量的変数の散らばりの度合いを表す指標で
あり,分散の値が大きいほどデータの散らばりが大きいことを意味していた.分散は**偏差
の2乗の平均値**と表され,**偏差**とは,1つのデータと平均の値の差のことである.

　　分散＝偏差の2乗の平均

　たとえば,先の研究例について,数学の得点だけを抜き出し,数学の得点の分散を求め

るとする［表5.2］．まず，①40名分の数学の得点の平均（ここでは71.95点）を算出し，偏差を計算する（［表5.2］の3列目）．偏差は，学生一人の数学の得点が平均と比べてどのくらい高いか，もしくは低いかを表している．次に，②偏差を2乗し，③その平均をとることで，分散を計算することができる．ここでは，数学の得点の分散は177.30となった．平均が同じテストでも，分散が大きければ，数学が得意な人はより高い点数をとりやすかったことになる．逆に分散が小さければ数学が得意な人も苦手な人もあまり点差が開かない結果になったということである．

　次に，「偏差の2乗の平均値」である分散に対して，共分散は「2つの変数の偏差の積の平均値」である．研究例について，数学の得点と理科の得点の共分散を計算してみる［表5.3］．

共分散＝2つの変数の偏差の積の平均

　まず，①数学と理科のそれぞれについて，平均からの差（偏差）を計算することができる．次に，②それぞれのデータに対して2つの変数について偏差の積をとる．最後に，③偏差の積の平均値をとると，それが共分散である．ここでは共分散は132.97となった．分散と共分散の求め方を比較してみると，共通する部分が多いことがわかる．まず変数について平均をとって偏差を求めること，そしてそれを1変数のときは自身と，2変数のときは双方を掛け合わせること，そしてその平均をとって求めることが挙げられる．

　ここまでの分散と共分散の求め方を比較すると，共通する部分が多いように思われる．しかし，分散は変数の2乗のために常に正の値（0より大きい）をとるのに対し，共分散は正の値も負の値もとりうる．分散が「変数の散らばり度合い」であったように，共分散も「2つの変数の散らばり度合い」と理解したくなるが，残念ながらそう簡単にもいかない．

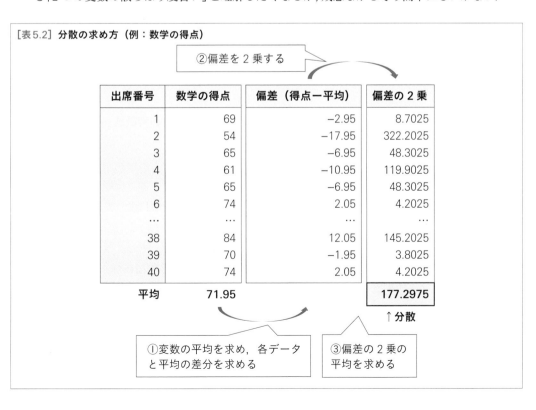

[表5.2] 分散の求め方（例：数学の得点）

②偏差を2乗する

| 出席番号 | 数学の得点 | 偏差（得点－平均） | 偏差の2乗 |
|---|---|---|---|
| 1 | 69 | −2.95 | 8.7025 |
| 2 | 54 | −17.95 | 322.2025 |
| 3 | 65 | −6.95 | 48.3025 |
| 4 | 61 | −10.95 | 119.9025 |
| 5 | 65 | −6.95 | 48.3025 |
| 6 | 74 | 2.05 | 4.2025 |
| … | … | … | … |
| 38 | 84 | 12.05 | 145.2025 |
| 39 | 70 | −1.95 | 3.8025 |
| 40 | 74 | 2.05 | 4.2025 |
| 平均 | 71.95 | | 177.2975 |

↑分散

①変数の平均を求め，各データと平均の差分を求める

③偏差の2乗の平均を求める

[表5.3] 共分散の求め方（例：数学と理科の得点）

②偏差を掛け合わせる

| 出席番号 | 得点 | | 偏差 | | 偏差の積 |
| --- | --- | --- | --- | --- | --- |
| | 数学 | 理科 | 数学 | 理科 | 数学 × 理科 |
| 1 | 69 | 65 | −2.95 | −4.85 | 14.3075 |
| 2 | 54 | 62 | −17.95 | −7.85 | 140.9075 |
| 3 | 65 | 50 | −6.95 | −19.85 | 137.9575 |
| 4 | 61 | 68 | −10.95 | −1.85 | 20.2575 |
| 5 | 65 | 88 | −6.95 | 18.15 | −126.1425 |
| 6 | 74 | 82 | 2.05 | 12.15 | 24.9075 |
| … | … | … | … | … | … |
| 38 | 84 | 89 | 12.05 | 19.15 | 230.7575 |
| 39 | 70 | 40 | −1.95 | −29.85 | 58.2075 |
| 40 | 74 | 55 | 2.05 | −14.85 | −30.4425 |
| 平均 | 71.95 | 69.85 | | | 132.9675 |

↑共分散

①それぞれの変数の平均を求め, 各データと平均の差分を求める

③偏差の積の平均を求める

　共分散の意味を理解するため，ここで散布図に戻って考えてみたい．共分散は「2つの変数の偏差の積の平均値」であることから，偏差の積について散布図［図5.2］のなかでみてみたい．一例として，出席番号26番の学生（学生26）のデータをみてみると，数学67点，理科77点であった（図中の上の●）．そこから各教科の平均値を引くと，数学の偏差は 67 − 71.59 で 4.59，理科の偏差は 77 − 69.85 で 7.15 となる．そして偏差の積として，− 4.59 × 7.15 ＝ − 35.39 が求められる．同様に，8番の学生（学生8）の偏差の積を求めると，522.91 となる．同様に全員の偏差の積を求め，平均すると先ほど得られたように共分散が 132.97 になったことになる．学生26と学生8の偏差の積を比べると，学生26は偏差の積が負の数であり，絶対値が比較的小さいこと，逆に学生8は偏差の積が正の数であり，絶対値が大きいことがわかる．このようなデータの特徴は一体何を示しているのだろうか．

　まず偏差の積が正の値か負の値かについて考える．個々のデータの偏差の積が正の値をとったり，負の値をとったりするとして，正の値をとる人が多ければ，その平均値である共分散は，正の値をとる可能性が高くなるだろう．2つの平均の値によって散布図を4つの象限に分けて考えると，右上と左下（［図5.2］内で青い部分）は，2つの変数の偏差が両方とも正，もしくは両方とも負のときであり，正の値と正の値，もしくは負の値と負の値を掛け合わせることで，結果として偏差の積が正の値をとる．すなわち，2つの変数について，どちらも平均より高い，もしくはどちらも平均より低いとき（ここでは，数学の得点が高くて理科の得点も高い，もしくは数学の得点が低くて理科の得点も低いとき）に偏差の積は正の値をとることがわかる．一方で，平均の値で作られる4象限のなかで右下と左上（［図5.2］内でグレーの部分）は，2つの変数の偏差のどちらかが正，どちらかが負になるときであり，正と負を掛け合わせたときに，偏差の積が負の値をとる．これは，

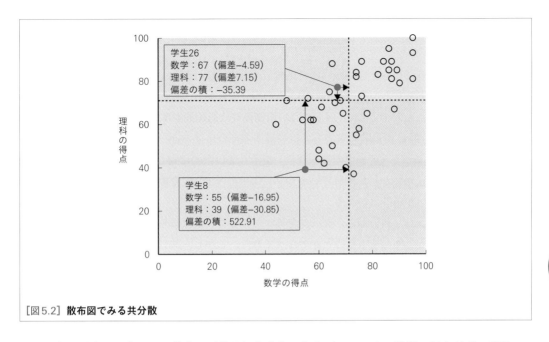

[図5.2] 散布図でみる共分散

一方が平均より大きいが他方は平均よりも小さいとき（ここでは，数学の得点が高いが理科の得点が低い，もしくはその逆のとき）に偏差の積は負の値になる．全体として偏差の積が正になるデータが多い，つまり青の部分に描かれるデータが多ければ共分散が正の値になりやすく，逆に，偏差の積が負になるデータが多い，つまりグレーの部分に描かれるデータが多いと共分散が負の値になりやすいということになる．

　しかし，たとえば正の値をとる人が多いとしても，とても絶対値の大きい負の値をとるデータが1つあれば，全体の平均値も負になる可能性が出てくる．そこで，偏差の積の特徴の2つ目として，絶対値の大きさを考える必要がある．［図5.2］でみた学生26と学生8は，偏差の積の絶対値だけでみると学生8のほうが大きい値であった．散布図のなかでみると，それぞれの変数の偏差，すなわち平均との距離（［図5.2］中の青丸から出ている矢印の長さ）が大きいほど，偏差の積の絶対値は大きくなることがわかる．より視覚的にいうと，矢印の長さの掛け算は，矢印と平均の線によって作られる四角形の面積に対応するため，四角形が大きいほど偏差の積が大きくなることになる．それぞれの変数についてより平均から離れた値をとっている（四角形が大きい）データが多いほど，共分散への影響が大きくなるということになる．

　偏差の積について，個々のデータの位置によって符号（正の値か負の値か）と絶対値が変わってくることがイメージできたと思う．では，偏差の積の平均をとることで得られる共分散はどのような意味をもっているかに話を戻したい．偏差の積の平均である共分散を求めるとき，偏差の積が正の値になる領域（［図5.2］の青の部分）にある各データの偏差の積を足したもの，そして偏差の積が負の値になる領域（［図5.2］のグレーの部分）にある各データの偏差の積を足したものの絶対値の大きさを比較して，正の値のほうが多ければ平均は正の値に，負の値が多ければ平均は負の値になる．共分散が正か負かによって，右上がりの領域と右下がりの領域のどちらによりデータがまとまっているかがわかることになる．言い換えると，共分散が正であれば，一方の変数が高いときにもう一方も高くなる傾向があること（青の領域），共分散が負であれば，一方の変数が高いときにもう一方は低くなる傾向があること（グレーの領域）がイメージできるのである．これは，共分散

によって「2つの変数がどのような関係をもっているか」を理解することができるということである.

　仮に共分散が0になるときについて考えると,「青の領域のデータとグレーの領域のデータが同じくらいある」ということはわかるものの,それがどの程度散らばって存在しているかは把握することができない（4節の1）相関係数は直線的な関係しか表すことができないも参照）.分散と共分散の求め方には共通する部分はあるが,分散は「0よりどの程度大きいか」によって「データの散らばり」を示していたのに対して,共分散は「0からどちらの方向（正か負か）に離れているか」によって「2つの変数の関連」を示した指標であるという違いがあるといえる.

　ここまでの話から,共分散は,データ全体がどのようなまとまりをもっているかを表そうとする指標として使えそうなことがわかってきた.しかし,共分散には1つ大きな欠点がある.それは,共分散は尺度の基準の影響を受けるという点である.たとえば,先の研究例で100点満点だった数学と理科のテストを,各問題の点数を2倍にしてどちらも200満点にすることを考える.すると,それぞれの学生の得点は2倍になり,それに伴って平均も2倍になる.計算の過程は割愛するが,その状態で共分散を計算すると531.87（元の共分散のちょうど4倍）になる.散布図としては,軸の数字が変わるだけで描かれる点の位置は変わらないが,各変数の尺度がどのようなものであるかによって共分散の値が変化することがわかる.関連同士を比較したいとき（たとえば,学校Aでの数学と理科の得点の関連と,学校Bでの数学と理科の得点の関連を比較する場合）,もとの得点の基準が異なる場合には共分散同士の比較が難しくなってしまうことになる.

　そこで次に,共分散と同様に変数間の関連の強さを表しながら,その尺度の基準の影響を受けない指標として,相関係数について説明していく.

## 2）相関係数

　学術的文脈でなくても,**相関**という言葉はよく耳にすることがあるだろう.一般的によく使われる「相関」は,多くの場合「ピアソンの積率相関係数」を指している.ここでも,ピアソンの積率相関係数を便宜的に**相関係数**と呼ぶこととする.相関係数はアルファベットの$r$を用いて表される.

　相関係数$r$について,まず求め方を説明したい.2変数の相関係数$r$は,各変数の標準偏差と,2変数の共分散を用いて,以下のように求めることができる.

　　xとyの相関係数$r$＝xとyの共分散／（xの標準偏差×yの標準偏差）　　　　　(5.1)

　ここで,先の例から,xを数学の得点,yを理科の得点だとして考える.共分散は132.97（5.3「1）共分散」参照）,数学の得点の標準偏差は13.32,理科の得点の標準偏差は16.58である.これらの情報から,数学の得点と理科の得点の相関係数を計算すると,132.97／（13.32×16.58）＝0.60という値になる.

　では,このようにして求められる相関係数がどのような意味をもっているかについて考えたい.相関係数の算出に使用される共分散と標準偏差を散布図のなかで確認してみる[図5.3].共分散は,それぞれのデータの偏差の積の平均であり,偏差の積は,それぞれのデータと平均によってつくられる四角形によって表された.すべてのデータの偏差の積

の平均をとることで，共分散を得ることができた．相関を求めるためには，共分散を2変数の標準偏差で割る必要がある（5.1式参照）．分母は，2変数の標準偏差を掛け合わせたものであることから，今回の研究例においては，[図5.3] の青い四角のように表される．図中をみると,それぞれのデータによってつくられる黒枠の四角と比べて,標準偏差によってつくられる青の四角は面積が大きそうであることが見受けられる．実際，2つの変数の標準偏差の積（青枠の四角の面積）は，各データの偏差の積（黒枠の四角の面積）の平均である共分散がとりうる最大の値である．そこで，以下のような大小関係ができる．

－2つの変数の標準偏差の積 ＜ 共分散 ＜ 2つの変数の標準偏差の積
（共分散がとりうる最小値）　　　　　　（共分散がとりうる最大値）

ここで，3つの項すべてを「2つの変数の標準偏差の積」で割ってみる．
－1 ＜ 共分散／2つの変数の標準偏差の積 ＜ 1
　　　　　（＝相関係数　r）

　このように，共分散を2つの変数の標準偏差の積で割ることによって，－1から1の間で変動する指標である「相関係数」を求めることができた．
　前項（3.1）共分散）において，共分散は変数の基準によってその値が変化するために，共分散の数字をみるだけでは，2変数の関連の強さを把握できない問題があることを指摘していた．一方で，相関係数は尺度の基準の影響を受けない指標である．先の研究例において，数学と理科がいずれも100点満点のとき，共分散は132.97，数学の得点の標準偏差は13.32，理科の得点の標準偏差は16.58であることから，共分散(132.97)／2変数の標準偏差の積(13.32 × 16.58)から，相関係数は0.60となった．一方で，仮に数学と理科がいずれも200点満点のとき，共分散は531.87であった．ここで相関を求めようとすると，数学の得点の標準偏差は26.64，理科の得点の標準偏差は33.16であり，共分散(531.87)／2変数の標準偏差の積(26.64 × 33.16)から，相関係数は0.60であることが求められる．

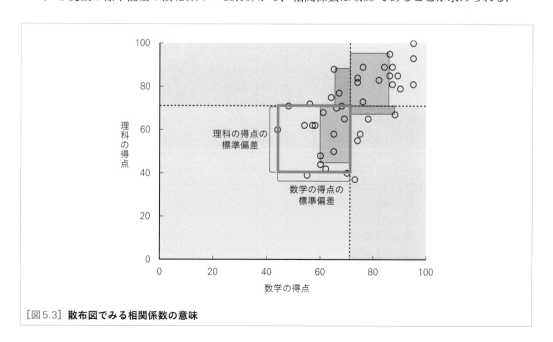

[図5.3] 散布図でみる相関係数の意味

このように，尺度が $n$ 倍になるとき，共分散は $n^2$ 倍になるが，標準偏差がそれぞれ $n$ 倍になることから，共分散（$n^2$ 倍）／標準偏差の積（$n^2$ 倍）として求められる相関係数は尺度の基準の影響を受けないのである．尺度の基準の影響を受けないという特徴から，相関係数の大小によって，2 変数の関連の強さをイメージすることができるのである．これはつまり，相関係数は共分散を「標準化」したものだということができる．

　では，相関係数 $r$ の値から，散布図としてはどのようなものをイメージできるだろうか．[図 5.4] を参照されたい．まず，共分散と同様に，相関係数が正の値か負の値かによって，散布図のなかでどのあたりにデータが固まっているかがイメージできる．相関係数 $r$ が正の値のときには右肩上がり，相関係数 $r$ が負の値のときには右肩下がりのデータの分布が得られているはずである．特に，$r=1$ と $r=-1$ のときをみると，相関係数が最大値，もしくは最小値になるのは，データは 1 つの直線として得られているときであることがわかる．次に，$r=0.8$ のときをみると，$r=1$ のときに比べるとデータが直線よりも離れたところにもあることがわかるが，全体としてみると右肩上がりの特徴がある．$r=-0.8$ のときも同様である．しかし，$r=0.3$ や $r=-0.3$ になると，データのまとまりはかなり曖昧になってくることがわかり，いわれれば右肩上がり（右肩下がり）かもしれない，といった程度になる．$r=0$ になると，データは 1 つの直線として捉えることができなくなり，完全にランダムに存在しているようにみえるのである．このように，相関係数 $r$ を知ることで，2 つの変数がどの程度の強さで関連しているかを把握し，比較することができるようになるのである．

　ここまで，2 つの量的変数の関係をみるうえで，まず散布図を描くこと，そこから共分散を求めることで，2 変数の関係の強さを数値として表すことができ，さらに相関係数としてみることで，2 変数の関連の強さを標準化した指標で理解することができることを述べてきた．標準化された指標である相関係数においては，それが統計学的に有意な関係の強さであるかどうかを検定することができるため，より一般的な議論に使うことができるという特徴がある．このように，相関係数は便利であり，とてもわかりやすい指標であるように思われる．しかし，わかりやすくみえるがゆえに陥りやすい誤解についても慎重に

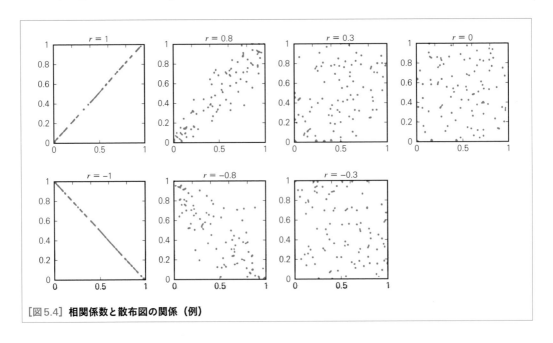

[図 5.4] 相関係数と散布図の関係（例）

理解しておきたい.

# 4. 相関を扱ううえでの注意点

　ここでは，手元のデータを用いて相関係数を求めたときに注意すべきことを4つ述べたい.

### 1）相関係数は直線的な関係しか表すことができない
　相関係数を理解するうえで注意すべき特徴の1つとして，相関係数はあくまでデータを1つの直線で説明しようとする指標であることがある．相関係数 $r$ がほぼ0であるとき，一概に2変数に全く関係がないということはできない（[図5.5]）．たとえば2変数の分布がU字になっている場合，相関係数としては0に近い値になるが，二次関数を用いると両変数の関係が説明されることがある．また，2変数の分布が円になっているときも同様に，相関係数 $r$ は0に近づくが，視覚的にみると両変数には関連があることがわかる．このように，2変数に「線形ではない」関連があるとき，相関係数という指標だけではその関連を理解することができないことには注意する必要がある．線形ではないとしても2変数に関連があるとき，相関係数だけでその関連を理解しようとすると，本当の関連を見落としてしまうことになるのである．この罠にはまらないためにも，まず必ず散布図をつくって視覚的に2変数の関連をみることが大切である．

### 2）切断効果の存在
　たとえば，ある入学試験に関して，不合格者のデータを用いて，「入学試験での合計点」と「一週間の平均勉強時間」の相関をみるとする．このときに，たとえば受験者全体では0.8程度の相関があったとする．ここで不合格者のデータを用いる場合，入学試験の合計点が一定以下のデータのみが集まっていることが想定される．[図5.6]の横軸が「入学試験での合計点」，縦軸が「一週間の平均勉強時間」だとする．不合格者のみを対象とする場合，灰色の部分（入学試験の合計点が一定の基準を超えた人）のデータは除かれ，白い部分のデータのみが残ることになる．白い部分に残ったデータの相関をとると, $r = 0.62$ となる．これも十分に高い相関ではあるが，受験者全体と比べると相関係数が低くなって

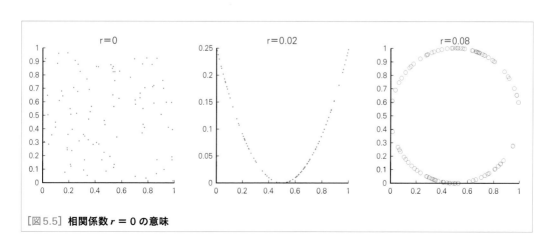

[図5.5] **相関係数 $r = 0$ の意味**

量的変数間の関連の記述

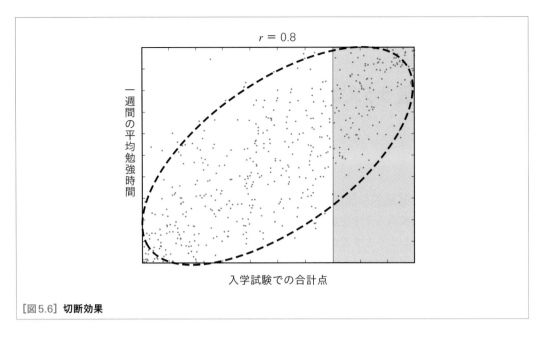

$r = 0.8$

一週間の平均勉強時間

入学試験での合計点

[図5.6] 切断効果

いることがわかるだろう．このように，変数をある一定の基準で切ったときに，本来より
も相関が低くなってしまうのが**切断効果**と呼ばれるものである．

　心理学の研究の文脈では，たとえば質問紙を用いて，ある基準以上に抑うつや不安と
いった心理的な状態を示している実験参加者をスクリーニングしてデータとして使用する
ことがある．そのような場合，切断効果によって相関が低くなってしまうことになる．相
関係数を扱う場合には，得られているデータがある基準によって限定されたものであるか
どうかに注意する必要がある．

### 3）外れ値の影響

　相関の理解において，外れ値の影響は注意してみておく必要がある．たとえば［図5.7］
の左の散布図では，右下の大きな青い点が外れ値になっている．大きな青い点を除くと，
$r = 0.90$ であるこのデータにおいて，1つの外れ値があることで，相関係数は $r = 0.82$ に
下がってしまう．右の図のなかでは，右上の大きな青い点が外れ値になっており，それを
1つ足すことによって，$r = 0.3$ だった相関係数が，$r = 0.46$ になってしまう．このように，

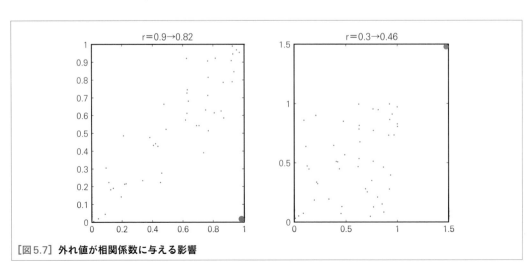

[図5.7] **外れ値が相関係数に与える影響**

外れ値が1つあることによって，相関係数が変動することがわかる．

　では外れ値はすべて外さなければいけないかというと，そうでもない．恣意的に1つの
データを除くことで相関係数を高めることは，科学的な姿勢とは言い難い．もし，もとも
とのデータの妥当性が低いといえる場合には，外れ値をデータから除外することも考えら
れるが，本当にたまたま1つのデータだけがほかと少し違う値をとることも考えられるか
らである．ただ，散布図をみたときに，ほかのデータと比べて特徴的なデータがある場合
には，1つのデータによって相関係数が変化している可能性について頭に入れたうえで
データの解釈をしていくことは大切である．

### 4）疑似相関の存在

　たとえば，ある中学校において，全校生徒に同じ数学のテストを行うとする．そこでの
「数学の得点」と「身長」の間には強い相関があったとする．その場合，「数学の得点」と
「身長」の間には何らかの関係があるといいたくなるようなデータが得られたことになる．
では，「数学の得点」と「身長」の間の関係をどのように解釈できるだろうか．身長が高
い人ほど数学の得点が高くなる？　数学の得点が高い人ほど身長が伸びる？　…いずれも
なんだか不自然である．なぜなら，実際には「数学の得点」と「身長」の背景には「年齢」
という共通の要因が想定され，実際に「数学の得点」と「身長」の間に意味のある関係が
あるとは思えないからである．このように，実際に意味のある関連があるわけではないの
に，データを取り出して得られてしまう相関を**疑似相関**と呼ぶ．

　上の例においては，体感として「あれ？　これ変だな？」という感覚をもちやすい．し
かし，実際の研究の文脈では，果たして今得られている相関が本当に意味のある相関なの
か，疑似相関なのかの区別は至極難しくなってくる．自分のデータから得られた相関に意
味があるかどうかは，先行研究をきちんと読むなかで，その領域における変数の関係性を
理解しておくこと，あくまで最初に想定していた仮説に沿った解析を行うことが大切とな
る．

# 5. 相関係数に関する誤解

　前項では，自分のデータを用いて相関係数が得られたときに注意すべきことが多くある
ことを説明した．しかし，相関係数の理解はそれだけでは十分とはいえない．

### 1）相関と因果は違う

　相関の理解において最もよくある誤解が，相関関係を因果関係として理解してしまうこ
とである．たとえば先の研究例で，「数学の得点」と「理科の得点」に相関があったこと
を受けて，「数学の得点が高いから，理科の得点が高い」といった解釈をすることが考え
られる．確かに，もしかしたら，数学の得点が高い人は，数字の処理が得意になり，それ
によって理科のテストにおいても得点が高くなるといった因果関係が背景にあるかもしれ
ない．しかし，2つの変数の相関係数が大きいからといって，その因果関係については依
然として何もわかっていない状態である．相関関係が示しているものは，あくまで「数学
の得点が高い人は理科の得点も高い」ということであり，その2変数の間の影響関係には

言及できないのである．

　研究の文脈では，手元のデータからできるだけ強いことをいいたくなってしまう．そこで，相関関係があるだけなのに因果関係があるように考察してしまうことが生じる．しかし，実際にわかっていること以上のことをいうのは誠実ではなく，誤った考察になってしまうため，相関関係の言及にとどめることは大切な姿勢となる．

### 2）相関は順序尺度である

　たとえば，日本人では数学と理科の得点に $r = 0.60$ の相関があり，フランス人は数学と理科の得点に $r = 0.30$ の相関があったとする．このとき，$r$ の値だけをみると，数学と理科の得点の関連の強さは，フランス人よりも日本人で「倍」であるといいたくなるだろう．しかし，これは誤りである．相関はあくまで順序尺度であり，日本人よりもフランス人で数学と理科の得点の関連が「強い」ことはいえるものの，その関連の強さがどの程度違うかを議論することはできない．相関係数は比例尺度のように掛け算や割り算ができるものではなく，あくまでその大小を比較できるものであることには注意が必要である．

### 3）質的変数の関連は「相関」ではなく「連関」

　ここまで，量的変数の関連について「相関」と述べてきた．しかし，たとえば「男性には理系が多い」といった仮説のもと，生物学的な性別（男性，女性）と文理（文系，理系）の関連の強さを求めようとする場合，本章で説明したような相関で求めることはできない．ここでの変数は，量的な変数ではなく，質的な変数だからである．このような質的な変数に関しては，その関連の強さを**連関**といい，個別のものとして理解する必要があることに注意したい（詳細は 12 章参照）．

## 6. 5 章のまとめ

　本章では，2 変数の関連の強さに関して，表に表す方法として散布図，数値として表す方法として共分散，そして最も標準的に用いられる相関係数について説明した．散布図と相関係数はいずれもデータを異なる視点からみているものであり，双方を用いることでより多面的にデータ間の関連をみることが大切である．特に，相関係数に関しては，扱ううえでの注意点や誤解が多いため，安易な解釈をしないことにも注意する必要がある．

**5章　Q and A**

**Q1**　共分散と相関係数について最も適切なものを選びなさい．
　1. 共分散と相関係数が表す数値の意味に違いはない．
　2. 共分散は 2 変数のデータの散らばりを表す指標であるのに対して，相関係数は 2 変数の関連の強さを示すものである．
　3. 共分散は尺度の基準の影響を受ける指標であるのに対して，相関係数は標準

化されている.

4. 共分散を2つの変数の分散で割ると，相関係数を求めることができる.

5. 相関係数を求めるうえで，共分散を求める必要はない.

## Q2 相関係数の説明として不適切なものを選びなさい.

1. 相関関係があることは，因果関係があることを意味しない.

2. あるデータの相関係数が0.3，別のデータの相関係数が0.6であるとき，相関関係が倍の強さであるといえる.

3. 相関係数が大きくても，必ずしも意味のある相関関係があるとはいえない.

4. 相関係数が0だとしても，2変数の間に関連があることがある.

5. 量的変数の関連の強さは相関，質的変数の関連の強さは連関と呼ばれる.

## Q1 A……3
解説

　共分散は，尺度の基準の影響を受けるため，その値のみから2変数の関連の強さを把握することはできないが，共分散を標準化した相関係数は–1から1の範囲で変動するものであり，その値から2変数の関連をイメージすることができる. そのため，3は正解であり，1は不正解ということになる. 共変数と相関係数はいずれも2変数の関連の強さを示すものであるため，2は不正解となる. また，共分散の標準化においては，共分散をそれぞれの変数の標準偏差で割るため，4は不正解である. 最後に，相関係数は共分散を元に算出されるため，5も不正解となる.

## Q2 A……2
解説

　相関係数は順序尺度であるため，相関係数が0.6のときは0.3のときよりも関連が強いことはいえるものの，その数値はあくまで大小を比較するものである. 1は「5.1）相関と因果は違う」，3は「4.4）疑似相関の存在」，4は「4.1）相関係数は直線的な関係しか表すことができない」，5は「5.3）質的変数の関連は「相関」ではなく「連関」」を参照のこと.

文献

1)　吉田寿夫：本当にわかりやすいすごく大切なことが書いてあるごく初歩の統計の本，北大路書房，1998.

2)　白井祐浩：統計嫌いのための心理統計の本　統計のキホンと統計手法の選び方，創元社，2017.

（中村杏奈，滝沢　龍）

　本章では，主に学生の「数学が得意な学生は理科も得意なのではないか」という素朴な仮説をもとに，テストの得点を「得意さ」の指標として用いてきた．テストの点数は，100点満点のテストであれば，（基本的には）0から100までの整数をとる間隔尺度である．ここまで，相関係数（厳密には，「ピアソンの積率相関係数」）は，主に量的変数（間隔尺度や比例尺度）同士のかかわりの強さを明らかにするものとして説明してきた．しかし，例外的に質的変数のなかでも順位尺度については，相関をみることで変数間のかかわりの強さを表すことが可能である．たとえば数学と理科の「得意さ」の指標として，クラスのなかでの順位を使用することも可能である．先の研究例について，数学と理科の得点ではなく，それぞれのクラスのなかでの順位を用いて，「数学の順位が高いと理科の順位も高い」のかどうかを検討する場合のことを考える［表］．そのときには，テストの得点のよ

うな間隔尺度・連続尺度を用いるときとは異なり，順位を扱うときに特化した指標として，順位相関係数を使用する．順位尺度を使用する際には，これまで「相関係数」と呼んできた「ピアソンの積率相関係数」だけでなく，順位尺度の相関係数を示す「スピアマンの順位相関係数」について理解しておく必要がある．相関係数 $r$ と区別するため，順位相関係数は，アルファベットの $rs$ を用いて表されることが多い．

　たとえばテストの得点を順位に変換すると，順位にしたほうがデータの情報量が少なくなってしまうことがわかるだろう．テストの得点から順位を算出することができるが，一度順位のデータになってしまうと，もとの点数の情報はなくなってしまうのである．このようにデータの情報が削られてしまうものの，それでも順位相関係数を用いることの利点は，外れ値など極端な値のデータの影響を受けにくいことである．極端な値のデータのある例として，たとえば平均年収（低年収層がもっとも多い）といったものがある．

　順位相関係数は，積率相関係数と多くの特徴を共有しており，①−1から1の間で変動すること，②正の値では右肩上がり，負の値では右肩下がりのデータのまとまりを示すことが特徴である．ただし，1つ異なる点として，順位相関係数を使用すると，必ずしも線形での関連のみをみているわけではないことに注意したい．

[表] 数学の順位と理科の順位

| 出席番号 | 数学の順位 | 理科の順位 |
|---|---|---|
| 1 | 22 | 25 |
| 2 | 38 | 28 |
| 3 | 26 | 34 |
| 4 | 31 | 23 |
| 5 | 26 | 7 |
| 6 | 17 | 12 |
| … | … | … |
| 38 | 11 | 4 |
| 39 | 21 | 38 |
| 40 | 17 | 33 |

# 6章 構成概念の測定

## 到達目標

● 構成概念とは何か，その基本的な考え方について説明できる．
● 心理尺度の信頼性と妥当性の考え方と，その検証方法について説明できる．
● より適切な心理尺度を作成するために必要な一連の手続きを説明できる．

### INTRO

「心理学では人の心を扱うわけですが，どのように人の心を測ったり，表現したりしているのでしょうか？」

「確かに，不思議ですね．それは多くの初学者が抱く疑問です．では，具体的にあなたはどのような心の側面を測りたいのですか？」

「人の性格，つまりパーソナリティです．私は臨床心理学のなかでも特に人のパーソナリティの個人差に興味関心があります．パーソナリティが原因となり，不適応な行動や精神的な問題が起こることがあります．ただ，パーソナリティは目に見えるものではありませんし，物差しや秤などで測れるものではありませんよね．どうすればよいのでしょうか？」

「パーソナリティは古くから多くの人の興味関心を引くトピックですし，自分や他人のパーソナリティを知りたいという人は多いでしょうね．しかし，物理的には実体のないものですので直接には測れません．そのことはパーソナリティだけではなく，自尊心や感情，ストレス，学力や知能，愛情などについても同じことがいえそうですね．」

「確かに，パーソナリティ以外でも同じことはいえると思います．愛着，動機づけなど，よく考えると心理学の授業で学んだ心の概念の多くはそうですね．」

「いま挙げたものはいずれもそれ自体は観察不可能なものですが，心理学的な現象を理論的に説明するために便利なものとして生み出された構成概念と呼ばれるものなのです．私たちはその構成概念をさまざまな方法で測定しようとしており，代表的な方法の1つが質問紙法です．ここでは，質問紙によるパーソナリティ特性の測定を例として，具体的に考えていきましょう．」

〔キーワード〕構成概念，観測変数，潜在変数，因子分析，心理尺度，妥当性，信頼性，信頼性係数，相関係数の希薄化

# 1. 構成概念とは

　人の性格への関心は古くから存在し，我々にとって身近なものだといえる．心理学において性格は**パーソナリティ**と呼ばれており，「人の広い意味での行動に時間的・空間的な一貫性を与えているもの」などと定義される．ある人に，さまざまな時間や場所で一貫してみられる行動傾向があるとすれば，それはパーソナリティによるものだ，と考えるのである．我々は日常生活のなかで，あの人は明るい，思いやりがある，真面目，繊細，好奇心旺盛だといった話をさまざまな場面で行っている．これらはいずれもパーソナリティである．それは友人や家族といった現実の対人場面だけでなく，芸能人やスポーツ選手，マンガやアニメのキャラクターにまで及び，場合によっては動物やペット，家電やモノまでが対象となる．あらゆるところに「パーソナリティ」は存在しているようにみえる．

　では，その存在はどのように確認することができるのだろうか．「やさしさ」という言葉はパーソナリティの一側面を表しており，対人関係では注目されやすい特性であるが，これを直接目で見たり，手で触れたりすることはできない．重さや長さ，温度といった物理的な概念は，その定義や単位となる量が明確に決められているため，秤や物差し，温度計などで物理的に直接測定することが可能である．持つ，見る，触るといった行為を通しても，感覚としてある程度は適切にわかるだろう．これに対し，パーソナリティは物理的に存在するものではない．これは自尊心や動機づけなどの他の心理学的な概念についてもいえる．「そのような概念があると想定すれば，世の中で起きている現象をうまく表現できる」ため，私たちの頭のなかで作られた抽象的な概念なのである．これを**構成概念**と呼ぶ．

　構成概念について，パーソナリティを例にして考えよう．おしゃべり，考え方がポジティブ，何にでも積極的に参加し，陽気な人をイメージしてほしい．おそらく，身近な人物でも思い浮かべることができるだろう．この人物を他者に説明するときに，これらをいくつも並べて説明するだろうか．それは冗長なので，「あの人は外向的だ」と簡潔に述べるわけである．このとき，我々は「外向性」という「構成概念」を使っていることになる．前述のとおり，構成概念は抽象的なものであるため，物理量のように具体的に定義はできないが，ここでは「外向性」を「おしゃべり，ポジティブ，積極的，陽気」と定義した．しかし，もっと他の特徴（たとえば，明るい）を挙げることもできる．また，構成概念の名称に外向性以外の言葉（たとえば，活動性）を用いることもできるだろう．このように，構成概念はその定義や基準があいまいである．しかし，我々は日常生活のなかで「あの人はすごく外向性が高い」とか，「あの子どもは最近，数学の力が伸びた」といった具合に構成概念を評価している．いったいどのように評価しているのだろうか．

　このような構成概念を評価する前提として，我々の広い意味での行動（ふるまい，認知，思考，感情表出など）に構成概念が反映されていると考えられている．つまり，構成概念は直接的に観察できるものではないが，行動として表れるため，そこから間接的に推測が可能なのである．したがって，人の行動やその結果として得られた成果物などから評価が行われる．たとえば，数学の力を測定するためには，数学の力が高ければ解けるテスト問題を複数出題し，それらにどのくらい正答するかによってその力が評価される．直接的に数学の力を測ることはできないので，出題した問題に対する回答（解くという行動）を通して，「これだけの問題が解けるなら中学 2 年生レベルの数学の力があるだろう」と間接

的に測っているわけである．外向性であれば，その人の日常生活の観察を続ければ，他の人と比べて「よく話すかどうか」「よく笑うかどうか」といった項目を評価することができる．自分自身で振り返って評定することも可能であり，その結果から外向性を測定することになる．自己の振り返りによる質問紙との相性がよいため，パーソナリティ研究は質問紙による心理尺度とともに発展してきたという経緯もある．

## 2. 観測変数と潜在変数

　構成概念のように観測不可能な変数を**潜在変数**（あるいは**因子**）と呼び，観測可能な変数を**観測変数**（あるいは**顕在変数**）と呼ぶ．先の例でいえば，外向性や数学の学力は潜在変数であり，「よく話す」という行動や「テスト問題への回答」は観測変数となる．構成概念の測定は基本的には間接的な測定となるので，観測変数を使って潜在変数を適切に捉えているかを検討する必要がある．すなわち，パーソナリティという構成概念が適切に測定されているのかどうかは観測変数と潜在変数の関係から評価される．これは［図6.1］のように表すことができる．潜在変数は楕円で，観測変数は四角で表すことが慣例となっている．

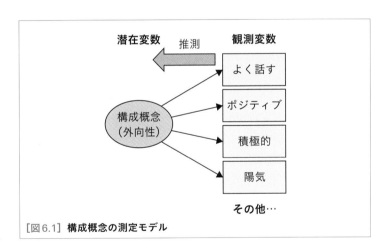

[図6.1] 構成概念の測定モデル

## 3. 心理尺度

　心理学の多くの研究において，この構成概念を測定するために**心理尺度**が用いられている．心理尺度は多種多様であり，その数も膨大であるが，ここでは複数の質問項目への回答に基づいて尺度得点を算出し，構成概念を測定しようとする心理尺度を対象とする．心理尺度とは，個人のパーソナリティや感情，態度などの程度を測定するために，その心理的傾向と関連する質問項目を集めたセットであり，その回答をもとに得点化するシステムともいえる．心理尺度は構成概念を数量化する物差しであり，心理学における量的研究に欠かせない存在である．調査だけでなく，実験や面接，観察，検査場面で用いられることもある．

以下のそれぞれの項目はあなた自身にどれくらいあてはまりますか？「非常にあてはまる」〜「まったくあてはまらない」のなかで，自分にもっともあてはまると思うところの数字に○印をつけてください。

| | 非常にあてはまる | かなりあてはまる | ややあてはまる | どちらとも言えない | あまりあてはまらない | ほとんどあてはまらない | まったくあてはまらない | | 非常にあてはまる | かなりあてはまる | ややあてはまる | どちらとも言えない | あまりあてはまらない | ほとんどあてはまらない | まったくあてはまらない |
|---|---|---|---|---|---|---|---|---|---|---|---|---|---|---|---|
| 1. 話し好き | 7 | 6 | 5 | 4 | 3 | 2 | 1 | 13. 悩みがち | 7 | 6 | 5 | 4 | 3 | 2 | 1 |
| 2. 無口な | 7 | 6 | 5 | 4 | 3 | 2 | 1 | 14. 不安になりやすい | 7 | 6 | 5 | 4 | 3 | 2 | 1 |
| 3. 陽気な | 7 | 6 | 5 | 4 | 3 | 2 | 1 | 15. 心配性 | 7 | 6 | 5 | 4 | 3 | 2 | 1 |
| 4. 外向的 | 7 | 6 | 5 | 4 | 3 | 2 | 1 | 16. 気苦労の多い | 7 | 6 | 5 | 4 | 3 | 2 | 1 |
| 5. 暗い | 7 | 6 | 5 | 4 | 3 | 2 | 1 | 17. 弱気になる | 7 | 6 | 5 | 4 | 3 | 2 | 1 |
| 6. 無愛想な | 7 | 6 | 5 | 4 | 3 | 2 | 1 | 18. 傷つきやすい | 7 | 6 | 5 | 4 | 3 | 2 | 1 |
| 7. 社交的 | 7 | 6 | 5 | 4 | 3 | 2 | 1 | 19. 動揺しやすい | 7 | 6 | 5 | 4 | 3 | 2 | 1 |
| 8. 人嫌い | 7 | 6 | 5 | 4 | 3 | 2 | 1 | 20. 神経質な | 7 | 6 | 5 | 4 | 3 | 2 | 1 |
| 9. 活動的な | 7 | 6 | 5 | 4 | 3 | 2 | 1 | 21. くよくよしない | 7 | 6 | 5 | 4 | 3 | 2 | 1 |
| 10. 意思表示しない | 7 | 6 | 5 | 4 | 3 | 2 | 1 | 22. 悲観的な | 7 | 6 | 5 | 4 | 3 | 2 | 1 |
| 11. 積極的な | 7 | 6 | 5 | 4 | 3 | 2 | 1 | 23. 緊張しやすい | 7 | 6 | 5 | 4 | 3 | 2 | 1 |
| 12. 地味な | 7 | 6 | 5 | 4 | 3 | 2 | 1 | 24. 憂鬱な | 7 | 6 | 5 | 4 | 3 | 2 | 1 |

[図6.2] **心理尺度の例（Big Five 尺度の神経症傾向尺度と外向性尺度）**　　　　（和田，文献1, 1996）

## 1）Big Five 尺度

　ここでは心理尺度の例として，**Big Five 尺度**の神経症傾向と外向性を紹介する ［図6.2］[1]．「以下のそれぞれの項目は〜」から始まる文章は，「**教示（あるいは教示文）**」と呼ばれ，この指示に従って回答を行う．「話し好き」「無口な」といった 24 の単語は「**項目（あるいは尺度項目）**」と呼ばれ，文章であることが多い．「非常にあてはまる」から「まったくあてはまらない」は**評定カテゴリ**や**選択枝**と呼ばれる．なお，テスト理論においては選択「肢」ではなく選択「枝」が正式表記である．今回は選択枝が 7 つあり，7 件法と呼ばれる．

　項目番号 1 から 12 が外向性の項目であり，13 から 24 が神経症傾向の項目である．ここでは理解しやすいようにまとめて並べているが，実際に質問紙を作成する際にはランダムに並べることが一般的である．Big Five 尺度は「外向性」「神経症傾向」「経験への開放性」「誠実性」「調和性」について各 12 項目，合計 60 項目から構成されており，5 つの側面から性格を捉えることができる．このとき，「外向性」や「神経症傾向」は Big Five 尺度の「下位概念」と呼ばれている．パーソナリティが上位概念であり，ここでは 2 つの下位概念を測定する下位尺度を紹介しているわけである．

## 2）逆転項目と尺度得点

　それぞれの項目を眺めてみよう．いずれも同じ潜在変数を測定するために，ある程度の内容的な共通性や類似性があることがわかる．一方，外向性を測定する項目のうち「2.無口な」「5. 暗い」「6. 無愛想な」「8. 人嫌い」「12. 地味な」は他の項目とは反対の意味を

もっていることにも気がつくだろう．これらは**逆転項目**と呼ばれ，通常の項目は得点（回答の値）が高いほど構成概念（外向性）の程度が高くなるのに対し，逆転項目は得点が低いほど測定したい構成概念の程度が高くなる．つまり，「無口な」にあてはまらない（低得点）ほど，外向性は高くなる．なお，神経症傾向の「21. くよくよしない」も逆転項目である．逆転項目を用いる理由はさまざまであるが，「意味が逆方向の項目を使うことで，概念の広がりをより適切に捉える」，「回答を飽きさせないようにする」「いい加減な回答を検出する」「何にでも肯定的な回答をする人を検出する」などの目的がある．

　心理尺度を用いるときには，複数の項目に対する反応（回答）をまとめた**尺度得点**を使うことが一般的である．尺度得点はその尺度に含まれる項目得点の合計や平均値が用いられる．たとえば，今回の例では外向性を測定する12項目への回答の合計点が尺度得点に相当する．ただし，このときに先ほど指摘した逆転項目への反応は1点→7点，7点→1点になるように逆転処理を行ってから合計する必要がある．

　合計して尺度得点を算出した場合，いずれの尺度得点も最低点12点，最高点は84点となり，大学生1,042名程度を対象とした調査では外向性の平均値は54.62（標準偏差は13.60），神経症傾向は平均値55.70（標準偏差は13.02）であることが報告されている[2]．尺度得点を合計ではなく平均で算出した場合は最低点1点，最高点は7点となり，外向性の平均値は4.55（標準偏差は1.13），神経症傾向の平均値は4.64（標準偏差は1.09）となり，7件法と対応させて読み取りやすくなる．

### 3）心理尺度の評価 ―テスト理論―

　心理尺度の多くは，複数の質問項目から構成されており，初学者は心理尺度に回答した際に「どうしてこのように似たような質問内容を何度も繰り返し尋ねるのか」という疑問を抱くこともある．心理尺度が捉えようとする多くの心理的構成概念は複雑で広がりのある内容を含んでいると考えられているため，心理尺度を開発する際にはある心理的構成概念を表す複数の語句表現や，関連性の深い行動傾向，思考，感情，認知のパターンなどのさまざまな内容を反映した複数の項目を含めることが多い．外向性や神経症傾向の項目をみると，確かに共通性や類似性があるため「似たような質問項目を何度も繰り返し尋ねられる」と感じられるだろう．一方，意味や内容に広がりがあることにも注目してほしい．確かに，話し好きであれば社交的であることが多いが，意味が同じとまではいえない．直接的に測ることができない構成概念だからこそ，それを反映する複数の質問項目を用い，意味的に広がりをもたせるように多様な側面から構成概念全体の姿を測定しようとしているのである．これは後述する妥当性の概念を考慮するときに重要な観点であり，帯域幅と忠実度のジレンマという問題を考えるヒントにもなる．一方，尺度の項目数が多すぎることは調査や測定に要する時間が長くなり，回答者の負担が大きくなるのもまた事実であるため，項目数への配慮も重要な問題である．そのため，**短縮版**や**超短縮版**といった異なるヴァージョンの心理尺度が開発されることもある．

　多くの構成概念は抽象的で複雑な内容であり，それを間接的に捉えるためにこのような心理尺度が用いられるが，その尺度で目的とする測定が十分に実現できているのかどうかは大きな問題となる．構成概念は潜在変数であり，物理量のように直接的には測定できず，間接的に評価がされるため，その誤差は大きくなる．研究や臨床場面で構成概念を扱う場合は，その誤差の程度については科学的な観点から適切に評価する必要がある．パー

ソナリティや能力を測定する心理尺度や心理テストの開発，その実施などに関する理論をまとめたものは**テスト理論**と呼ばれており，少しややこしいかもしれないが，「テストをテストする」理論といえる．テスト理論では測定の妥当性と信頼性の問題が検討される．信頼性は信頼性係数によって評価されることになるが，構成概念は直接観察されないため，何らかの手段で推定することになる．

# 4. 妥当性

　心理尺度の**妥当性**とは「目的として測りたいものをきちんと測っているかどうか」を意味する．もし，測定したい構成概念が心理尺度から得られた得点に反映されていないのであれば，その尺度を使用する意味はないだろう．心理尺度を開発するときにはもちろんのこと，使用するときにも心理尺度が妥当性を満たしているかどうかの判断を十分に行う必要がある．

　心理尺度の妥当性はさまざまな観点から評価できる．たとえば，①測定結果からの将来の予測が正確であるかどうか，②他の変数との関係が理論的に予測されるものかどうか，③尺度に含まれている項目の内容や構成が専門家からみても問題のないものかどうか，などである．これらは，①基準関連妥当性，②構成概念妥当性，③内容的妥当性に対応しており，3つの妥当性は1960年代頃から心理学領域で長らく重宝されてきた．いずれも測定したいものが本当に正しく測定できていれば，クリアされる条件といえるだろう．

## 1）基準関連妥当性
　**基準関連妥当性**とは，外的な基準との関連性をもって示される妥当性である．測定概念によって基準は異なるため，基準関連妥当性にもさまざまな種類が存在する．直感的にわかりやすいのは**予測的妥当性**であろう．たとえば，「自動車学校の入学時の運転適性検査」と「運転免許取得後3年間の運転成績」の相関係数が高ければ，その運転適性検査には高い予測的妥当性が十分にあると考えられる．さらに，特定の基準変数とは相関が高いがそれ以外の基準変数とは相関が低い場合は**差異妥当性**が高いとされる．差異妥当性は尺度が複数の異なる基準変数をどの程度識別しうるかを表しており，進路指導や職場配置のための適性テストでは予測的妥当性だけでなく，差異妥当性も高いことが求められる．

　また，心理尺度と同時期に得られる別の基準との関連がみられる場合は**併存的妥当性**が高いとされる．たとえば，新しく開発された心理尺度の得点と，信頼性と妥当性が十分に認められた既存の心理尺度の得点との相関係数を求めることで併存的妥当性が検討できる．ただし，高すぎる併存的妥当性は両尺度がほとんど同等であることを示すため，2つの心理尺度が存在している意義が疑われることにもなる．

　以上のような妥当性は，将来の運転成績や既存の心理尺度といった外的基準との相関係数からその大小を吟味することができるため**基準関連妥当性**と呼ばれており，これらの相関係数は**妥当性係数**とも呼ばれる．妥当性係数は「いかなる基準と関連させたか」によっても変わるものであるため，高い妥当性を得るには心理尺度だけでなく基準の吟味も重要であろう．

## ２）構成概念妥当性

**構成概念妥当性**とは，その尺度が測定しようとしている構成概念が他の構成概念と理論的に予想されるような関連が認められることで評価される．構成概念妥当性のなかにもさまざまな種類が存在するが，**収束的妥当性**と**弁別的妥当性**が代表的である．構成概念を捉える理論的枠組みからみて，関連があると考えられる変数との間に高い相関がみられたならば，収束的妥当性が高いと判断され，関連がないと考えられる変数との間の相関関係がみられなかった場合には弁別的妥当性が高いと判断される．

構成概念妥当性を検討するうえでは収束的妥当性と弁別的妥当性が共に高いことを確認する必要性があり，このための検証法として代表的なものが**多特性多方法行列**（multitrait-multi method；**MTMM**）である．これは，複数の特性（例：外向性，神経症傾向，経験への開放性）に関するデータを，複数の方法（例：自己評定，他者評定）で収集して分析するという手法である．

これら以外にも，因子分析によって当該テストのもつ因子構造が妥当であるかどうかを検討することで示される因子的妥当性がある．構成概念妥当性の検討は理論を検証していくことに相当しており，「構成概念に関する理論が成立する」ことを確認することで，当該尺度が有用であると考えることになる．

## ３）内容的妥当性

**内容的妥当性**とは，構成概念を測定するための心理尺度の項目が，構成概念全体の領域を網羅している程度である．尺度に含まれる項目が，構成概念を過不足なく十分に捉えられており，余分なものが入っていないかどうかが問題となる．外向性を例として，測定領域と項目の関連を［図6.3］に示す．この図では「話し好き」などの5項目による外向性の測定を目指しているが，4項目は内容的に偏っており，1項目は外向性以外の要素を多く含む内容となっている．このような場合は内容的妥当性が低いと判断される．内容的妥当性は統計的な処理に基づくものではなく，理論的な考察や尺度作成の手続きに基づいて判断されることが多い．項目群が測定領域を網羅している程度を判断するためには構成概念をあらかじめ明確に定義しておく必要があり，そのうえで項目作成や選択のプロセス，最終的な項目内容などを総合的に考慮し，複数の専門家により独立して評価されることが

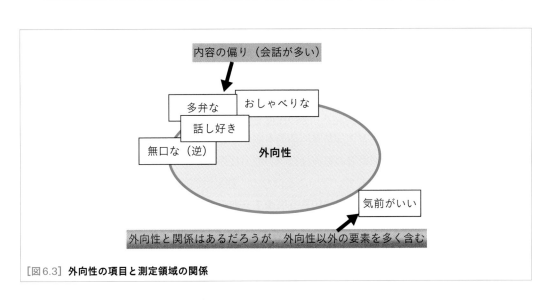

［図6.3］ **外向性の項目と測定領域の関係**

望ましい．適切であるという評価が一致すれば，内容的妥当性が示されるだろう．

## 4）総合的な単一の妥当性概念

　心理尺度の妥当性については，多くの研究者がそれぞれの立場からさまざまな妥当性概念を提案してきたが，**基準関連妥当性**，**構成概念妥当性**，**内容的妥当性**の3つは広く受け入れられやすく，三位一体の視点（Trinitarian View）として長い間支持されてきた．しかし，近年はこの3つの妥当性概念の枠組みではなく，総合的な単一の妥当性概念としての構成概念妥当性に集約する考え方が主流となりつつある．妥当性にいくつかの下位分類を設けて理解するのではなく，1つの構成概念妥当性に結合して捉える視点を提言している．妥当性を3つの下位分類に分けて捉える視点に立つと，それぞれの妥当性を形式的に一通り確認しただけで心理尺度の妥当性検討が終わったようになることが問題視されたからである[3]．Messick は信頼性と妥当性の概念は1つの構成概念妥当性にまとめられるとの考えのもとに，それを満たしているかどうかを示すための証拠として以下の6つの条件を挙げている[4]．

① **内容的側面の証拠**：構成概念の領域や構造が定まっており，複数の変数によってその領域を網羅的にカバーできている証拠である．内容的妥当性に対応しており，この証拠を示すためには複数の専門家による判断が求められる．

② **本質的側面の証拠**：構成概念を測定する変数への回答や反応のプロセスを心理学的に説明することができるという証拠である．実験の場合，実験参加者が課題を行っているときの眼球運動や身体反応，反応時間などの観察を通してそのプロセスを判断することができる．質問紙調査の場合は回答者が項目内容を読み，理解し，回答反応に至るまでの思考プロセスの逐語録や記述された報告から判断することになる．

③ **構造的側面の証拠**：構成概念の領域に関する理論と観測変数の構造が対応していることの証拠である．これは因子的妥当性に相当する．

④ **一般化可能性の側面の証拠**：他の測定時期や，別の観測変数のセットによる測定，別の集団に対する測定に対して一般化ができる，という証拠である．他の測定時期に対する一般化は後述する信頼性の「再検査法による信頼性」，別の観測変数のセットによる測定への一般化は「平行検査法による信頼性」と対応している．別の集団に対する測定への一般化は「交差妥当性」とも呼ばれており，あるサンプルを用いて得られた結果が他のサンプルを用いて得られた場合に交差妥当性が高いとされる．

⑤ **外的側面の証拠**：構成概念を測定する観測変数と，外的基準との間の関連性が予想される通りになることを示す証拠である．これは前述の収束的妥当性と弁別的妥当性に相当し，多特性多方法行列の分析によって示される．

⑥ **結果的側面の証拠**：ある状況で，その尺度を使っていた測定値に対する解釈の適切さを示す証拠である．たとえば数学の能力を測定するテストの問題文が英語で出題された場合，英語が不得意な者の得点は数学の能力にかかわらず低くなる．この場合，結果的側面の証拠を満たしていないことになる．結果的側面の証拠が必要となるのは，構成概念妥当性は使用場面の適切さも反映するからである．

　ここでは6つの証拠を紹介したが，これらを常にすべて示す必要はない．尺度の性質や研究目的に照らし合わせたとき，測定値の解釈を行うときに重要な点や弱点にかかわる証

拠を示すべきとされている[3].つまり,研究の目的や構成概念についてよく考えたうえで,妥当性の検証に取り組むべきである.また,妥当性は尺度構成の論文のみで示されることが多いが,その後に当該尺度を用いた研究結果によって継続的に示されるべきである.

なお,妥当性は「測定値の解釈に関する適切性」ともいわれている[5].適切性は同じ尺度の同じ値であっても場面ごとに異なるため,目的次第で妥当性の評価も変わることは意識しておく必要がある.たとえば,発達障害児・者を対象としたスクリーニングのための尺度では,その識別の精度が高いのであれば妥当性が高いと考えられる.しかし,その尺度得点を用いて支援の必要性の程度を評価しようとするのであれば,妥当性は低くなる.この場合は,識別の精度の高さではなく,支援の必要性の程度との関連性が示されていないと,妥当性が高いとはいえないだろう.また,本質的側面の証拠の説明に実験場面が記述されているように,妥当性も信頼性も質問紙調査による研究だけで使用されるわけではなく,実験や観察による研究でも用いられる概念である.

# 5. 信頼性

心理尺度の信頼性とは,その尺度から測定された結果の一貫性や安定性,再現性,整合性といった意味に近い概念である.信頼性についても,妥当性と同じようにさまざまな観点から評価ができる.たとえば,①同一の調査対象者に繰り返し測定を行ったときに,おおよそ同程度の得点がみられるかどうか,②異なるテストや検査,調査の方法であっても安定して同じ構成概念を測定できるかどうか,③心理尺度を構成する1つひとつの項目同士にも内容の一貫性が認められるかどうか,項目同士が整合的かどうか,などである.これらは①**再検査信頼性**,②**平行検査信頼性**,③**内的一貫性**(あるいは**内的整合性**)に対応している.

ここでは,心理尺度の信頼性の代表的な側面として3つの信頼性を紹介する.

## 1) 再検査信頼性

心理尺度の再検査信頼性を確認するためには,同一人物を調査対象者として,時間間隔をおいて複数回の測定を行い,得られたデータの間の関連の強さを検討することになる.そのため,再検査信頼性の指標としては,同一対象者群に2度の測定を行った際の相関係数が用いられることが多い.このとき,1回目と2回目の得点間の相関係数が高い正の値を示すのであれば,その心理尺度による測定は安定していると考えられる.

再検査信頼性を検討するために同一の心理尺度を繰り返し使用する方法は**再検査法**と呼ばれている.ここで注意しなければいけないのは測定の間隔であり,1回目と2回目の測定の間隔が短すぎると,1回目の測定時の記憶や練習の影響が2回目の測定結果に反映される可能性がある.一方,測定の間隔が長すぎる場合,経験や学習,発達によって測定対象の真の値自体が変化してしまう恐れがある.したがって,測定しようとする構成概念の種類や特徴をふまえ,適切な測定間隔を考慮する必要があるだろう.同じ尺度を使うため,1回目の測定が2回目の測定に影響を与えてしまうことから起こる問題であり,それぞれの測定が独立していないことから起こる独立性の問題であるともいえる.

## 2）平行検査信頼性

前述の再検査法では同一の心理尺度を 2 度用いているため，1 回目の測定が 2 回目の測定に影響を与えうる．そこで，測定内容が等質となるようなもう 1 つの別の尺度を作成し，それを 2 回目に実施することを試み，2 つの測定結果の相関関係を信頼性として扱うのが平行検査信頼性である．また，この方法を**平行検査法**や**平行テスト法**とも呼ぶ．

高校や大学などでは，たとえば期末試験にやむを得ず欠席した者に対して追試験が行われることがあるが，本試験と同じ問題を出題するとその問題は既に受験した生徒・学生から漏れて伝わってしまう．そのため，2 回目になる追試験では異なる問題が出題され，なるべく同じ難易度，同じ領域の学力を測るように作成される．このとき，本試験と追試験は平行検査に相当する．

平行検査法では別の尺度やテストを用いるため，独立性の問題はなくなるが，等価であるかどうかが問題となる．学力試験では，経験豊富な教員であれば数学は数値を変更したり，英語であれば単語を変えたり，過去に出題した問題を再利用したりすることで比較的少ない労力で作ることが可能かもしれない．しかし，心理尺度で平行検査法を試みることは，新たにもう 1 つの心理尺度を開発することになり，しかも両者が本質的に等価となるように調整するため，かなり労力が大きく難しい方法となる．

## 3）内的一貫性（内的整合性）

心理尺度の多くは，複数の項目から構成されているが，それらの項目はすべてが同じ目的をもっている．その目的とは「同一の構成概念を測定すること」であり，そのために各項目の内容に共通性や類似性がある．したがって，各項目が測定しようとする構成概念を想定通りに捉えられているのであれば，各項目間には高い共通性が認められ，互いの相関係数は高くなるはずである．このとき，心理尺度の内的一貫性が確認される．

内的一貫性を確認するための分析にも，さまざまな方法がある．その 1 つが**折半法**であり，これは心理尺度を構成する複数の項目を 2 分割して 2 つの尺度とみなし，その関連を調べる方法である．再検査法や平行検査法のように 2 回の測定は行わず，1 回の測定から信頼性係数を推定する方法であり，平行検査を実施間隔なしでやったことに相当する．分割にはさまざまな方法があり，項目番号の前半と後半に分ける，奇数と偶数で分ける，ランダムに分けるといった方法がある．折半した項目のそれぞれで尺度得点を算出し，2 つの得点の相関係数を算出し，それが高ければ信頼性が高いと考える方法である．このときの相関係数は，元の心理尺度の半分の長さの尺度で相関係数を算出することになるため，**スピアマン－ブラウンの公式**と呼ばれる方法によって修正が行われる．

折半法の問題は，同じ尺度であっても項目の折半の仕方によって算出される結果が変化することである．内容や難易度などの類似した項目が順に並べば，奇偶法の場合は比較的高い数値となり，後半は回答者に疲れがみえる場合は前半と後半に分けると低い数値になる．分け方によって結果が異なるため，意図的に高い数値や低い数値を示すこともできる．その問題を解消するために，あらゆる折半のやり方で 1 つの尺度から多数の信頼性係数を算出して平均を求める方法が **Cronbach の α 係数**である．この α 係数は尺度の項目数が多いときには高い値になるという特徴がある．

Cronbach の α 係数は信頼性の指標として長い間支持を集めてきたが，近年の信頼性をめぐる議論のなかで，α 係数に頼りすぎることへの批判や，異なる信頼性の指標の利用

が提案されるようになった[6,7]．その流れのなかで，近年は **McDonald の ω 係数**が併記されることが多くなった．α 係数は項目間の相関係数に基づいているのに対し，ω 係数は14 章で扱う因子分析を行ったときの，各項目の因子負荷量と誤差分散を用いて信頼性係数を求めている．ω 係数は α 係数よりも制約が少ないため，より幅広い状況で信頼性係数を適切に推定できると考えられる．

# 6. 信頼性係数

心理尺度の信頼性を表した数値は**信頼性係数**と呼ばれており，ギリシャ文字の ρ で表される．ここでは代表的な信頼性係数の算出方法や，信頼性係数の考え方を説明する．

## 1）信頼性係数の考え方

テスト理論では，個人の観測変数の値のことを**測定値**と表現することが一般的であり，測定値には**真の値**と**誤差**が含まれると考える．なお，真の値も誤差も観測できないものである．ここで，測定値を外向性のある項目への反応（得点）とする．真の値は，Big Five尺度を回答する人の真の得点を表している．測定誤差はたまたま高めに回答をしたり，低めに回答したりするように影響した得点である．たとえば，回答をするときのちょっとした気分のムラや，ほんの少し前の出来事，そのときの体調，読み間違いや回答ミスなど，真の値とは無関係に測定値に影響を与えたものを表している．すなわち，回答によって得られた測定値には，その人の真の性格だけでなく，偶然の測定誤差も加わっていることを6.1 式は示している．また，テスト理論では測定誤差と真の値が無相関であると仮定されている．

$$\boxed{測定値} \quad = \quad \left(真の値\right) \quad + \quad \left(測定誤差\right) \tag{6.1}$$

具体例として，外向性の項目「話し好き」に対する 5 人の測定値（回答）と真の値，測定誤差，それぞれの平均と分散を示す［表6.1］．この表において，5 人目の回答者は「5：ややあてはまる」と反応しているが，真の値は「6：かなりあてはまる」であり，測定誤差がマイナスに働いたことがわかる．測定誤差はランダムに働き，測定値に対してプラスの影響を与えることもあれば，マイナスに影響を与えることもあるため，平均は 0 となる．

［表6.1］5 人の回答者の測定値，真の値，測定誤差

| 個人 | 測定値 | 真の値 | 測定誤差 |
|---|---|---|---|
| 1 | 5 | 5 | 0 |
| 2 | 3 | 3 | 0 |
| 3 | 6 | 4 | 2 |
| 4 | 1 | 2 | −1 |
| 5 | 5 | 6 | −1 |
| 平均 | 4 | 4 | 0 |
| 分散 | 3.2 | 2 | 1.2 |

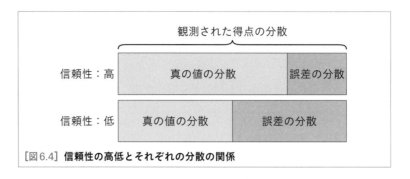

また，ランダムなので測定誤差と真の値の相関も 0 となる．この表をみると，測定値の分散は真の値の分散と測定誤差の分散の合計となっており，測定値の分散が 2 つに分けられることが示されている．

　それでは，信頼性が高い測定値が得られるのはどういった状況であろうか．それは測定値に真の値が十分に反映され，測定誤差があまり影響しないときである．測定誤差の平均は常に 0 であり，測定値の平均と真の値の平均は一致するため，ここでの評価には役立たない．信頼性は真の値の分散と測定値の分散の比で表され，真の値の分散が大きいほど高い値になる（6.2 式）．また，真の値の分散と測定誤差の分散の合計が測定値の分散であるため，測定誤差の分散が小さいほど信頼性は高くなるともいえる．

$$\text{信頼性} = \frac{\text{真の値の分散}}{\text{測定値の分散}} = 1 - \frac{\text{測定誤差の分散}}{\text{測定値の分散}} \tag{6.2}$$

　したがって，［表6.1］の例で信頼性は 2 / 3.2 = 0.625 と計算できる．一般的に 0.7 あるいは 0.8 以上であれば信頼性が高いとされるため，やや低いことになる．もし測定誤差がすべて 0 であった場合は信頼性が 1 となり，逆に測定値の分散がすべて測定誤差の分散であれば信頼性係数は 0 となる．信頼性とそれぞれの分散の関係を［図6.4］に表す．

## 2）再検査信頼性係数と平行検査信頼性係数

　ここまで真の値と測定誤差を取り上げてきたが，現実場面では真の値と測定誤差はわからない．そこで，測定を 2 回行って 2 つの測定値の間の相関係数を信頼性として求めるのである．これが**再検査信頼性係数**や**平行検査信頼性係数**である．理論的には，同じ測定が 2 回繰り返されたときには測定値の分散は同じ値になるので，相関係数の分母は測定値の分散に一致し，相関係数の分子にあたる測定値間の共分散は真の得点の分散に一致することが示されている．2 回の測定値は真の値が変化しておらず，誤差の分散も等しいことが仮定される．再検査信頼性係数について，学術論文で報告される値は .70 を超えているものが多いが，「このくらいの数値があればよい」という絶対的な基準はないため，先行研究を精査する必要がある．

## 3）Cronbach の α 係数

　折半法による信頼性の平均に一致する α 係数は，6.3 式によって計算することができる．例として［表6.2］の外向性の 5 項目の共分散行列を用いて α 係数を算出する．表中の太字の数値は分散である．観測変数の数が多くなると（観測変数の数／（観測変数の数－1））

[表6.2] 外向性の5項目の共分散行列

| | 話し好き | 陽気な | 社交的 | 活動的な | 積極的な |
|---|---|---|---|---|---|
| 話し好き | **1.69** | .85 | .98 | .78 | .74 |
| 陽気な | .85 | **1.59** | .95 | .79 | .76 |
| 社交的 | .98 | .95 | **2.13** | 1.23 | 1.26 |
| 活動的な | .78 | .79 | 1.23 | **1.99** | 1.31 |
| 積極的な | .74 | .76 | 1.26 | 1.31 | **1.96** |

はほぼ1となるので，分散の合計に対する共分散の合計の大きさが強く影響することがわかる．

$$\alpha = \frac{観測変数の数}{観測変数の数-1} \times \frac{共分散の合計}{分散の合計 + 共分散の合計} \tag{6.3}$$

観測変数の数は5，共分散の合計は19.30，分散の合計は9.36となるため，$\alpha$係数は（（5 / 4）×（19.30 /（19.30 + 9.36）））= 0.842となる．また，この表から相関行列を求めると相関係数は.41から.66を示しており，項目間に中程度の相関がある．

$\alpha$係数は項目間の相関が高ければ大きくなるが，項目数にも依存し，項目数が少ないと小さくなる．$\alpha$係数は共分散がすべて等しくなるときには信頼性係数に等しくなり，共分散の大きさにばらつきがあると小さくなることが知られている．そのため，$\alpha$係数は信頼性係数の下限を示す指標と考えられている．心理尺度の内的一貫性を表す信頼性係数の値について，絶対的な基準は存在しないが，最低でも.70，望ましいのは.80以上という提言もある[6]．しかし，この数値だけに着目せず，項目内容やその他の統計量を総合的に検討する必要がある．

# 7. 信頼性と妥当性に関する議論

ここまで，心理尺度の信頼性と妥当性について紹介してきたが，他にも留意しなければいけないことがいくつかある．以下では，信頼性と妥当性の関連や留意すべきトピックについて説明する．

## 1）信頼性と妥当性の関係

心理尺度の信頼性と妥当性はそれぞれ独立した別の概念ではない．信頼性と妥当性の関係性を表現するためには的矢のアナロジーがよく用いられる[図6.5]．この図は信頼性が妥当性の必要条件であることを表している．すなわち，妥当性が高いときは必ず信頼性も高くなるが，信頼性が高いからといって妥当性が高いとは限らないのである．

ここで注意したいことは，信頼性よりも妥当性のほうがより価値があるとか，優先的に扱うべきであるといった上下関係を示しているわけではないことである．日本テスト学会が「信頼性は妥当性を保証する最初の関門」[8]と表現しているように，的矢のアナロジーが表していることは「高い信頼性がないと妥当性の高い心理尺度は存在し得ない」ということである．また，単一の構成妥当性概念の立場からみれば，信頼性も大きな意味で構成

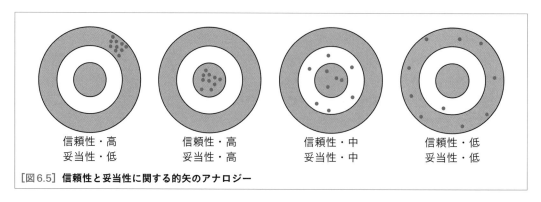

| 信頼性・高 | 信頼性・高 | 信頼性・中 | 信頼性・低 |
| 妥当性・低 | 妥当性・高 | 妥当性・中 | 妥当性・低 |

[図6.5] 信頼性と妥当性に関する的矢のアナロジー

概念妥当性の重要な側面である.

## 2) 相関係数の希薄化

2つの心理尺度「外向性」と「神経症傾向」があったとき，それぞれの尺度の信頼性係数が低いと，尺度間の相関係数が真の得点間の相関係数よりも低くなってしまうことが知られており，これは**相関係数の希薄化**と呼ばれている．このとき，2つの信頼性係数と真の得点間の相関係数，観測された得点間の関係は以下の6.4式として表される.

$$観測得点の相関係数 ＝ 真の相関係数 \times \sqrt{外向性の信頼性係数 \times 神経症傾向の信頼性係数}$$

$$(6.4)$$

信頼性が低い尺度を分析に含めると相関構造が歪み，誤った分析結果を生み出すことにつながるため，避けたほうがよい．また，前述のようにそういった尺度は妥当性も低いため，目的とする概念の測定が十分にできない可能性も高い.

## 3) 帯域幅と忠実度のジレンマ

心理尺度の多くが複数の項目から構成されている理由は，複雑な心理的構成概念を幅広く捉えるためには多様な内容からなる複数の項目が必要だからである．このことを考慮すると，心理尺度の内的一貫性は高ければ高いほどよいとはいえなくなる．なぜなら信頼性を高めようとして似たような項目ばかりを集めてしまうと，構成概念の一部分しかカバーできず，妥当性に問題が生じるからである．1例として，[図6.6]に外向性を測定するための項目と測定領域を示す．右の図の場合，信頼性は高くなるが外向性の一側面しか測定できず，左の図の場合，信頼性係数は低くなるがカバーしている領域は広くなる.

構成概念全体をカバーしようと幅広い内容の項目を集めると，信頼性が低くなる恐れが

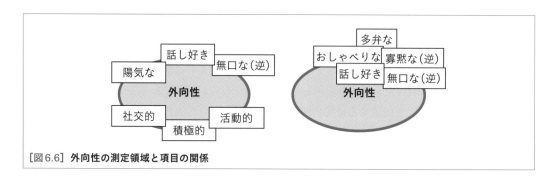

[図6.6] 外向性の測定領域と項目の関係

あり，一方で内的一貫性を高めようとすれば妥当性が低下する可能性があるというトレードオフの関係による問題は**帯域幅と忠実度のジレンマ**と呼ばれている．

　実際には妥当性を高めることで信頼性が著しく低下することは少ないが，信頼性と妥当性は両立しない場合もあるため，双方を同時に考慮する必要がある．特に，内的一貫性が極端に高い心理尺度は各項目の内容に多様性がなく，過度に冗長なものになっている恐れがあるため注意したい．

# 8. 6章のまとめ

　本章では心理学の研究でよく目にする信頼性・妥当性の概念を扱ってきた．測定における信頼性と妥当性の議論はここで扱ったテスト理論に限らず，項目反応理論といった新しい理論も存在する．また，近年は妥当性の代わりに妥当化という表現もみられる．これは単一の構成概念の議論でもあったように「妥当性の有無」ではなく，心理尺度で測定したものがその目的をどの程度達成しているかを検討すべき，という考え方に依拠している．あらためて，心理尺度を作成するときに最も重要なことを考えると，「測りたいことがきちんと測られているかどうか」ということになる．それを知るためには，尺度全体や項目単位で信頼性や妥当性を高くするために尺度を吟味していく必要があるだろう．

## 6章 Q and A

**Q1** 以下のうち，信頼性に関する説明として適切なものをすべて選びなさい．
1. 平行検査法では同じ調査対象者群に繰り返し同じ測定を2回行い，その間の相関係数を求める．
2. 心理尺度を構成する1つひとつの項目同士の相関が高いとき，内的整合性が認められる．
3. ある心理尺度と，測定内容が等質となるようなもう1つの別の尺度との間の相関係数が高ければ，再検査信頼性が高い．
4. 折半法の利点は，項目の折半の仕方によって得られる信頼性係数が変わらないことである．
5. 逆転項目の処理を適切にしていない場合，内的整合性は低くなる．

**Q2** 以下のうち，妥当性の説明として，適切なものをすべて選びなさい．
1. 基準関連妥当性とは，構成概念を測定するための心理尺度の項目が，構成概念全体の領域を網羅している程度である．
2. 構成概念を捉える理論的枠組みからみて，関連があると考えられる変数との間に高い相関がみられたならば，収束的妥当性が高いと判断される．
3. 心理尺度の妥当性とは「目的として測りたいものをきちんと測っているかどうか」を意味する．

4. 内容的妥当性は，将来の成績といった外的基準との相関係数からその大小を吟味することができる．

5. 妥当性は単一の構成概念妥当性にまとめられるとの考えのもとでは，6つの証拠をすべて示すことが求められる．

**Q1** | **A**……2，5
解説
　1．平行検査法ではなく，再検査法である．3．再検査信頼性ではなく，平行検査信頼性である．4．折半の仕方によって信頼性係数は変わることが問題となる

**Q2** | **A**……2，3
解説
　1．基準関連妥当性ではなく内容的妥当性である．4．内容的妥当性ではなく基準関連妥当性である．5．求められない．尺度の性質や研究目的に照らし合わせて証拠を示すべきである．

---

文献

1)　和田さゆり：性格特性用語を用いた Big Five 尺度の作成．心理学研究, 67：61-67, 1996.

2)　齊藤崇子，中村知靖：他：性格特性用語を用いた Big Five 尺度の標準化．九州大学心理学研究, 2：135-144. 2001.

3)　村山　航：妥当性　ー概念の歴史的変遷と心理測定学的観点からの考察．教育心理学年報, 51：118-130, 2012.

4)　Messick, S：Validity of psychological assessment: Validation of inferences from persons' responses and performances as scientific inquiry into score meaning. American Psychologist, 50 (9)：741-749, 1995.

5)　Messick, S：Educational measurement（Validity. R L Linn ed.）, 3rd eds, New York: McMillan. 1989, pp 13-103.

6)　岡田謙介：クロンバックの α に代わる信頼性の推定法について - 構造方程式モデリングによる方法・McDonald の ω の比較．日本テスト学会誌, 7 (1)：38-50, 2011.

7)　岡田謙介：心理学と心理測定における信頼性について　ー Cronbach の α 係数とは何なのか，何でないのかー．教育心理学年報, 51：71-83, 2015.

8)　日本テスト学会．テスト・スタンダード　日本のテストの将来に向けて，金子書房，2007.

（谷　伊織）

# Big Five モデルの構成概念妥当性

パーソナリティは広い意味での人間の行動傾向の個人差を表しており、多様な人間観を反映するようにさまざまな理論が存在する。どのモデルに基づいて研究を進めるかは各研究者の問題意識によるが、議論が平行して進むことはあまり好ましくないため、包括的に理論を統合するモデルが必要である。Big Five と呼ばれるパーソナリティの 5 因子モデルはそのような需要にこたえる形で 1990 年代に急速に広まり、心理学に限らずさまざまな領域の研究で用いられるようになった。この理論はこれまでの理論を統合する枠組みとなりうると期待され、実際に多くのパーソナリティ理論との関係性についても多くのことが明らかになっている。

一方、このモデルに関する欠点も当初より指摘されており、たとえば McAdams は「このモデルは存在基盤が脆弱である」[1] と指摘している。このような批判が出る背景としては、「性格特性を表す用語を集めて因子分析をすると 5 因子に分類できる」という事実以外にその存在の証拠が十分に示されていないことにあった。もともと辞書研究や語彙研究という「性格特性を表す重要な特性語を網羅的に収集し、これを適切に分類・整理すればおのずとパーソナリティの重要な次元が見いだされる」というモデルの構築された背景がもつ欠点ともいえる。そのため、このモデルは因子数について見解の一致がみられても、その名称や本質についての理解については十分な共通の理解が存在しなかったため、研究者間で同じ因子が別の呼称で呼ばれたり、解釈が異なったりすることもあった。項目の網羅性という観点での内容的妥当性が示されていても、これでは各因子の構成概念妥当性に疑問が抱かれることになるだろう。

しかし、その後に 20 年以上にわたって 5 因子モデルを用いた研究は世界各国で多く行われ、心理学にとどまらず行動遺伝学や神経生理学などでも用いられてきた。さらに、大規模な縦断研究やメタ分析によって、さまざまな外的基準を長期間にわたって予測可能であることが示された。これらの結果が Big Five の構成概念妥当性を支えている。6 章で述べたように妥当性は尺度構成の論文のみで示されることが多いが、Big Five モデルについては当初より妥当性に疑問が投げかけられたこともあって、その後に当該尺度を用いた研究結果から継続的に妥当性が検討されてきた。多くの心理学的な構成概念を扱う研究においては、その成果を継続的に蓄積していくことが妥当性を高めていく有効な手段とも考えられる。

文献
1) McAdams, D. P：The five-factor model in personality: A critical appraisal. *Personality, 60*：329-361, 1992.

**6章**

**構成概念の測定**

# 7章

## 統計的推測①

# 統計的推定

## 到達目標

- 統計的推測における思考実験の考え方が説明できる.
- 標準偏差, 標準誤差, 標本誤差の違いが説明できる.
- 不偏推定量, 最尤推定量, 最小2乗推定量の性質が説明できる.
- 信頼区間の考え方と, 標本サイズとの関係が説明できる.

### INTRO

「先生, 家の外で仕事をしている母親と, 家の中で仕事をしている母親の, 子どもとの会話時間の差をみるにはどうしたらよいでしょうか?」

「そうですね. それぞれの母親何名ずつかに調査して, データを比較したらどうでしょう.」

「比較するとしたら平均値ですよね. でも, 母親ごとに子どもとの会話時間は違うだろうし, 調査しなかった母親の会話時間はわからないから, 何名ずつかでは駄目じゃないのですか?」

「鋭いですね. 確かに何名ずつかだけでは, その母親たちの比較にしかなりません.」

「かといって, 世間の母親全員に調査することは現実問題として無理だし…, そうだ, 統計を使うのはどうでしょう?」

「いいところに目を向けましたね. 統計的な考え方を使って, 何名ずつかのデータから全体について推論するというのは, 良いアイディアだと思います.」

「やったー. でも, 統計的な考え方というのが, いまいちよくわかりません.」

「ではここで統計的な考え方, すなわち統計的推測について説明しましょう. 慣れるのに少し時間がかかるので, 難しいところは飛ばして構いません. 最初はわかりづらいかもしれませんが, 何回か繰り返し勉強すれば, 必ずわかるようになりますよ.」

〔キーワード〕母集団, 標本, 確率変数, 思考実験, 標本分布, 標準誤差, 不偏推定量, 最尤推定量, 最小2乗推定量, 信頼区間

# 1. なぜ統計的推測が必要か

## 1）研究例

　家の外で仕事をしている母親と，家の中で仕事をしている母親では，平日（仕事のある日）の子どもとの会話時間にどの程度違いがあるだろうか？　このことを知りたくて，家の外で仕事をしている母親144名，家の中で仕事をしている母親121名，合計265名の母親に，平日の子どもとの会話時間（分）を調査し，[表7.1]のデータを得たとする．[表7.1]の「ID」は，各母親を識別する研究参加者番号である．「場所」は，仕事場所を表す変数で，1が家の外，2が家の中を表す．「会話時間」は，平日の子どもとの会話時間（分）を表す変数である．

## 2）母集団と標本

　[表7.1]のデータを集計すると，家の外で仕事をしている母親の会話時間の平均値は66.06（分），家の中で仕事をしている母親の会話時間の平均値は71.07（分）で，家の中で仕事をしている母親のほうが5.01（分）ほど子どもとの会話時間の平均値が大きいという結果になる．しかしこの結果は，調査に参加した265名の母親の結果に過ぎず，家の外で仕事をしている母親と家の中で仕事をしている母親全体のものではない．知りたいのは全体についてである．

　統計学では，調査したい対象全体を**母集団**，実際に集められる対象（研究参加者）を**標本**という（2章参照）．標本から得られる結果はあくまでもその標本の結果であり，母集団の結果ではない．しかし現実には，母集団全体を調査することはほぼ不可能なので，全体の一部分に過ぎない標本を使って母集団について推測せざるを得ない．その推測に合理性を与える方法の1つとして**統計的推測**がある．

## 3）本章の目的

　統計的推測は，標本に基づいて母集団について議論することに合理性を与えるために行われる．統計的推測は大きく分けて統計的推定と統計的検定の2つに分割することができる．本章では，まず統計的推測に必要な確率の概念，続いて統計的推測における考え方，

[表7.1] 仕事場所と会話時間データ

| ID | 場所 | 会話時間（分） |
|---|---|---|
| 1 | 2 | 70 |
| 2 | 2 | 44 |
| 3 | 1 | 48 |
| 4 | 1 | 50 |
| 5 | 1 | 75 |
| 6 | 2 | 47 |
| 7 | 1 | 72 |
| 8 | 2 | 82 |
| … | … | … |
| 265 | 2 | 96 |

そして統計的推定の方法について説明する[*1]. 統計的推測の考え方と, 統計的推定の方法を理解することが本章の主な目的である. 標準偏差, 標準誤差, 標本誤差と, 似たような用語が多数登場するが, これらの用語の違いがわかると統計的推測がよく理解できる.

# 2. データを確率事象として捉える

### 1) 確率・確率変数

[表7.1] をみると, ID番号1の母親の「場所」は2(家の中),「会話時間」は70(分)である. また, ID番号3の母親の「場所」は1(家の外),「会話時間」は48(分)である. このように, 研究参加者が誰であるかによってデータの値が変わってくるとき, 各値が生起する可能性を0から1までの数値で表したものを**確率**という. ただし, 各値が生起する確率をすべての値について合計すると1になるようにする.

「場所」や「会話時間」のように, 値が確率的に得られる変数を**確率変数**といい,「場所」のようにデータが飛び飛びの離散的な値で得られるものを**離散型確率変数**,「会話時間」のようにデータが連続的な値で得られるものを**連続型確率変数**という.

### 2) 確率分布

確率変数の値と確率との対応関係を示すものを**確率分布**という. [図7.1]は「場所」の確率分布で, 確率変数が離散型であることから**離散型の確率分布**となる. これに対し, [図7.2]は「会話時間」の確率分布で, 確率変数が連続型であることから**連続型の確率分布**となる. 離散型確率分布は棒の高さが確率を表し, すべての棒の高さを足すと1になる. 連続型確率分布の場合は, 確率分布の曲線と横軸で囲まれた部分の面積が確率を表す.

離散型確率分布の代表例として**二項分布**がある. 二項分布は, たとえば成功確率が$p$である射的を$n$回行ったときに$x$回 ($x = 0, 1, 2, \cdots, n$) 成功する確率を表す分布である. 連続型確率分布の代表的なものとしては**正規分布**がある. 正規分布は [図7.2] のような形

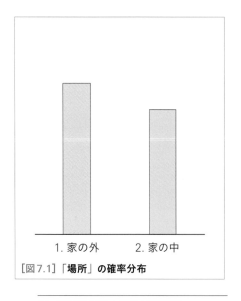

1. 家の外　　2. 家の中
[図7.1]「**場所**」の確率分布

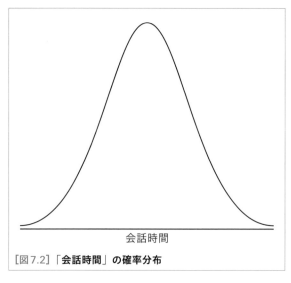

会話時間
[図7.2]「**会話時間**」の確率分布

[*1] 統計的検定については8章参照.

をしており，中心を境に左右対称で，中心付近の値ほど生起する確率が大きく，周辺の値ほど生起する確率が小さくなる確率分布である．

### 3）母集団分布のモデル化

正規分布は母集団におけるデータの分布をモデル化するものとしてよく用いられる．実際の多くのデータにおいて，中心付近の値ほど度数が大きく，周辺の値ほど度数が小さいということは自然な現象と考えられるからである．このほかにも，正規分布は平均と標準偏差の2つの値だけで分布のすべての性質が決まること[*2]，また，正規分布の形を決める関数が数学的に扱いやすいことなどの理由が考えられる．母集団分布の本当の形はわからないが，正規分布だと仮定してもそれほど的外れなことにはならないだろうから，使い勝手のよい正規分布ということにしておこうという訳である．なお，正規分布は連続型の確率分布であるが，離散型確率変数の分布をモデル化するのにもよく使われる．やはり，そう仮定してもそれほど的外れなことにはならないだろうからなどの理由による．

## 3. 統計的推測における考え方

統計的推測では標本は母集団から確率的に得られるものであると考える．［表7.1］の265名の母親のデータ（標本）も，全体（母集団）のなかから確率的に選ばれたものとして捉える．この捉え方が，全体の一部分である標本から母集団について推論を行うことに一定の合理性を与えるもととなる．

### 1）統計的推測における思考実験

標本が確率的に選ばれるものだとすれば，今回の調査では［表7.1］のデータ（標本）が得られたが，次回の調査では違う標本が得られる可能性がある．そのまた次に調査を行ったら，また違う標本が得られるであろう．このように統計的推測では，同一の母集団から標本を抽出することを何回も繰り返したらどうなるかという**思考実験**を行う．［図7.3］

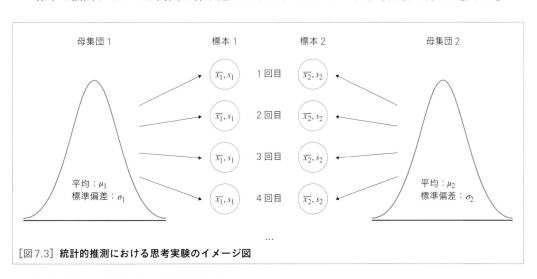

［図7.3］**統計的推測における思考実験のイメージ図**

---

| 抽出回 | $\overline{x_1}$ | $\overline{x_2}$ | $\overline{x_1} - \overline{x_2}$ |
|---|---|---|---|
| 1 回目 | 66.06 | 71.07 | −5.01 |
| 2 回目 | 63.76 | 71.98 | −8.22 |
| 3 回目 | 65.69 | 68.83 | −3.14 |
| 4 回目 | 69.17 | 67.22 | 1.95 |
| … | … | … | … |

[表7.2] 標本抽出を繰り返したときの標本平均の値の例

に標本抽出を繰り返す思考実験のイメージ図を示す.

いま,家の外で仕事をする母親と,家の中で仕事をする母親という2つの母集団がある.1回目(今回)の調査で抽出した,家の外で仕事をする母親 144 名の「会話時間」の標本平均は $\overline{x_1} = 66.06$(分),標準偏差は $s_1 = 22.06$(分)である.また,家の中で仕事をする母親 121 名の「会話時間」の標本平均は $\overline{x_2} = 71.07$(分),標準偏差は $s_2 = 28.34$(分)である.平均値の差は $-5.01$(分)となる.これと同じことを,2回目の調査,3回目の調査,…,と繰り返したら,それぞれどのような結果が得られるかを考える.ただし,各標本抽出における抽出人数は1回目の調査と同じとして考える.

## 2)標本変動・標本誤差

標本は確率的に抽出されるから,各回ごとに標本の中身は変わってくる.これを**標本変動**という.標本変動によって標本の中身(データ)が変わってくれば,標本平均の値も変わってくる.つまり,$\overline{x_1}$ と表される標本平均も,抽出回により値が変わることになる.標本は母集団の一部分に過ぎないから,一般に標本平均は母平均からズレる.このズレを**標本誤差**という.

標本抽出を繰り返す思考実験の仮の結果を [**表7.2**] に示す.[**表7.2**] のような結果を得ることは実際にはない.あくまでも,もし本当に標本抽出を繰り返して,その都度標本平均を計算したらこういう感じになるということを,仮に示したものである.

## 3)統計量・標本分布

統計学においては,標本から計算される何らかの値を**統計量**という.標本平均 $\overline{x_1}$ や標準偏差 $s_1$ は統計量である.2つの標本平均の差 $\overline{x_1} - \overline{x_2}$ も統計量である.[表7.2]をみると,標本平均 $\overline{x_1}$ の値は,標本誤差により 66.06,63.76,…と変動している.同様に,標本平均の差 $\overline{x_1} - \overline{x_2}$ の値も標本誤差により $-5.01$,$-8.22$,…と変動していることがわかる.このように,標本誤差により統計量の値は分布する.この分布をその統計量の**標本分布**という.

[**図7.4**] に標本平均の差の標本分布を示す.家の外で仕事をする母親の「会話時間」の母集団分布を母平均 $\mu_1$,母標準偏差 $\sigma_1$ の正規分布,また,家の中で仕事をする母親の「会話時間」の母集団分布を母平均 $\mu_2$,母標準偏差 $\sigma_2$ の正規分布と仮定すると,標本平均の差の標本分布は,[図7.4] のように,平均 $\mu_1 - \mu_2$,標準偏差 $\sqrt{\dfrac{\sigma_1^2}{n_1} + \dfrac{\sigma_2^2}{n_2}}$ の正規分布となる[*3].

*3 数学的に証明できるがここでは省略する.

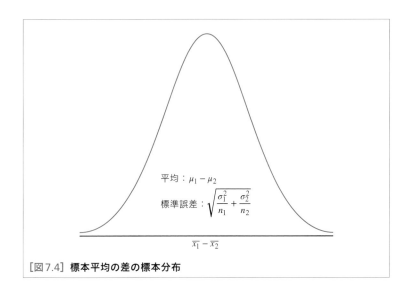

平均：$\mu_1 - \mu_2$

標準誤差：$\sqrt{\dfrac{\sigma_1^2}{n_1} + \dfrac{\sigma_2^2}{n_2}}$

$\overline{x_1} - \overline{x_2}$

[図7.4] **標本平均の差の標本分布**

平均が $\mu_1 - \mu_2$ になるということは，1回1回の標本抽出では標本平均の差の値は標本誤差によりいろいろ変動するが，それら全部を平均すれば母集団平均の差の値に一致するということを示している．また，標準偏差のほうは，1回1回の標本抽出では標本誤差の大きさはいろいろであるが，その標準的な大きさは $\sqrt{\dfrac{\sigma_1^2}{n_1} + \dfrac{\sigma_2^2}{n_2}}$ であることを示している．

### 4）標準誤差

先に述べたように，標本分布の標準偏差は標準的な標本誤差の大きさを表す．よって，標本分布の標準偏差のことを**標準誤差**という．統計的推測において標準誤差は重要なものである．標本は誤差を含んでいるが，もともとの母集団値がわからないので，ある標本の標本誤差がどれくらいの大きさかはわからない．しかし，標本誤差の標準的な大きさなら標準誤差として知り得るのである．標準的な誤差の大きさがわかれば，標本から導かれる結果がどの程度誤差を含むものであるかを推測することができる．標準誤差が小さければ精度の高い推測ができているといえるし，反対に標準誤差が大きければ，精度の低い推測しかできていないということがはっきりする．

統計的推測においては標本分布も重要である．たとえば，$t$ 検定や平均値の差の信頼区間の推定などには，$t$ 統計量[*4] の理論的な標本分布である $t$ 分布が用いられる．

## 4. 点推定

統計的推定は，母平均や母相関係数など何らかの値をデータを用いて推定する方法で，単一の値で推定する**点推定**と，値の集合（区間）を用いて推定する**区間推定**がある．本節では点推定について説明する．

データから推定した値が良い値であるか否かは，母集団値にどれだけ近いかどうかで判断することができる．しかし，母集団値がわからないからこそ推定するのであって，母集

---

[*4] $t$ 統計量については8章参照．

団値に近いかどうかという判断は実際には使えない．そこで，推定した値がどのような性質をもつかでその推定量の良さを評価するということを考える．性格の良さにもいろいろなタイプがあるように，推定量の良さにもいろいろな基準がある．ここでは代表的ないくつかの推定量の性質について説明する．

## 1）不偏推定量

　[図7.4] で説明したように，標本平均の差の標本分布の平均は，母平均の差になる．このように，推定量の平均（期待値）が母集団値に一致する性質を**不偏性**といい，不偏性をもつ推定量を**不偏推定量**という．標本平均 $\overline{x_1}$ や，標本平均の差 $\overline{x_1} - \overline{x_2}$ は，それぞれ母平均 $\mu_1$，母平均の差 $\mu_1 - \mu_2$ の不偏推定量である．

　母分散 $\sigma^2 = \dfrac{1}{n} \sum (x_i - \mu)^2$ の不偏推定量は，標本分散 $S^2 = \dfrac{1}{n} \sum (x_i - \bar{x})^2$ ではなく，不偏分散 $s^2 = \dfrac{1}{n-1} \sum (x_i - \bar{x})^2$ である．$s^2$ の分母が $n$ ではなく $n-1$ になるのは次のように解釈することができる．すなわち，母分散では母平均 $\mu$ を使っているところを標本では標本平均 $\bar{x}$ を使っており，データのもつ情報をすでに1つ使ってしまっている．そこで，分散の値を求めるにあたっては，情報の数はデータ数から1つ小さくなっているので，分母を $n-1$ にして計算すると考えるのである．

　一般に不偏性は良い性質だと考えられているため，多くの統計ソフトでは，平均の値として標本平均，分散の値として不偏分散を計算し，平均や標準偏差（$\sqrt{\text{不偏分散}}$）の値を出力する[*5]．

## 2）最尤推定量

　母集団分布に何らかの確率分布を当てはめ，その確率分布とデータから最ももっともらしい値[*6]を推定する推定量を**最尤推定量**という．標本平均 $\overline{x_1}$ や，標本平均の差 $\overline{x_1} - \overline{x_2}$ は，それぞれ母平均 $\mu_1$，母平均の差 $\mu_1 - \mu_2$ の最尤推定量となり不偏推定量と一致する．しかし，母分散 $\sigma^2 = \dfrac{1}{n} \sum (x_i - \mu)^2$ については，今度は標本分散 $S^2 = \dfrac{1}{n} \sum (x_i - \bar{x})^2$ が最尤推定量で，不偏分散 $s^2 = \dfrac{1}{n-1} \sum (x_i - \bar{x})^2$ は最尤推定量ではない．

　このように，推定すべき値によっては不偏推定量と最尤推定量が異なってくることがある．どの推定量を用いるのがよいかは，当該の分析においてどのような性質をもつ推定量がよい推定量と考えられるかによる．

　最尤推定量を求めるには「母集団値の関数 = 0」という連立方程式を解けばよく，統計ソフトでは数値計算を使ってこの値を計算できるので，最尤推定量は因子分析や構造方程式モデリングなど推定すべき値の数が多い分析法でよく用いられる．

---

[*5] このようにして計算される標準偏差は不偏性をもたない．

[*6] 確率分布とデータから作られる尤度関数といわれる式を最大にする値．

### 3）最小2乗推定量

**最小2乗推定量**[*7] は文字通り誤差の2乗和を最小にする推定量である．誤差といっても母集団値と推定値のズレではなく，データとその予測値とのズレを検討する場合に多く用いられる推定量である．たとえば，少々乱暴ではあるが，［表7.1］のデータを使って，母親が仕事を家の外でしているか家の中でしているかということから，子どもとの会話時間を予測することを考える．

「場所」の値が $x$ である母親の「会話時間」の予測値を $a + bx$ と予測することにすると，家の外で仕事をしている母親は $x = 1$ であるから予測値はみな $a + b$，家の中で仕事をしている母親は $x = 2$ であるから予測値はみな $a + 2b$ となる．しかし，実際の「会話時間」は 70，44，48，…というようにバラバラである．そこで，実際のデータと予測値とのズレ（誤差）の2乗和が最小になるように $a, b$ の値を推定する．具体的には次式の $L$ の値を最小にする $a, b$ の値を求める．

$$L = [70 - (a + 2b)]^2 + [44 - (a + 2b)]^2 + [48 - (a + b)]^2 + \cdots + [96 - (a + 2b)]^2$$

細かい計算手続きは省略するが，これを解くと $a = 61.05$，$b = 5.01$ となる．この推定値から，家の外で仕事をしている母親の「会話時間」の予測値は $61.05 + 5.01 = 66.06$，家の中で仕事をしている母親の「会話時間」の予測値は $61.05 + 2 \times 5.01 = 71.07$ となり，各群の「会話時間」の標本平均が予測値になっていることがわかる．また，$b$ の値は標本平均の差の大きさになっている．家の外で仕事をしている母親，家の中で仕事をしている母親の子どもとの会話時間は個人によってまちまちであるが，群を代表する値（予測値）がその群の標本平均になることは納得のいく話である．

なお，「仕事」のデータを1と2ではなく0と1としていたら，家の外で仕事をしている母親の予測値は $a$，家の中で仕事をしている母親の予測値は $a + b$ で，推定値は $a = 66.06$，$b = 5.01$ となり，$a$ は家の外で仕事をしている母親の「会話時間」の標本平均，$b$ は先ほどと同様，標本平均の差の大きさになる．このように，2つの群を識別するデータを0と1とすると[*8]，係数の解釈が容易になることがある．

最小2乗推定量は，このようにデータと予測値との誤差の2乗和を最小にするような場合に用いられる推定量で，回帰分析や構造方程式モデリングなどでよく用いられる．

### 4）点推定の問題点

点推定は，推定すべき値を単一の値で示すことができるという利点がある一方で，推定の精度がわからないという欠点がある．つまり，どのくらい誤差が大きいか，どれくらい信頼できる推定量かを表すことができないのである．たとえば，［表7.1］にある4名の家の外で仕事をしている母親の「会話時間」の平均値は 61.25（分）である．これと，144名の家の外で仕事をしている母親の平均値 66.06（分）のどちらがより正しいと思うか選べと聞かれたら，おそらく後者と答えるであろう．後者の値のほうがデータ数が多く，より信頼できそうだからである．しかし，61.25 や 66.06 という点推定値は，この信頼感の

---

[*7] 最小自乗推定量と書くこともある．

[*8] このような変数をダミー変数という．

違いを表現できない．この問題を解決するのが，次に紹介する区間推定である．


# 5. 区間推定

　**区間推定**は値の集合（区間）を用いて母平均や母相関係数などの値を推定する推定法であり，代表的な区間推定法として**信頼区間**がある．そこで本節では，信頼区間について説明する．

## 1）信頼区間

　信頼区間は「あらかじめ決められた確率で母集団値を含む」というルールに従って標本から推定される区間のことをいう．「あらかじめ決められた確率」は**信頼係数**と呼ばれ[*9]，多くの場合95%，場合によっては90%，99%などの値が設定される．

　たとえば，家の外で仕事をしている母親と家の中で仕事をしている母親の，子どもとの会話時間の母平均の差の95%信頼区間を推定することを考える．4節でみたように，標本平均の差は不偏推定量であり最尤推定量でもあり，よい推定量と考えられるから，標本平均の差の値を基本として，その周りにある程度の区間を設けて，信頼区間のルールを満たすように区間を構成すればよさそうである．この場合は，$-5.01$という標本平均の差の値を中心として，その上下に区間を設ければよい．

　ここで登場するのが，3節で重要性を指摘した標準誤差である．標本平均の差の標準誤差は，標本平均の差と母平均の差とのズレの標準的な大きさである．この標準誤差の大きさを適当に調節して，95%の確率で母平均の差の値を含むような区間を構成する．具体的には，標本平均の差の95%信頼区間は次のように推定される．

$$[\overline{x_1} - \overline{x_2} - t_0 SE, \ \overline{x_1} - \overline{x_2} + t_0 SE] \tag{7.1}$$

　ここで，$t_0$は自由度$n_1 + n_2 - 2$の$t$分布の上側2.5%に位置する値[*10]である．自由度については本章112頁のコラムを参照のこと．また，信頼区間の詳しい導出法を知りたい場合は，他の成書（石井，2014[1)]など）を参照されたい．［表7.1］のデータについては，

$t_0 = 1.97, \ SE = \sqrt{\dfrac{22.06^2}{144} + \dfrac{28.34^2}{121}} = 3.16$ となるので，

$-5.01 - 1.97 \times 3.16 = -11.24$

$-5.01 + 1.97 \times 3.16 = 1.22$

より，母平均の差の95%信頼区間は$[-11.24, 1.22]$と推定される．結果をまとめると［表7.3］のようになる．

　95%信頼区間$[\overline{x_1} - \overline{x_2} - t_0 SE, \overline{x_1} - \overline{x_2} + t_0 SE]$が本当に「95%の確率で母集団値を含む」

---

[*9]　6章の信頼性係数とは全く異なるものである．

　[*10]　この値は$t$分布の性質から数学的に求めることができる．

[表7.3] 平均値の差の信頼区間の推定

| | 人数 | 平均 | SD | 平均値差 | 平均値差の標準誤差 | 95% 信頼区間 | |
|---|---|---|---|---|---|---|---|
| | | | | | | 下限 | 上限 |
| 家の外 | 144 | 66.06 | 22.06 | −5.01 | 3.16 | −11.24 | 1.22 |
| 家の中 | 121 | 71.07 | 28.34 | | | | |

というルールに従っているかを確認するため，2つの母集団からコンピュータでデータを100回乱数発生させて，100回分の信頼区間を推定した結果を［図7.5］に示す．［図7.5］では横軸方向に抽出回，縦軸方向に平均値の差の値をとっており，各抽出回における縦の線分が信頼区間を表している．また，中央の・印は標本平均の差の値を示している．

　［図7.5］をみると，100個の信頼区間のなかで×印をつけた5つの区間が母平均の差の値（$\mu_1 - \mu_2$）を含んでおらず，100個の信頼区間全体としてルール通り95%の確率で母集団値を含んでいることがわかる．このように信頼区間は，統計的推測の基本的な考え方である標本抽出の繰り返しという思考実験を行ったときに，標本全体としてルールを満たすものとして構成されている．95%という信頼係数の値は，繰り返し抽出される標本全体に対して設定されているものである．1つの標本から推定される1つの信頼区間は母集団値を含んでいるか否かのいずれかであるから，実際の研究でデータから推定した［−11.24, 1.22］のような具体的な信頼区間が母集団値を含む確率は1か0のいずれかである．

## 2）信頼区間と標本サイズの関係

　［図7.4］をみると，標準誤差を求める式において標本サイズは分母にあるので，標本サイズが大きいほど標準誤差は小さくなり，標本サイズが小さいほど標準誤差は大きくなる．次に7.1式をみると，信頼区間の幅は標準誤差の大きさに比例しているので，標準誤差が小さいと信頼区間の幅は狭くなり，標準誤差が大きいと信頼区間の幅は広くなる．そして，信頼区間と推定精度の関係について考えてみると，信頼区間の幅が狭いということは母集団値をより特定できているということであるから，推定精度が高いといえる．反対に，信

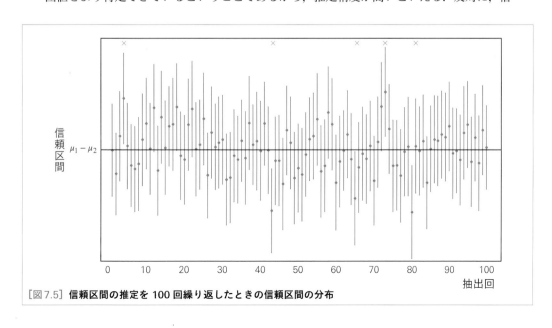

[図7.5] 信頼区間の推定を100回繰り返したときの信頼区間の分布

頼区間の幅が広いということは母集団値をあまり特定できていないということであるから，推定精度は低いということになる．以上をまとめると，標本サイズが大きいほど標準誤差は小さくなり，信頼区間の幅は狭くなって推定精度は高くなる．反対に，標本サイズが小さいほど標準誤差は大きくなり，信頼区間の幅は広くなって推定精度は低くなるということがわかる．

　標本サイズが大きいほど推定精度が高くなるということは直感的にも理解できる．データの数が多いということはそれだけ多くの情報をもっているということである．より多くの情報をもっていればより正確な推定ができるというのは納得のいく話である．


## 6.7 章のまとめ

　本章では，統計的推測に必要な確率の概念，標本分布および標準誤差，そして点推定と区間推定の方法について説明した．統計的推測が標本抽出の繰り返しという思考実験を用いているということを理解しておくことは重要である．以降の章で説明される多くの統計分析手法がこの論理に基づいて考えられているからである．母集団の一部分に過ぎない標本から母集団のことを議論するのはもともと無理のある話である．統計的推測は思考実験と確率というロジックを使ってその無理を緩和し，合理性の高い推測を行っているのである．

## 7章 Q and A

**Q1** 標準誤差の解釈として最も適切なものを選びなさい．
1. データの散らばりの大きさ
2. 統計量の散らばりの大きさ
3. 母集団値と標本値のズレ
4. 観測得点と真の得点のズレ
5. データと予測値のズレ

**Q2** 信頼係数の解釈として最も適切なものを選びなさい．
1. 尺度の信頼性がどれくらい高いかを表す指標
2. 尺度の妥当性がどれくらい高いかを表す指標
3. 推定された区間内に母集団値が存在する確率
4. 推定される区間が母集団値を含む確率
5. 評定者間の評定の一致度を表す指標

## Q1 | A······ 2

解説

　標準誤差は，統計量の標本分布の標準偏差であり，標準偏差は分布の散らばりの大きさを表すものであるから，2 が正解となる．1 は標準偏差，3 は標本誤差，4 は測定誤差，5 は予測誤差である．

## Q2 | A······ 4

解説

　信頼係数は，信頼区間を推定する際に適用される「あらかじめ決められた確率で母集団値を含む」というルールの「あらかじめ決められた確率」であるから，4 が正解となる．1 は信頼性係数，2 は妥当性係数，3 はベイズ確信区間，5 は一致係数である．

文献

1)　石井秀宗：人間科学のための統計分析—こころに関心があるすべての人のために—，医歯薬出版，2014.

（石井秀宗）

**7** 章

統計的推測 ① 　統計的推定

　自由度はわかりにくいものである．実際の統計分析においては，自由度のことがわからないから分析ができない，または結果の解釈ができないということはまずないので，わからなくてもあまり心配ない．

　自由度という言葉は，確率分布，統計的推定，統計的検定，構造方程式モデリングなどでよく出てくる．確率分布において自由度は，確率分布の形を特定する母数（パラメタ）の1つである．たとえば，自由度263の$t$分布だといえば，上側確率2.5%に位置する$t_0$の値は1.97（より厳密には1.969025）であるというように，分布の数学的特性が決まるのである．

　統計的推定や統計的検定における自由度は，7.4節の不偏推定量のところで説明したように情報の数を表すものと解釈することができる．たとえば，母平均の差の信頼区間を推定するときに自由度$n_1 + n_2 - 2$の$t$分布を用いたが，これは標準誤差の値を推定する際に$s_1^2$と$s_2^2$という2つの不偏分散を用いており，情報の数が$(n_1 - 1) + (n_2 - 1) = n_1 + n_2 - 2$になっているため，それに対応する自由度の値をもつ確率分布を推定に用いると解釈することができる．

　構造方程式モデリングにおける自由度も情報の数として捉えることができる．構造方程式モデリング（共分散構造分析）では，データから計算される分散，共分散の値を，統計モデルを使って復元することを考える．デー

タの情報は分散，共分散に集約されるので，データのもつ情報の数は分散，共分散の個数である．一方，統計モデルはパス係数など推定すべき値（パラメタ）を使っているので，パラメタの個数だけ情報は消費されることになる．その差分（分散，共分散の個数−パラメタの個数）がモデルの自由度となり，モデルの適合度の評価などにおいて利用される．

　以上の説明をみてみると，自由度はデータ数や統計モデルには関係するが，データの値には関係しないことがわかる．平均値や標準偏差，また，統計的検定における$t$値や$p$値などがデータの値によって決まるのに対し，自由度はデータの値の影響は受けず，データをどれだけ集めるかや，どのような分析をするか，どのようなモデルを立てるかなど，研究や分析のデザインによって決まる値である．それゆえ，データの値に依存する分析結果の解釈にあたっては，自由度のことがよくわからなくてもさほど困らないのである．

　とはいえ，自由度が分析デザインに関係していることを知っておくことは有用である．たとえば，自分が想定している分析モデルから理論的に導かれる自由度の値と，統計ソフトが出力する自由度の値が違っていた場合は，何らかの齟齬があると気づくことができる．自分の考え方がおかしいのか，モデルの設定がおかしいのか，統計ソフトの使い方がおかしいのかなど，原因を解明し修正することができる．

# 統計的推測②
# 8章 統計的検定

到達目標 ‥‥‥‥‥‥‥‥‥‥‥‥‥‥‥‥‥‥‥‥‥‥‥‥‥‥‥‥‥‥‥‥‥‥‥‥‥

● 統計的検定における帰無仮説と対立仮説の関係が説明できる.
● 限界値, 有意水準, 有意確率の定義が説明できる.
● 有意水準と有意確率に着目して, 検定統計量を解釈する方法が説明できる.
● 2種の過誤の性質が説明できる.
● 対応のある $t$ 検定と対応のない $t$ 検定の違いを説明できる.

## INTRO

「先生, 私が学習支援ボランティアをしている A 小学校では, 5 年生がピア・サポートプログラムに取り組んでいると聞きました. 確かに, クラスの様子をみていると, お互いに助け合う雰囲気があって, みんな楽しそうに過ごしているようにみえるんですけど, これってプログラムの効果と考えてもよいのでしょうか?」

「うーん, 印象だけでは何ともいえないと思いますので, 何かしらの調査が必要になりますね.」

「確かに…. それなら, たとえば, 学校生活にどのくらい満足しているかを測る調査を実施してみるのはどうでしょうか?」

「そうですね. 実際にデータをとって, 平均値や標準偏差などを算出してみるのは大切なことですね.」

「でも, A 小学校の 5 年生のデータだけが得られたとしても, ピア・サポートプログラムに参加している 5 年生の満足感が高いといえるかどうかはわからないですよね. こういうときにも統計を使えるとよいのかなとは思いますけど, どうしたらよいのだろう….」

「よいところに気がつきましたね. では, 統計的な考え方, すなわち統計的検定について紹介しましょう. 統計的検定は, 何らかの仮説を立ててデータを集め, その仮説を検証するうえでの基礎となる考え方です. 繰り返し勉強して, どのような論理になっているのかを説明できるようになるとよいですね.」

〔キーワード〕帰無仮説, 対立仮説, 両側検定, 片側検定, 検定統計量, 限界値, 有意水準, 有意確率（$p$ 値）, 2 種の過誤, 対応のある $t$ 検定, 対応のない $t$ 検定

# 1. 統計的検定を始める前に

## 1) 研究例

　ピア・サポートプログラムに参加している5年生は，小学校5年生全体と比べて，学校生活への満足感が高いといえるだろうか．このことを確かめるために，ピア・サポートプログラムに参加しているA小学校5年生110名に「学校生活満足感尺度」（10項目，5件法）への回答を求め，[表8.1]のデータを得たとする．ここで表す「ID」は，調査に参加した児童に任意の番号を割り振ったものである．「満足感」は，「学校生活満足感尺度」の項目得点を合計した変数である．10項目，5件法の尺度であるため，最小値は10，最大値は50となる．なお，この学校生活満足感尺度は過去の全国調査において使用されたことのある尺度であり，小学校5年生の平均値は33，標準偏差は8であるとする．

## 2) 統計的検定の考え方

　[表8.1]のデータを集計すると，学校生活満足感得点の標本平均$\overline{X}$は35.56（点），標準偏差は9.08点となった．標本平均$\overline{X} = 35.56$という値は，小学校5年生全体の平均値33を2.56上回っていることになる．しかし，この結果をみているだけでは，ピア・サポートプログラムに参加している5年生の学校生活満足感尺度の平均値が，小学校5年生全体の平均値より高いという確かな主張はできない．もし，A小学校の5年生という標本に何らかの偏りがあるとすると，標本平均も偏った値になるためである．また，標本平均は誤差を含むことから，標本平均の値がそのまま母平均の値であるとはいえない．実際に，標本平均の標準誤差（$SE$）を求めると，$9.08 / \sqrt{110} = 0.87$となる．つまり，標本平均は標準的に0.87の大きさで，母平均$\mu$の周りに散らばっているといえる．

　この母平均$\mu$，すなわちA小学校と同様のピア・サポートプログラムを受けた5年生全体の平均は，小学校5年生全体の平均値33とは異なり，未知の値である．したがって，$\overline{X} = 35.56$という値そのものは，母平均$\mu$に近いか遠いかいう判断をすることはできない．そこで，$\mu$の値を仮に決めたうえで，35.56という標本平均の値がどこに位置するのかを考えてみる．[図8.1a]は，$\mu = 33$，すなわち，ピア・サポートプログラムを受けた5年生の母平均は小学校5年生全体の平均値と同じ値であると仮定した場合の，標本平均の標本分布である．また，[図8.1b]は，$\mu = 35$と仮定した場合の標本平均の標本分布である．いずれの図も，母平均は33または35，母標準偏差は8の母集団から，標本サイズ

[表8.1] A小学校5年生の学校生活満足感のデータ

| ID | 満足感 |
|---|---|
| 1 | 32 |
| 2 | 48 |
| 3 | 25 |
| 4 | 39 |
| 5 | 43 |
| … | … |
| 110 | 40 |
| $M$ | 35.56 |
| $SD$ | 9.08 |

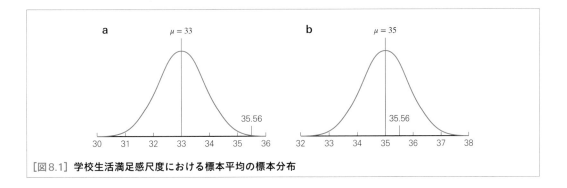

[図8.1] 学校生活満足感尺度における標本平均の標本分布

$n = 110$ の標本を無作為抽出したときの，理論的な標本平均の標本分布を示している．

　[図8.1] をみると，$\mu = 33$ と仮定した場合（a），$\overline{X} = 35.56$ は標本分布の外れに位置していることがわかる．一方，$\mu = 35$ と仮定した場合（b），$\overline{X} = 35.56$ は分布の散らばりの中に収まっている．このことから，もし，ピア・サポートプログラムに参加した5年生の学校生活満足感尺度の母平均が，小学校5年生全体の学校生活満足感尺度の平均値33と同じ値であるとしたら，標本平均が35.56となるのは稀だと判断できる一方で，ピア・サポートプログラムに参加した5年生の学校生活満足感尺度の母平均が35であるとしたら，標本平均が35.56となる可能性はある程度あると考えられる．これらのことをより説得的に示すために用いられるのが**統計的検定**である．

### 3）本章の目的

　統計的検定とは，母集団に対して何らかの仮説を設定し，標本から得られたデータが仮説と矛盾しないかを評価することによって，仮説の真偽を判断するという手続きをさす．本章では，統計的検定の方法と，統計的検定の際に留意すべき点を説明する．また，2群の平均値差の検定である$t$検定についても紹介する．

## 2．統計的検定の方法

### 1）帰無仮説と対立仮説

　ピア・サポートプログラムに参加している5年生の学校生活満足感がどの程度であるのかについて，統計的検定を行うことを考える．まず，主張したいこととは反対の仮説を設定する．このような仮説を**帰無仮説**（null hypothesis）または**検定仮説**（test hypothesis）といい，「$H_0$」と表す．主張したいこととは反対の仮説であるため，この仮説は「無に帰してほしい」という意味で，帰無仮説と呼ばれている．本章の研究例における帰無仮説は「$H_0 : \mu = 33$」，すなわち，「ピア・サポートプログラムに参加している5年生の学校生活満足感の母平均は，小学校5年生全体の平均値と同じ値である」となる．

　次に，帰無仮説が棄却された場合に採択されることになる仮説を考える．このような仮説を**対立仮説**（alternative hypothesis）といい，「$H_1$」などと表す．対立仮説が，実際に主張したい仮説となる．本章の例では，対立仮説は「$H_1 : \mu \neq 33$」，すなわち，「ピア・サポートプログラムに参加している5年生の学校生活満足感の母平均は，小学校5年生全体の平均値と同じ値ではない」となる．

統計的検定は，帰無仮説を棄却し，対立仮説を採択することによって，主張したいことを通すという論理になっている．ここで注意しておきたいのは，帰無仮説が棄却されない場合は，言いたいことが主張できないだけであり，帰無仮説を主張できるということにはならないという点である．「$H_0 : \mu = 33$」という仮説が棄却されないことは，$\mu$ は 33 ではないと主張できないだけであって，積極的に $\mu$ は 33 であると主張できるわけではない．よって，帰無仮説は保持されても，支持されることはないといえる．

### 2）両側検定と片側検定

帰無仮説と対立仮説の立て方には，2 つの方法がある．1 つめは，「$H_0 : \mu = \mu_0$」および「$H_1 : \mu \neq \mu_0$」とする方法である．$\mu_0$ は，研究者が設定する母平均の値を表す．この方法で帰無仮説が棄却されれば，$\mu$ は $\mu_0$ ではないと主張できる．このような検定を**両側検定**（two-tailed test）という．2 つめは，「$H_0 : \mu \leqq \mu_0$」および「$H_1 : \mu > \mu_0$」とする方法である．この方法で帰無仮説が棄却されれば，$\mu$ は $\mu_0$ より大きいと主張できる．このような検定を**片側検定**（one-tailed test）という．両側検定と片側検定の概念図を [図8.2] に示す．

実際の研究では，特に理由がない場合には両側検定を行うことが多い．両側検定のほうが，母平均がある値より高くなることと低くなることのいずれにも対応しているからである．また，両側検定のほうが帰無仮説を棄却しにくく，研究をより厳しい条件に置くことができる．本章の例でも，両側検定を行うこととし，上述の通り，帰無仮説は「$H_0 : \mu = 33$」，対立仮説は「$H_1 : \mu \neq 33$」とする．

### 3）検定統計量

統計的検定に用いる統計量のことを，**検定統計量**（test statistic）という．本章の例では，ピア・サポートプログラムに参加している 5 年生の学校生活満足感の母平均が小学校 5 年生全体と同じか否かを調べることになっているため，8.1 式のような $t$ 統計量を用いることとする．

$$t = \frac{\overline{X} - \mu}{SE} \tag{8.1}$$

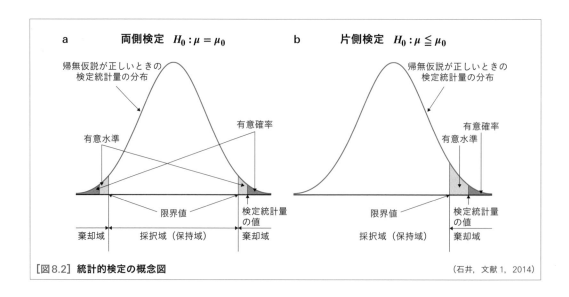

[図8.2] 統計的検定の概念図

(石井，文献 1，2014)

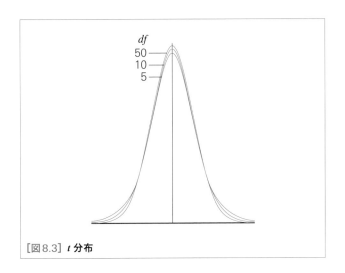

[図8.3] *t* 分布

8.1 式の *t* の分母は標準誤差であり，分子は標本平均 $\overline{X}$ と母平均の差，すなわち標本誤差である．したがって，*t* 統計量は，標本誤差が標準誤差の何倍に相当するかを表す統計量であるといえる．なお，分母の標準誤差の正確な値は，母集団の標準偏差がわからないと得ることができない．そのため，代わりに標本標準偏差を用いることで標準誤差の推定値を得て，*t* 値を計算する．

*t* 統計量は，標本が正規分布から無作為に抽出されたものであるとき，［図8.3］のような *t* 分布と呼ばれる確率分布に従う．母集団が厳密な正規分布でない場合は，中心極限定理を用いて，8.1 式の *t* 統計量の分布は *t* 分布で近似することができる．*t* 分布は自由度によって形が特定されるが，自由度が 50 以上になると分布の形はほぼ変わらなくなる．

## 4）限界値

8.1 式をみると，標本平均 $\overline{X}$ と帰無仮説で設定した母平均 $\mu_0$ との差が大きいほど，*t* 統計量は大きくなると考えられる．そこで，*t* 統計量がある値以上になったときに，母平均の値を $\mu_0$ と仮定した帰無仮説の設定そのものに無理があったとして，帰無仮説を棄却（reject）する基準値を考える．この基準値を **限界値**（critical value）という．

限界値を超える検定統計量の領域は，帰無仮説を棄却に導くための範囲という意味で，**棄却域**（critical region）と呼ばれる．一方で，帰無仮説を棄却しないで保持する領域は，**採択域**（acceptance region），もしくは **保持域** や **受容域** と呼ばれる ［図8.2］．

## 5）有意水準

限界値を決めるための統一的な基準として，**有意水準**（significance level）が挙げられる．これは，帰無仮説が正しいとしたもとで，限界値よりも大きな検定統計量が得られる確率のことである．［図8.2］では，限界値よりも外側に位置する，網掛けした領域全体の面積が有意水準となる．

有意水準の大きさについては，多くの場合，0.05（5%）や 0.01（1%）という値が用いられる[*1]．両側検定の場合は分布の両側に棄却域を設定するため，有意水準を両側に半分

---

[*1] 実際の研究や臨床における目的に応じて，有意水準の設定そのものを考えることが求められる場合もある．詳しくは 118 頁のコラムを参照されたい．

## 有意水準はどのように決めるのですか?

心理学の実験や調査の多くは，統計的検定を用いる際の有意水準を 5% に設定しているが，これは一種の慣例であり，特に理論的根拠があるわけではない．統計的検定は，「帰無仮説が正しい状況において，検定統計量が限界値を上回る（すなわち，第 1 種の過誤が生じる）事象が 5% の確率でしか生じないのは"まれ"なことである」という前提のもとで進められていることになる．したがって，研究の目的等によっては，有意水準をどのような大きさに設定するかをまず考える必要が出てくる．より厳密な検証が必要とされる研究の場合は，有意水準を 1% や 0.1% に設定する．一方で，萌芽的にさまざまな可能性を拾い上げたいという研究の場合は，有意水準を 10% に設定することもある．

実際に，心理臨床場面においても，5% より大きな有意水準が推奨されることがある．代表的なものの 1 つが，ウェクスラー式の知能検査である．日本版 WISC-IV では，指標得点間の差や下位検査の評価点間の差などが，統計的に有意であるかどうかを判断するために，実際の得点差と判定値を比較する．

そして，もし判定値以上の得点差が生じていた場合には，その差は統計的に有意であると判断する．この判定値には，有意水準が 5% の場合と 15% の場合の 2 つが用意されており，WISC-IV の刊行委員会では，15% の判定値を用いることを推奨している．これはなぜだろうか．

WISC-IV の補助マニュアル（日本文化科学社）には，その根拠として，子どもの特徴を見逃さないようにすることが挙げられている．そもそも，有意水準を 5% もしくはさらに厳しい 1% に設定して，実際に有意な差が得られるのは，ある程度よく統制された条件下で実験や調査を行うことができる場合である．一方で，学齢期の子ども，そのなかでも特に障害のある子どもを対象とする場合には，よく統制された条件下で検査を実施できる保証はなく，さまざまな要因が混在し，結果として得点間の差が出にくくなることもあると考えられる．したがって，有意水準 15% の判定値を用いることで，少しの差でも検出して子どもの状態像を捉え，のちの支援にいかそうとしているのである．

ずつ割り付ける．有意水準を 5% にするならば，両側に 2.5% ずつの棄却域を設定する．片側検定の場合は分布の片側に 5% の棄却域を設定する．本章の例では，有意水準を 5% とし，両側検定を考えていることから両側に 2.5% の棄却域を設定する．

この棄却域に対応する限界値を求める．1 群の平均値の検定の場合，標本サイズを $n$ としたときに，$t$ 分布の自由度は $n-1$ となる．本章の例では，$n=110$ であるため，自由度は $110-1=109$ となる．自由度 109 の $t$ 分布において，上側確率が 2.5% となる $t$ 値を求めると，1.98 になる．同様に下側確率が 2.5% となる $t$ 値を求めると，$t$ 分布は 0 を挟んで左右対称なので，$-1.98$ となる．以上より，本章の研究例の限界値は $\pm 1.98$ となる．

### 6）有意確率

帰無仮説が正しいとしたもとで，標本から計算される検定統計量よりも大きな検定統計量の値が得られる確率を，**有意確率**（significance probability）または $\boldsymbol{p}$ 値（$p$-value）

という．有意水準と同様に，両側検定では両側の有意確率を考えて合計し，片側検定では片側の有意確率だけを考える．［図8.2］では，濃い水色の部分の面積が有意確率を示す．

本章の例で，検定統計量の値と$p$値を求めてみる．標本平均$\overline{X} = 35.56$，標準偏差9.08，標本サイズ110，帰無仮説は「$H_0 : \mu = 33$」であるため，$t$統計量の値は8.1式より以下のようになる．

$$t = \frac{\overline{X} - \mu_0}{SE} = \frac{35.56 - 33}{9.08/\sqrt{110}} = \frac{2.56}{0.87} = 2.94$$

自由度109の$t$分布において，2.94に対応する上側確率の値は，0.0019となる．両側の有意確率を考えて合計すると，$p$値は$0.0019 \times 2 = 0.0038$となる．

### 7）検定結果の解釈

検定統計量の値がどのような意味をもつのかについては，$p$値と有意水準の大小関係から判断することができる．「$p$値≧有意水準」のときは，検定統計量が限界値を超えないため，帰無仮説を保持する．「$p$値＜有意水準」のときは，検定統計量が限界値を超えるため，帰無仮説を棄却し，対立仮説を採択する．

本章の例では，$p$値は.0038，有意水準は5%（.05）であるため，「$p$値＜有意水準」となる．よって，$t$統計量の値2.94は統計的に有意であり，帰無仮説「$H_0 : \mu = 33$」を棄却し，対立仮説「$H_1 : \mu \neq 33$」を採択する．すなわち，ピア・サポートプログラムに参加している5年生の学校生活満足感尺度の母平均は，小学校5年生全体の学校生活満足感尺度の平均値とは等しくないと判断することができる．さらに大小関係に着目すると，標本平均は35.56であり，33を超えていることから，母平均も33より大きいと考えることができる．したがって，ピア・サポートプログラムに参加している5年生の学校生活満足感の母平均は，小学校5年生全体の学校生活満足感の平均値よりも大きいといえる．

なお，帰無仮説として「$H_0 : \mu = 35$」を設定した場合，$t$統計量の値は以下の通りとなる．

$$t = \frac{\overline{X} - \mu_0}{SE} = \frac{35.56 - 35}{9.08/\sqrt{110}} = \frac{0.56}{0.87} = 0.65$$

$p$値は.517であり，「$p$値≧有意水準」となるため，$t$統計量の値0.65は統計的に有意ではなく，帰無仮説「$H_0 : \mu = 35$」は保持される．すなわち，ピア・サポートプログラムに参加した5年生の学校生活満足感尺度の母平均は35ではないと判断することはできない．なお，すでに「帰無仮説と対立仮説」で述べたように，この場合はあくまでも，母平均は35ではないと判断できないということであって，積極的に35であると支持できるわけではないということに注意する必要がある．

# 3. 統計的検定における留意点

## 1）標本サイズと検定統計量との関係

　これまでにみてきたように，$t$統計量は，標本平均$\overline{X}$と帰無仮説で設定した母平均$\mu_0$との差を，標準誤差で割ったものであった．そして，標準誤差は，標準偏差$s$を標本サイズ$n$の平方根で割ったものであった．標準誤差を求める式においては，分母に標本サイズがあるため，標本サイズが大きくなるほど標準誤差は小さくなり，標本サイズが小さくなるほど標準誤差は大きくなるという関係が成り立つ．これらをふまえると，$t$統計量の値は，標本サイズが大きいほど大きくなるということになる．

　検定統計量の値が大きくなれば，$p$値は小さくなり，帰無仮説は棄却される．したがって，標本サイズを大きくすれば統計的に有意な結果が得られる．本章の例でいうと，学校生活満足感尺度の標本平均が33.10であり，実質的には33とほぼ変わらない値であったとしても，標本サイズが十分に大きければ，帰無仮説を棄却し，学校生活満足感の母平均は33ではないと結論づけることができてしまう．このように，実質的には意味のない差であったとしても，統計的には有意になる場合がある．分析結果の解釈においては，有意水準のみならず，標本平均や標準偏差など，実質的な値もよく見ることが求められる．

## 2）2種の過誤

　統計的検定は，母集団に対して何らかの仮説を設定し，その仮説を棄却するか採択するかを標本から得られたデータに基づいて「判断する」手続きのことであり，仮説が正しいのか間違っているのかを「証明する」ための方法ではない．そのため，判断には誤りが伴うことに留意しなければならない．この誤りには，以下に述べる2種類があり，**2種の過誤**と呼ばれる．[表8.2] および [図8.4] に，検定結果と2種の過誤の関係を示す．

　本当は帰無仮説が正しいにもかかわらず，これを誤って棄却してしまうことを，**第1種の過誤**（type 1 error）という．第1種の過誤を犯す確率は，**危険率**と呼ばれ，有意水準$\alpha$と等しい．第1種の過誤を犯さない確率，すなわち帰無仮説が正しいときにそれを保持する確率は$1 - \alpha$である．したがって，たとえば$\alpha = .05$と設定したときには，第1種の過誤を犯す確率は5%であり，第1種の過誤を犯さない確率は95%となる．誤りの確率を小さくしたい場合には，有意水準をできる限り低く設定することが求められる．

　一方，本当は対立仮説が正しいにもかかわらず，誤って帰無仮説を保持してしまうことを，**第2種の過誤**（type 2 error）という．第2種の過誤を犯す確率は，対立仮説が正しいとしたときの検定統計量の分布のうち，帰無仮説の採択域の面積と等しい．この確率を$\beta$とすると，第2種の過誤を犯さない確率，すなわち対立仮説が正しいときに，それを正しく採択する確率は$1 - \beta$となる．この確率を**検定力**（power）または**検出力**という．

　第1種の過誤と第2種の過誤は，ともに誤った判断であるため，誤りを犯す確率はできる限り小さくすることが理想的である．しかし，[図8.4] からもわかるように，$\alpha$を小さくすれば$\beta$が大きくなり，$\beta$を小さくすれば$\alpha$が大きくなる．よって，両方の過誤の確率を一度に小さくすることはできない．また，実際の研究を進めるうえでは，「$H_1: \mu = 35$」のような明確な対立仮説の設定が難しい場合も多く，結果として「$H_1: \mu \neq 33$」といった仮説にならざるを得ない．これでは第2種の過誤の確率を明確に計算できないため，第1

[表8.2] **検定結果と2種の過誤**

| | | 検定結果 | |
|---|---|---|---|
| | | $H_0$ を保持（$H_1$ を棄却） | $H_0$ を棄却（$H_1$ を採択） |
| 真の状態 | $H_0$ が正しい | 正しい判断<br>$1-\alpha$ | 誤った判断（第1種の過誤）<br>$\alpha$（有意水準，危険率） |
| | $H_1$ が正しい | 誤った判断（第2種の過誤）<br>$\beta$ | 正しい判断<br>$1-\beta$（検定力，検出力） |

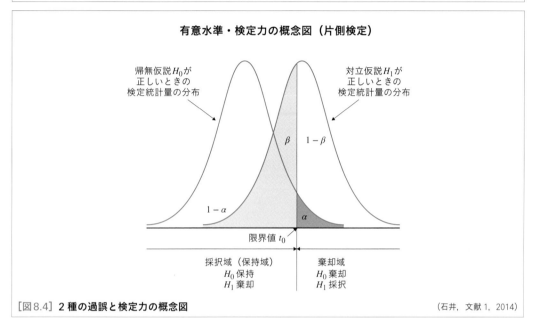

[図8.4] **2種の過誤と検定力の概念図** (石井，文献1, 2014)

種の過誤に比べると第2種の過誤にはあまり焦点が当てられないものと考えられる.


# 4. 2群の平均値差の検定

ここからは，2群の平均値差の検定である **t検定** について説明する. t検定には，対応のある t検定と対応のない t検定の2種類があるため，どのようなデータの場合にどちらの t検定を用いるかを判断することが求められる.

### 1）対応のある t検定

**対応のあるデータ** とは，ある1つの変数を，異なるいくつかの条件下で測定しているデータのことである. ここでは，ソーシャル・スキル・トレーニング（以下，SST）の効果を測定するために，B小学校の5年生102名に学校生活満足感尺度を実施したときの結果を用いる. すなわち，SST の実施前と実施後において，学校生活満足感尺度の母平均に差があるといえるかどうかを検証する.

[表8.3] に，データの一部と記述統計量を示す. B小学校の5年生の学校生活満足感尺度の平均値と標準偏差は，SST の実施前は 32.62（8.54），実施後は 34.73（7.29）であった. このデータを用いて，統計的検定と信頼区間の推定を行う. なお，有意水準は5％とする.

統計的検定の帰無仮説は「$H_0：\mu_1 = \mu_2$」，対立仮説は「$H_1：\mu_1 \neq \mu_2$」である. ここで，

[表8.3] **SST 実施前後の学校生活満足感のデータと記述統計量** ($N = 102$)

| ID | 実施前 | 実施後 |
|---|---|---|
| 1 | 28 | 27 |
| 2 | 30 | 39 |
| 3 | 36 | 42 |
| 4 | 35 | 45 |
| 5 | 40 | 34 |
| … | … | … |
| 102 | 32 | 36 |
| $M$ | 32.62 | 34.73 |
| $SD$ | 8.54 | 7.29 |
| $r$ | .68 | |

[表8.4] **SST 実施前後の学校生活満足感のデータの分析結果**

| 平均値差 | 標準誤差 | 自由度 | $t$ 値 | $p$ 値 | 95% 信頼区間 | |
|---|---|---|---|---|---|---|
| | | | | | 下限 | 上限 |
| −2.11 | 0.637 | 101 | −3.31 | .001 | −3.37 | −0.85 |

$\mu_d = \mu_1 - \mu_2$ とすると，これらの仮説は「$H_0 : \mu_d = 0$」，「$H_1 : \mu_d \neq 0$」と書くことができる．

帰無仮説は，「SST の実施前と実施後における学校生活満足感尺度の差得点の母平均は 0 である」と考えることができ，差得点という 1 つの変数の平均値に関する仮説になる．したがって，対応のある 2 群の平均値の検定は，差得点に関する 1 群の平均値の検定に置き換えることができる．つまり，差得点に関して，8.1 式の $t$ 統計量を用いて $t$ 検定を行うことができる．分析結果を [表8.4] に示す．

SST 実施前後における学校生活満足度尺度の差得点の標本平均（$\overline{X}_d$）および標準偏差（$S_d$）は，実際にそれぞれの対象児の差得点を算出することで求められる．あるいは，2 時点の学校生活満足感の平均値，標準偏差，および相関係数が明らかになっていれば，次のように計算することができる．

$$\overline{X}_d = \overline{X}_1 - \overline{X}_2 = 32.62 - 34.73 = -2.11$$
$$s_d = \sqrt{s_1^2 + s_2^2 - 2rs_1s_2} = \sqrt{8.54^2 + 7.29^2 - 2 \cdot 0.68 \cdot 8.54 \cdot 7.29} = 6.43$$

これらの値から，SST の実施前後における学校生活満足感尺度の差得点について，平均値の標準誤差（$SE$）と $t$ 値を計算すると，次のようになる．

$$SE = \frac{s_d}{\sqrt{n}} = \frac{6.43}{\sqrt{102}} = 0.637$$

$$t = \frac{\overline{X}_d - \mu_d}{SE} = \frac{-2.11 - 0}{0.637} = -3.31$$

$t$ 統計量は，帰無仮説「$H_0 : \mu_d = 0$」が正しいとしたもとで，自由度 $102 - 1 = 101$ の $t$

分布に従う．自由度 101 の $t$ 分布の上側確率 2.5% の値は 1.98 であるため，-3.31 は 5% 水準で統計的に有意である．したがって，帰無仮説「$H_0: \mu_d = 0$」は棄却され，SST の実施前後で学校生活満足感の母平均は上昇するということができる．

95% 信頼区間の下限（$L$）と上限（$U$）は，$L = -2.11 - 1.98 \cdot 0.637 = -3.37$, $U = -2.11 + 1.98 \cdot 0.637 = -0.85$ となる．したがって，95% の確率で $\mu_d$ を含む区間は $[-3.37, -0.85]$ であり，このデータで棄却されない $\mu_d$ の範囲は $-3.37$ から $-0.85$ であるといえる．

## 2）対応のない $t$ 検定

対応のないデータとは，ある 1 つの変数を，異なるいくつかの集団において測定したデータのことをさす．ここでは，ピア・サポートプログラムに参加した 5 年生と，SST に参加した 5 年生とで，学校生活満足感尺度の母平均に差があるかどうかを検討する．統計的検定の帰無仮説は，「$H_0: \mu_1 = \mu_2$」，対立仮説は「$H_1: \mu_1 \neq \mu_2$」とする．

［表8.5］にデータの一部と記述統計量を示す．先述の通り，調査の対象は A 小学校の 5 年生 110 名と B 小学校の 5 年生 102 名であり，学校生活満足感尺度の得点の平均値と標準偏差は，A 小学校の 5 年生は 35.56（9.08），B 小学校の 5 年生は 34.73（7.29）であった．

対応のあるデータと対応のないデータの違いは，大きく 2 つある．1 つは，対応のないデータでは各群の人数である $n_1$ と $n_2$ が必ずしも同じにはならないことである．もう 1 つは，各群のデータは互いに無関係に収集されており，相関関係がないことである．

上述の違いをふまえると，対応のあるデータの場合は，差得点をとることによって，2 群の平均値の比較を 1 群の平均値の推測に置き換えることができたが，対応のないデータでは差得点をとることができないため，そのような方法を用いることができない．しかし，対応のない 2 群の場合も，標本抽出を繰り返し，そのつど標本平均の差を計算して，標本平均の差の標本分布を作るという思考実験を行うことは可能である．しがたって，その標本分布の標準誤差，すなわち，対応のない 2 群の標本平均の差の標準誤差がわかれば，$t$ 統計量を用いて，平均値の差の検定を行うことができると考えられる．

対応のない 2 群の平均値の検定を行う検定統計量は次のように構成される．

$$t = \frac{(\overline{X}_1 - \overline{X}_2) - (\mu_1 - \mu_2)}{SE} \tag{8.2}$$

ここで，帰無仮説を「$H_0: \mu_1 = \mu_2$」とすると，$t$ 統計量は以下のようになる[*2]．

[表8.5] A 小学校・B 小学校の学校生活満足感のデータと記述統計量

| ID | 小学校 | 満足感 |  | $n$ | $M$ | $SD$ |
|----|--------|--------|----|-----|-----|------|
| 1 | A | 32 | A 小学校 | 110 | 35.56 | 9.08 |
| 2 | A | 48 | B 小学校 | 102 | 34.73 | 7.29 |
| 3 | A | 25 | | | | |
| 4 | A | 39 | | | | |
| 5 | A | 43 | | | | |
| … | … | … | | | | |
| 212 | B | 30 | | | | |

---

[*2] 8.3 式の標準誤差（$SE$）の計算にあたっては，2 群の母分散が等しいか等しくないかによって，計算式が異なってくる．詳しくは，文献（石井）[1] などを参照されたい．

$$t = \frac{\overline{X}_1 - \overline{X}_2}{SE} \tag{8.3}$$

なお，$t$検定を行うにあたっては，2群の母分散は等しいという前提がある．しかし，対応のない2群の場合，各群の母分散は必ずしも等しいとは限らない．このように，2群の母分散が等しいという前提が満たされるかどうかによって，その後の検定の過程が異なってくることに留意する必要がある．

A小学校とB小学校それぞれの5年生における学校生活満足感のデータを用いて，分析の手続きをみていく．まず，2群の母分散が等しいかどうかを確認する必要があるため，帰無仮説を「$H_0 : \sigma_1^2 = \sigma_2^2$」すなわち「2群の母分散は等しい」，対立仮説を「$H_0 : \sigma_1^2 \neq \sigma_2^2$」すなわち「2群の母分散は等しくない」として，等分散性の検定を行う．この帰無仮説が正しいとしたもとで，以下に示す検定統計量$F$は，自由度$n_1 - 1$，$n_2 - 1$の$F$分布に従う．

$$F = \frac{s_1^2}{s_2^2} \tag{8.4}$$

等分散性の検定の結果，$F = 5.54$，$p = .020$となり，5%水準で有意な差が認められたため，帰無仮説を棄却する．すなわち，ピア・サポートプログラムを受けた5年生と，SSTを受けた5年生とでは，学校生活満足感得点の分散が等しいとはいえないと判断する．このように2群の母分散が等しくないと仮定された場合，その後の平均値差の検定においてはウェルチの検定を行う．

［表8.6］に，平均値の差に関する分析結果を示す．ここでは，等分散性を仮定した場合と仮定しない場合の両方の結果を記載した．［表8.6］の上段と下段では，標準誤差や自由度の値が異なり，$t$値，$p$値，および信頼区間の範囲にも差が生じている．等分散性を仮定した場合の自由度は，各群の自由度の和$(n_1 - 1) + (n_2 - 1) = n_1 + n_2 - 2$となる．

［表8.6］においては，等分散性を仮定した場合もしなかった場合も$t$値は統計的に有意ではないため，帰無仮説「$H_0 : \mu_1 = \mu_2$」は棄却されない．したがって，ピア・サポートプログラムを受けた5年生と，SSTを受けた5年生とでは，学校生活満足感の母平均に差があるとはいえないという結論になる．信頼区間から，このデータで棄却されない母平均値の差の範囲は，$[-1.39, 3.16]$であることがわかる．

[表8.6] ピア・サポートプログラムまたはSST実施前後の学校生活満足感データの分析結果

| 平均値差 | 標準誤差 | 自由度 | $t$値 | $p$値 | 95%信頼区間 | |
|---|---|---|---|---|---|---|
| | | | | | 下限 | 上限 |
| 0.83 | 1.14 | 210 | 0.737 | 0.462 | −1.40 | 3.08 |
| | 1.13 | 205.8 | 0.743 | 0.458 | −1.39 | 3.06 |

上段に等分散性を仮定した場合，下段は等分散性を仮定しない場合の結果である．

# 5. 8章のまとめ

　本章では，統計的検定の手順および留意点，そして2群の平均値差の検定である$t$検定について説明した．7章の統計的推定と同様に，統計的検定の考え方は，標本に基づきながら母集団についての議論を可能にするという点で有用性が高い．ここで紹介した$t$検定のみならず，以降の章で解説されるさまざまな統計分析手法の基礎となる考え方でもあるため，繰り返し学習して身につけられることを勧めたい．

**Q1** 統計的検定における検定統計量の解釈について，最も適切なものを選びなさい．

　　1. $p$値が有意水準を上回るときは，検定統計量が限界値を超えるため，帰無仮説を保持する．
　　2. $p$値が有意水準を上回るときは，検定統計量が限界値を超えないため，対立仮説を採択する．
　　3. $p$値が有意水準を下回るときは，検定統計量が限界値を超えるため，帰無仮説を棄却する．
　　4. $p$値が有意水準を下回るときは，検定統計量が限界値を超えないため，対立仮説を棄却する．
　　5. $p$値が有意水準を下回るときは，検定統計量が限界値を超えないため，帰無仮説を棄却する．

**Q2** 以下のうち，第1種の過誤を犯す確率と同義であるものを選びなさい．

　　1. 有意水準
　　2. 標準誤差
　　3. 検定力
　　4. 有意確率
　　5. 信頼係数

**Q1** A……3

解説

　検定統計量の値を解釈する際には，$p$値と有意水準の大小関係に着目する．「$p$値≧有意水準」のときは，検定統計量が限界値を超えないため，帰無仮説を保持する．「$p$値＜有意水準」のときは，検定統計量が限界値を超えるため，帰無仮説を棄却し，対立仮説を採択する．以上より，3が正解となる．

## Q2　A……1

### 解説

　第1種の過誤とは，本当は帰無仮説が正しいにもかかわらず，これを誤って棄却してしまうことをいう．第1種の過誤を犯す確率は危険率と呼ばれ，有意水準と等しいため，1が正解となる．2の標準誤差は，統計量の標本分布の標準偏差，3の検定力は，第2種の過誤を犯さない確率，4の有意確率は，帰無仮説が正しいとしたもとで，標本から計算される検定統計量よりも大きな検定統計量の値が得られる確率（$p$ 値），5の信頼係数は，信頼区間を推定する際に適用される確率のことをいう．

---

文献

1)　石井秀宗：人間科学のための統計分析—こころに関心があるすべての人のために—，医歯薬出版，2014.

（野村あすか）

# 9章 平均値の比較① 1要因分散分析

## 到達目標

- どのようなときに分散分析を用いるべきかわかる.
- 対応のある要因と対応のない要因の違いについて説明できる.
- 平方和とは何か,また分散分析における平方和の分割の仕方について説明できる.
- 多重比較の考え方と,具体的な方法について説明できる.

### INTRO

「若者と中年の人と高齢者で,性格が違いそうな気がするな.人は歳をとるとまるくなるっていうけれど,年齢層によって人の性格にはどんな違いがあるんだろう?」

「よい質問ですね,確かに人の性格は年齢によって違いがあるかもしれません.どうしたらそれが確かめられると思いますか?」

「たとえば若者として20代,中年の人として40代,高齢者として60代の人々からそれぞれサンプルをとって,性格の得点を比べるのはどうでしょうか?」

「いいですね.ではそのようにサンプルをとったとして,どのように分析をしたらよいと思いますか?」

「性格の検査を行って,その平均点を比べることになるから…,t検定を行えばいいと思います.」

「なるほど,t検定を20代と40代の人々の間,40代と60代の人々の間,20代と60代の人々の間で3回行うという案ですね.実はそれは誤った分析なんです.よくあるいい間違いをしてくれました.」

「そうなんですか!じゃあ,このような場合にはどうやって分析したらいいんでしょうか.あと,なんでt検定を3回やるのではいけないのかもよくわかりません.」

「平均点を比べたいグループが3つ以上あるときは,t検定ではなく1要因分散分析という分析手法を用いることになるんです.ここでは,この1要因分散分析と,なぜt検定を繰り返してはいけないのかについて学んでいきましょう.」

〔キーワード〕平均値の比較,平方和,自由度,平均平方,$F$統計量,要因,水準,多重比較,テューキー法,ボンフェローニ法

# 1. 分散分析とは

## 1）研究例

　人は歳をとるとまるくなるというが，実際のところ性格は年齢層によって違いがあるのだろうか？　ここでは特に，寛大さや協調性にかかわる性格次元である「調和性（agreeableness）」という性格の側面に注目して，その得点が年齢によりどれほど違いがあるのかについてみてみよう．20代・40代・60代の成人各200名ずつのサンプルをランダムにとり，調和性の心理検査を実施して［表9.1］のようなデータを得たとする（これを研究例①とする）．データの記述統計量を算出したところ，［表9.2］のようになった．さて，この3つの年代グループの間に，調和性の得点の違いはあるのだろうか．データは https://osf.io/3p6qj/ にアップロードしてあるため，関心のある読者はダウンロードして利用してみてほしい（OSFアカウントが必要）．

[表9.1] 研究例①の調査参加者ごとの調和性の得点

| 20代 | | 40代 | | 60代 | |
|---|---|---|---|---|---|
| ID | 調和性得点 | ID | 調和性得点 | ID | 調和性得点 |
| 1 | 4 | 201 | 4 | 401 | 2 |
| 2 | 4 | 202 | 5 | 402 | 4 |
| 3 | 6 | 203 | 6 | 403 | 4 |
| 4 | 2 | 204 | 3 | 404 | 4 |
| ⋮ | ⋮ | ⋮ | ⋮ | ⋮ | ⋮ |
| 197 | 3.5 | 397 | 6 | 597 | 6.5 |
| 198 | 3.5 | 398 | 6 | 598 | 5 |
| 199 | 4.5 | 399 | 4.5 | 599 | 5 |
| 200 | 2.5 | 400 | 5.5 | 600 | 5.5 |

[表9.2] グループごとの調和性得点の記述統計量

| グループ | 平均 | 標準偏差 | 最小値 | 最大値 |
|---|---|---|---|---|
| 20代 | 4.50 | 1.13 | 1 | 7 |
| 40代 | 4.70 | 0.99 | 1 | 7 |
| 60代 | 5.00 | 1.00 | 2.5 | 7 |
| 全体 | 4.73 | 1.06 | 1 | 7 |

## 2）分散分析をいつ使うのか

　今回の研究例①では，**独立変数**は20代・40代・60代という年齢層，**従属変数**は調和性の得点になる．従属変数については，調和性の心理検査から得られる点数という，連続的な数値であり，尺度水準でいうと**間隔尺度**[*1]に相当する．一方，独立変数は年齢層と

---

[*1] 調査や実験の対象に何らかの変数を割り振る際，その変数は性質の違いから4つに分類することができる．これを尺度水準と呼ぶ．尺度水準には名義尺度，順序尺度，間隔尺度，比率尺度の4つがあり，心理学においてよく用いられる心理検査の得点は間隔尺度に相当する．間隔尺度とは，尺度の目盛は等間隔になっているが，原点（0）のない尺度を指す．尺度の目盛りが等間隔であるため，得点の足し算・引き算はできるが，原点がないため，得点の掛け算・割り算はできない（3章参照）．

いう段階に分かれたものであり，質的な（カテゴリカルな）変数[*2]である.

今回の研究例①のように，独立変数が質的な変数で従属変数が量的な変数の場合に，質的な独立変数の値によって量的な従属変数の平均値がどのように異なるのかを分析するのに用いられるのが**分散分析**という分析手法である.

なお，今回の研究例①は調査に基づくデータを利用しているが，分散分析は実験に基づくデータを解析する際により多く用いられる. そのため，分散分析は実験計画と密接な関係があるとされる. ただし今回は，本書の読者にとってより身近でわかりやすい例を示すため，あえて調査に基づくデータを研究例として挙げることとしたい.

### 3）要因と水準

分散分析では，独立変数は質的な変数となる. 質的な独立変数の場合，これを**要因**と呼ぶ. さらに要因がとる値のことを**水準**と呼ぶ. 今回の研究例①でいうと，年齢層が要因となり，その要因のなかに 20 代・40 代・60 代という 3 つの水準があることになる. この場合，要因が 1 つ，水準が 3 つなので，1 要因 3 水準というように表現する.

### 4）対応のない要因と対応のある要因

$t$ 検定による 2 群の平均値差の検定においても，対応のない $t$ 検定と対応のある $t$ 検定というものがあった. 分散分析を用いて分析を行う際にも，データ内の要因が**対応のない要因**なのか，それとも**対応のある要因**なのかという要因の違いが重要になる.

対応のない要因というのは，要因のなかの各水準に異なる実験参加者または調査参加者がランダムに割り当てられている場合を指す. たとえば今回の研究例①において，20 代・40 代・60 代の調査参加者は，別々の 200 名の成人である. したがって，この研究例①の場合，対応のない要因ということができる.

一方，対応のある要因というのは，要因中の各水準に割り当てられている実験参加者または調査参加者が紐づけられる場合を指す. たとえば今回の研究例①において，仮に 20 代の成人 200 名に調和性の心理検査をしたのち，20 年後（40 代になったとき）に再度同じ 200 名に検査を行い，さらにその 20 年後（60 代になったとき）にまた同じ 200 名に検査を行う場合，各水準の調査参加者は一人ひとりすべてに紐づけが可能となる. この場合，20 代のときの調和性得点と 40 代のときの得点，60 代のときの得点の間に正の相関が生じることになる. したがって，ある調査参加者の 1 つの水準における得点から，別の水準における得点がある程度予想できることになる. このような研究を仮に行ったとしたら，これは対応のある要因となる.

対応のない要因と対応のある要因の違いをまとめると，以下のように述べることができる. 対応のない要因は，要因中の 1 つの水準における従属変数の値が，別の水準における従属変数の値に全く関連しない場合の要因の構造である（各水準に別々の無関係な実験参加者・調査参加者が所属する）. 一方，対応のある要因は，要因中の 1 つの水準における従属変数の値と別の水準における従属変数の値の間に関連がある場合の要因の構造といえ

---

[*2] もしこれが，年齢「層」ではなく実際の年齢を利用していたならば，これは連続的な数値となり，量的な変数ということができる（そして実際に分析する際はそちらのほうが望ましいことが多い）. しかし今回は説明のため，あえて年齢を 20 代・40 代・60 代というグループに分けている. そのため年齢層という質的な変数となっていることに注意されたい.

る（各水準の実験参加者・調査参加者が紐づけられるので，水準ごとの従属変数の値に相関が生じる）．なぜ，この要因における対応の有無が重要なのかというと，対応のない要因なのか，それとも対応のある要因なのかによって，従属変数の平均値差を検定する方法が変わるからである．このため，分散分析を用いた平均値差の分析を行う際には，要因についてしっかりと確認し，対応がない要因なのか対応のある要因なのかを見定める必要がある．

### 5）交絡と統制

　心理学の実験や調査では**交絡**という現象が生じることがよくある．交絡とは，要因と従属変数の双方に関連する因子が，要因中の特定の水準に偏って存在するような場合に，実験や調査において関心をもたれている要因が従属変数に影響を与えたかどうか，判断ができなくなってしまう状態を指す．たとえば，今回の研究例①において，20代の成人200名のほとんどが女性で，40代・60代の成人400名のほとんどが男性だったとしよう．すると，仮に水準間で調和性の得点に統計的に有意な平均値差がみられたとしても，それは年齢層という要因によるものなのか，それとも性別によってもたらされた結果なのか，判断ができないことになる．このようなケースが交絡と呼ばれるものである．

　では，この交絡を防ぐためにどうすればよいかというと，実験や調査において関心をもたれている要因以外の因子について，その条件を統制することが求められる．たとえば今回の研究例①では，20代・40代・60代の成人サンプル各200名は，男性・女性を問わず（性別を無視して）ランダムにサンプリングを行った．このやり方は，**ランダム化**と呼ばれる統制の方法である．ほかにも，もし仮にこの各200名のサンプルを全員女性または男性にしたとしたら，性別の因子による交絡は考慮しなくてよいことになる．このような統制の仕方を**一定化**と呼ぶ．また，各年代の成人サンプル200名ずつの性別の内訳を，男性・女性がそれぞれ100人ずつというように，男女が同数になるように割り付けてサンプリングするのも統制の方法として用いられる．このような統制の方法を**バランス化**と呼ぶ．

　本章の研究例①では，性別については無視してランダムにサンプリングしたため，ランダム化による統制が行われている．このため，性別については以降考慮せず，年齢層という1つの要因によって調和性得点の平均値が異なるのかどうか，分散分析で検討することを具体例として取り上げていく．このように要因が1つの場合の分散分析を **1要因分散分析**と呼ぶ．もし仮にここで性別も要因として取り上げることにすると，要因は2つとなり，**2要因分散分析**ということになる（詳細は10章参照）．

## 2. 対応のない要因の場合の1要因分散分析

### 1）帰無仮説と対立仮説

　今回の研究例①のように，20代・40代・60代の調査参加者が別々の無関係な200名の成人である場合，これは対応のない要因となる．したがって今回の研究例①では，対応のない要因の場合の1要因分散分析を行うことになる．その1要因分散分析を通じて示したいことは，年齢層という要因によって調和性の得点に差がみられることである．しかし，8章で説明があったように，平均値に「差がある」ことを主張するためには，統計的検定

を行う必要がある．そこで用いられるのは**帰無仮説**と**対立仮説**[*3]であった．

今回の研究例①に基づいて帰無仮説と対立仮説を明文化してみると，以下のようになる．まず帰無仮説は「すべての年齢層において調和性得点の平均値は等しい」となり，対立仮説は「年齢層によって調和性得点の平均値に差がある」となる．分析を通じ，年齢層という水準の間の平均値差がない（平均値は等しい）とする帰無仮説を棄却し，差があるとする対立仮説を採択したい．

## 2）被検者間1要因分散分析

前節において，対応のない要因と対応のある要因について説明をしたが，それと一部重複する要因の区別として，**被験者間要因**と**被験者内要因**という区別の仕方がある．対応のない要因の場合，要因内の各水準に別々の無関係な人々が割り当てられることになる．したがって，分析時の水準間の平均値の比較は別の人々の「間」で行われることになる．そこで対応のない要因の場合の1要因分散分析は，**被験者間1要因分散分析**と呼ばれる．一方で，対応のある要因の場合は，その場合分けが少し複雑になる．それについては次節にて説明する．

## 3）平方和の分割

データにおける一人ひとりの数値のバラつきを表現する指標として**分散**という統計量があった（詳細は4章参照）．分散は一人ひとりの数値が，平均値から平均してどれくらい離れているかを評価する指標である．今回の研究例①でいうと，調和性の得点が心理検査によって一人ひとり付与されていて，20代の成人200名の平均は4.50点，40代の成人200名の平均は4.70点，60代の成人200名の平均は5.00点となっていて，全体として成人600名の平均は4.73点となっている（[表9.2]を参照）．一人ひとりの得点は1～7点まで分布しており，ある人は全体の平均4.73点に近い値をとっていたり，別のある人は全体の平均4.73点から離れた値をとっていたりする．この全体600名のなかでのデータのバラつきを表現するためには，平均から一人ひとりの得点がどれほど離れているのかを評価すればよい．しかし，単純に個々の得点と平均の差をとるだけではダメである．なぜかというと，平均よりも高い点をとっている人はその差は正の値となるが，平均よりも低い値をとっている人はその差が負の値となるからである．そこで一人ひとりの得点のバラつきを評価する際には，個々の調和性得点と平均との差を2乗して，必ず正の値になるようにしたうえで，それを600名分足し合わせることを行う．そうすると，この足し合わせた値はデータ全体での調和性得点のバラつきの大きさを表す統計量となり，これを統計学では**平方和**（平方して足し合わせたもの）と呼ぶ．またこの平方和を600名という人数で割ったものが分散である．最後に600名という全体の人数で割っていることから，分散という指標が一人ひとりの数値が平均値から「平均して」どれくらい離れているかを表現するものであることがわかるだろう．

今回の研究例①における帰無仮説は，「すべての年齢層において調和性得点の平均値は等しい」であり，対立仮説は「年齢層によって調和性得点の平均値に差がある」であった．

---

[*3] 帰無仮説とはその仮説が真でないとして棄却することを目的にたてられる仮説を指し，対立仮説とは帰無仮説を棄却して代わりに採択する仮説を指す．

1要因分散分析を実際の研究で用いるとして，サンプルサイズをどのくらいにすれば十分な検討が行えるのだろうか．事前にサンプルサイズを決めておくことはサンプルサイズ設計とも呼ばれ，近年の心理学研究において重要な手続きと認識されるようになってきている．

基本的なサンプルサイズ設計では，実験・調査前に見込まれる効果量と検定の際に設定する有意水準，そして確保したい検出力から必要となるサンプルサイズを算出することになる．たとえば，要因内の水準数が4つで，要因の効果量が中程度（$\eta^2 = 0.10$），有意水準を5%，検出力を80%とすると，必要なサンプルサイズは各水準28名，全体で112名ということになる．検出力をより高くしたい場合は，必要なサンプルサイズは大きくなる（検出力を95%とすると各水準43名，全体172名）．

Shieh（2015）は，1要因分散分析における効果量（$\eta^2$）の95%信頼区間の幅をどの程度にしたいかという点から，必要なサンプルサイズについて明らかにしている．その結果によると，要因内の水準数が4つで，要因の効果量が中程度（$\eta^2 = 0.10$）の場合，信頼区間の幅（信頼区間の上限と下限の差）を0.15以下にしようとすると，各水準に51名，全体で208名のサンプルが必要となるという．信頼区間の幅をより広くすることを許容すると，より必要なサンプルサイズは小さくなる．

このように，サンプルサイズ設計についての研究は着実に進められており，さまざまな観点から必要なサンプルサイズが報告されている．ある指標をもとにしたときと，別の指標をもとにしたときで，必要なサンプルサイズが異なることも多い．実験や調査を計画する際には，自身の研究のなかでどのような事前の想定をおくのかをはっきりさせたうえで，必要なサンプルサイズについて理解をする必要があるだろう．そして実際の実験・調査では，むやみに大きいサンプルをとったり，小さいサンプルで結果が得られなかったりすることがないよう，適切なサイズのサンプルをとるようにすることが望まれる．

参考文献

Shieh, G.：Sample size calculations for precise interval estimation of the eta-squared effect size. *The Journal of Experimental Education*, 83, 203-217, 2014.

これは年齢層という水準の間で平均値に違いがあるかどうかを検証するということを意味する．今回の研究例①では各水準に200名ずつの異なる成人が集団で含まれており，その200名からなる3つの集団の間に平均値の違いがあるのかを検証するということである．それはつまり，3つの集団の間に平均値のバラつきがあるかどうかを検証しているということを意味する．前述したように，得点のバラつきは平方和という指標で表される．このため，今回の研究例①の帰無仮説検定は平均値の差を検討するものであるにもかかわらず，実際には得点のバラつきを表す平方和という指標を扱うことになるのである．

今回の研究例①に限らず，被検者間1要因分散分析では帰無仮説検定を行うため，平方和を「(a)取り上げた要因によって説明できる部分」と，「(b)取り上げた要因によって説明できない部分」に分割する．(a)は，水準間の平均値のバラつきを表す部分であり，そ

れはつまり水準間の平均値の違いを反映した部分である．(a)のことを**群間平方和**と呼び，全体の平方和のうちの群間平方和が占める割合の平方根を**相関比**と呼ぶ．一方，被験者間1要因分散分析において(b)は，群間平方和以外の平方和ということになる．群間平方和は取り上げた要因のなかの水準「間」の平方和であるが，(b)は各水準の中，つまり水準「内」の平方和となる．このため，この(b)のことを**群内平方和**，または**残差の平方和**と呼ぶ［図9.1］．

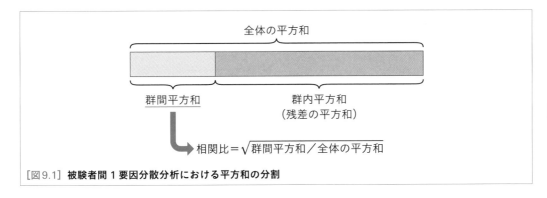

全体の平方和

群間平方和

群内平方和
（残差の平方和）

相関比＝$\sqrt{\text{群間平方和}/\text{全体の平方和}}$

[図9.1] **被験者間1要因分散分析における平方和の分割**

群間平方和と群内平方和を今回の研究例①に基づいて考えると，群間平方和とは20代・40代・60代の3つの水準の間の調和性得点の平均値のバラつきを反映したものといえる．一方，群内平方和は20代・40代・60代のそれぞれの水準内で，一人ひとりの調和性の得点がどれほどバラついているのかを反映したものといえる．

### 4）被検者間1要因分散分析における検定

被験者間1要因分散分析では帰無仮説検定を行うため，全体の平方和を群間平方和と群内平方和に分割した．実際に帰無仮説検定を行う際には，分割した平方和をもとに，**自由度**（7章参照）というデータの形式的な特徴を表す指標も用い，***F*統計量**と呼ばれる検定のための数値を算出することになる．

*F*統計量を算出するために必要なものとして，**平均平方**と呼ばれるものがある．この平均平方とは，平方和を自由度で割ったもののことを指す．群間平方和を要因の自由度で，群内平方和（残差の平方和）を残差の自由度でそれぞれ割ると，それぞれ群間平均平方と群内平均平方（残差の平均平方）になる．要因の自由度と残差の自由度がそれぞれいくつになるかは，サンプルサイズと要因のなかの水準数によって決まる．要因の自由度は（水準数－1）によって求めることができ，残差の自由度は（サンプルサイズ－水準数）によって求めることができる．今回の研究例①に基づくと，水準数は20代・40代・60代の3つとなるため，要因の自由度は2となる．また全体のサンプルサイズは600なので，残差の自由度は$600-3=597$となる．

以上のようにして求めた群間平均平方と群内平均平方の比をとると，分散分析の帰無仮説検定で用いる*F*統計量が算出される．この*F*統計量は，要因と残差の2つの自由度によって定まる*F*分布と呼ばれる確率分布に従う［図9.2］．帰無仮説検定の際は，この2つの自由度によって定まる*F*分布に基づき，設定された有意水準に対応する値を*F*統計量が上回るか否かを判断することとなる．

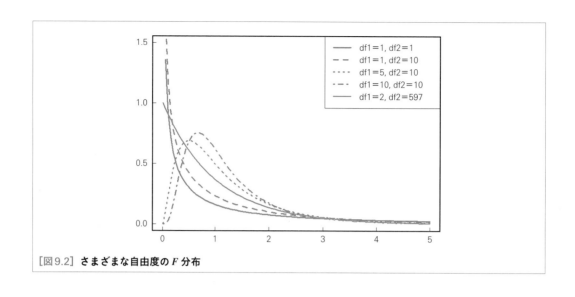

[図9.2] さまざまな自由度の $F$ 分布

　なお，分散分析におけるこの $F$ 統計量を用いた帰無仮説検定においては，各水準にお
ける従属変数の母集団分散が等しく，かつ従属変数の母集団分布が正規分布であるという
仮定がおかれる．従属変数の母集団分散が等しいという仮定は，バートレット検定やルビー
ン検定といった群ごとの分散の等質性を検定する方法を用いて確認を行う．今回の研究例
①では 20 代の成人において調和性得点の標準偏差が大きく，分散が 3 つの群間で等質で
あるとはいえない可能性がある．実際に今回の研究例①のデータについて分散の等質性を
検定すると，バートレット検定では母集団分散が等質であるという帰無仮説は棄却されな
い〔$x^2(2) = 4.92, p = 0.09$〕．同様のことをルビーン検定で確認しても，母集団分散が等質
であるという帰無仮説は棄却されない〔$F(2,597) = 1.16, p= 0.31$〕．実際のところ，分散の
等質性の仮定はそれを多少逸脱していても頑健であることが示されている．分散の等質性
の検定の結果からも，今回の研究例①のデータにおいて分散分析を用いることに問題はな
いと判断できる．
　また従属変数が正規分布であるという仮定についても，これは母集団における分布が正
規分布である必要があることをいっており，サンプルから得られた得点の分布が正規分布
でなければならないといっているわけではない．特に実験に基づくデータの場合，サンプ
ルサイズは小さいことが多い．このような場合には，データの得点分布は正規分布を逸脱
することも多い．母集団分布が正規分布に従っていることを確認するには，データの得点
の分布を目視でよく確認する，外れ値の有無に注意を配るなどの手続きが重要となる．

## 5）結果のまとめ
　今回の研究例①の被験者間 1 要因分散分析の分析結果を表にまとめたものを，**分散分析
表**という．〔表9.3〕が今回の研究例①のデータを被験者間 1 要因分散分析によって分析
した結果をまとめた分散分析表である．ここまでに説明した点を振り返ると，まず要因の
自由度が 2 で群間平方和が 25.37 となっている．このため，群間平均平方は 25.37 ÷ 2 =
12.68 となる．残差については，自由度が 597 で群内平方和が 646.89 となっている．この
ため群内平均平方が 646.89 ÷ 597 = 1.08 となる．続いて $F$ 値については，群間平均平方と
群内平均平方の比をとり，$F = 12.68 ÷ 1.08 = 11.71$ となっている．最後にこの $F$ 値が，自

[表9.3] 研究例①のデータに基づく分散分析表

| 変動要因 | 自由度 | 平方和 | 平均平方 | $F$値 | $p$値 |
|---|---|---|---|---|---|
| 要因 | 2 | 25.37 | 12.68 | 11.71 | < 0.001 |
| 残差 | 597 | 646.89 | 1.08 | | |
| 全体 | 599 | 676.26 | | | |

由度が 2 と 597 の $F$ 分布（[図9.2] の灰色実線のグラフ）の上側のどの確率値に対応するかが $p$ 値として表されており，今回は $p$ 値が十分に小さいため，$p < 0.001$ となる．これは 0.1% 水準で統計的に有意な要因の効果を示しており，年齢層によって調和性得点の平均値が異なることを示唆する結果となった．なお，このような要因の効果のことを**主効果**と呼ぶ．

## 6）多重比較

　主効果が統計的に有意になったことは，関心のある要因の水準間で，従属変数の平均値に差があることを示唆している．しかし，分散分析における統計的に有意な主効果は，あくまでも複数ある水準の間で平均値が等しいという帰無仮説が棄却されたことを意味するだけで，どの水準とどの水準の間に平均値差があるのかを明らかにはしない．そこで分散分析では主効果が統計的に有意になったあとに，**多重比較**と呼ばれる事後検定を行うことが多い．多重比較とは，要因内のどの水準とどの水準の間で，従属変数の平均値に差があるのかを明らかにする手続きである．

　ここで，INTRO の学生と教員の会話を思い出してほしい．学生は $t$ 検定を 3 回行うという案を提案しているが，この案は多重比較における誤った方法を代表するものである．今回の研究例①では，年齢層という要因に 20 代・40 代・60 代の 3 つの水準が含まれていた．有意水準を 5%（0.05）として $t$ 検定を行うとすると，それは 5% の確率で誤って帰無仮説を棄却してしまうことを表す（タイプ 1 エラー）．帰無仮説が正しいとして，それを正しく採択する確率は，1 回あたり 95%（0.95）となるため，一度も誤りを犯さずに 3 回それを繰り返せる確率は $0.95^3 = 0.857375$ となり，約 85.74% ということになる．このため 3 回 $t$ 検定を繰り返すなかで，1 度以上誤って帰無仮説を棄却する確率は $1 - 0.95^3 = 0.142625$ となり，約 14.26% ということになる．これは誤って帰無仮説を棄却してしまうエラーであるタイプ 1 エラーの 5% という水準を大きく上回る値であり，問題といえる．これが $t$ 検定を繰り返してはいけない理由である．

　では，この多重比較を具体的にはどのように行うのだろうか．多重比較にはこれまでに複数の方法が開発・提案されており，それぞれに特徴がある．ただ実際に心理学の研究において用いられることが多いのは，**テューキー法（Tukey 法）**や**ボンフェローニ法（ボンフェロニ法，Bonferroni 法）**と呼ばれるものである．

　テューキー法は，各水準の平均値について，すべての水準間での対比較を同時に検定する多重比較の方法である．テューキー法では，従属変数の得点が正規分布に従うことと，各水準の従属変数の得点の分散が等しいことが前提となる．比較する水準間の平均値差と群内平均平方（残差の平均平方），および各群に含まれる実験参加者・調査参加者数から

$q$ 統計量[*4]と呼ばれる値を算出し，それをもとに水準間の平均値差の検定を行う．もともとのテューキー法では，各水準に含まれる実験参加者・調査参加者数が等しい必要があった．しかし現在では，各水準の実験参加者・調査参加者数が異なる場合でも適用可能なように拡張されており，これをもとのテューキー法と区別するために**テューキー・クレーマー法**と呼ぶこともある．

　今回の研究例①のデータにおいて，テューキー法を用いて水準間の平均値差を多重比較した結果が［表9.4］である．テューキー法による多重比較を行うと，20代と60代，40代と60代の間の平均値差について，$p$ 値が有意水準の5% を下回っており，調和性の得点の有意な平均値差が示唆される結果となった．

[表9.4] 研究例①のテューキー法による多重比較の結果

| 水準のペア | 平均値差 | $q$ 統計量 | $p$ 値 |
|---|---|---|---|
| 40代〜20代 | 0.20 | 2.68 | 0.14 |
| 60代〜20代 | 0.50 | 6.79 | < 0.001 |
| 60代〜40代 | 0.30 | 4.11 | 0.01 |

　ボンフェローニ法は，テューキー法よりもより単純な多重比較の方法で，比較を行う水準のペアの数で有意水準を割り，有意性検定における有意水準の調整を行うというものである．有意水準を調整して切り下げたあとは，個々の水準対に対して平均値差を $t$ 検定によって検定し，得られた $p$ 値が調整された有意水準よりも小さければその水準間に有意な平均値差が示されたと判断する．今回の研究例①に基づいてボンフェローニ法による多重比較を行うと，全部で3対の水準間の平均値の比較を行うため，有意水準は5% ÷ 3 = 1.67%（0.0167）となる．研究例①のデータを用い，20代と40代，20代と60代，40代と60代の3つの水準間で $t$ 検定を行うと，それぞれ $p$ 値は $p = 0.06$，$p < 0.001$，$p = 0.002$ となる．この3つの平均値差の検定結果のうち，調整された有意水準である1.67%（0.0167）を下回る $p$ 値は，20代と60代，40代と60代の2つの水準対であった．このためボンフェローニ法に基づく多重比較でも，テューキー法と同じく，20代と60代，40代と60代の間に統計的に有意な調和性の得点の平均値差があることが示唆されたといえる．

　一般に，要因内の水準の数が多くないときは，テューキー法とボンフェローニ法で結果は大きく変わらないといわれる．しかし，要因内の水準数が増えると，ボンフェローニ法ではそれだけ $p$ 値が切り下げられることになるため，平均値差が統計的に有意になりづらくなる傾向がある．

---

[*4] テューキー法において用いる $q$ 統計量は，2つの群の平均値差を各水準の標本平均の標準誤差で割ることにより，求めることができる．その際，各水準の標本平均の標準誤差は群内平均平方を各水準に含まれる人数で割ったものの平方根をとることで算出できる．このため，各水準に含まれる人数が等しい場合，水準 A と水準 B の間の平均値差に関する $q$ 統計量は以下の式で求めることができる．

$$q = \frac{|Mean_{水準A} - Mean_{水準B}|}{\sqrt{\dfrac{群内平均平方}{各水準の人数}}}$$

# 3. 対応のある要因の場合の1要因分散分析

## 1）被験者内1要因分散分析

前節で扱った対応のない要因は，要因内の各水準に割り当てられている実験参加者・調査参加者がそれぞれ異なる場合であった．具体的には今回の研究例①のように，20代・40代・60代の3つの水準に，別々の無関係な200名の成人がそれぞれ割り当てられているような場合である．それに対し，この節では対応のある要因の場合の1要因分散分析を学んでいく．対応のある要因は，要因内の各水準における従属変数の値に相関が認められる場合である．具体的には，各水準に割り当てられている実験参加者・調査参加者が同一の人々であったり，属性などが類似した実験参加者・調査参加者が割り当てられていたりするなど，各水準の実験参加者・調査参加者が紐づけられる場合を指す．

要因の区別について，対応のない要因と対応のある要因という区別のほかに，**被験者間要因**と**被験者内要因**という区別があった．この節で扱う対応のある要因の場合，特に各水準に割り当てられている実験参加者・調査参加者が同一の人々であるときは，同一の実験参加者・調査参加者のなかでの平均値の比較になるため，その要因は被験者内要因となる．しかし，属性が似た実験参加者・調査参加者を組にして割り当てられているような場合は，要因に対応はあっても，平均値は異なる人々のものを比較することになるため，被験者間要因ということになる．このように対応のある要因の場合は，被験者内要因になる場合と被験者間要因になる場合の2通りがあるので注意する必要がある．ここでは特に，同一の実験参加者・調査参加者が各水準に割り当てられている被験者内要因を取り上げ，説明していくことにする．

本章でこれまで取り上げてきた研究例①は，20代・40代・60代の別々の調査参加者各200名が，調和性の心理検査に回答したというものであった．この研究例①では，20代・40代・60代という年齢層は，対応のない要因で被験者間要因であった．この節では，この例を仮に20代の成人200名に調和性の心理検査をしたのち，20年後（40代になったとき）に再度同じ200名に検査を行い，さらにその20年後（60代になったとき）にまた同じ200名に検査を行ったと考えてみたい．ここでは話を簡単にするため，1名も脱落が

[表9.5] 研究例②の調査参加者ごとの調和性の得点と記述統計量

| ID | 調和性得点 | | | 平均 |
|---|---|---|---|---|
| | 20代（1時点目） | 40代（2時点目） | 60代（3時点目） | |
| 1 | 4 | 4 | 2 | 3.33 |
| 2 | 4 | 5 | 4 | 4.33 |
| 3 | 6 | 6 | 4 | 5.33 |
| 4 | 2 | 3 | 4 | 3.00 |
| ⋮ | ⋮ | ⋮ | ⋮ | ⋮ |
| 197 | 3.5 | 6 | 6.5 | 5.33 |
| 198 | 3.5 | 6 | 5 | 4.83 |
| 199 | 4.5 | 4.5 | 5 | 4.67 |
| 200 | 2.5 | 5.5 | 5.5 | 4.50 |
| 平均 | 4.50 | 4.70 | 5.00 | 4.73 |
| 標準偏差 | 1.13 | 0.99 | 1.00 | 1.06 |

なく，3回とも同じ200名に検査ができたと仮定する（以降，研究例②とする）．すると研究例②では，年齢層は対応のある要因で被験者内要因ということになる［表9.5］．これ以降，この研究例②に基づき被験者内1要因分散分析を説明していく．なお，データの数値は研究例①と研究例②で全く同一である．違いは，前者は要因を対応のない要因として捉え，後者は反復測定された対応のある要因として捉えているということのみである．

### 2）平方和の分割

　被験者内1要因分散分析でも，被験者間1要因分散分析のときと同じように一人ひとりの得点のバラつきを表す平方和を分割していく．被験者間1要因分散分析のときは，全体の平方和を取り上げた要因によって説明できる部分である群間平方和と，取り上げた要因によって説明できない部分である群内平方和（残差の平方和）の2つに分割した．被験者内1要因分散分析のときは，同一の集団が繰り返し実験や調査に参加するため，一人ひとりの得点についても平均値を考えることができる．

　［表9.5］をみると，研究例②ではIDが1番の人は3回の検査を通じて個人内の平均が3.33点，IDが3番の人は3回の検査を通じて個人内の平均が5.33点となっている．全体の平均である4.73点と比べると，IDが1番の人は全体の平均より個人内平均が低く，IDが3番の人は全体の平均より個人内平均が高い．このように，一人ひとりの得点の平均値は，全体の平均のまわりに散らばっている．つまり，一人ひとりの得点の平均をみることで，3時点を通じての一人ひとりの得点の個人差があることがわかる．被験者内1要因分散分析では，この一人ひとりの実験参加者・調査参加者のことを**ブロック**と呼び，反復された測定を通じての一人ひとりの得点のバラつきを**ブロックの平方和**と呼ぶ．

　被験者内1要因分散分析における平方和の分割は，今回の研究例②に基づくと以下のようになる．全体の平方和は，取り上げた要因によるバラつきである「群間平方和」，3時点を通じての一人ひとりの得点のバラつきである「ブロックの平方和」，そして時点特有の誤差に相当する「残差の平方和」[*5]に分割される．被験者内1要因分散分析における平方和の分割の様子は［図9.3］に示した．

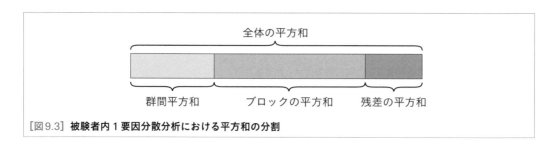

［図9.3］**被験者内1要因分散分析における平方和の分割**

### 3）被検者内1要因分散分析における「検定」

　被験者間1要因分散分析と同じく，被験者内1要因分散分析でも分割した平方和と自由

---

[*5] 被験者内1要因分散分析における残差の平方和は，一人ひとりの，時点特有の得点の平均からのバラつきを表すものである．本章ではこれを誤差に相当するものとして記述しているが，これは時点という要因と実験参加者・調査参加者というブロックの組み合わせのバラつきを表現したものともいえる．詳細は10章で解説されるが，このような組み合わせの効果を交互作用と呼び，被験者内1要因分散分析における残差の平方和は要因とブロックの交互作用の平方和とも呼ばれる．

度から平均平方を求め，$F$統計量を算出して帰無仮説検定を行うことになる．この場合の帰無仮説は「すべての測定時点（20代・40代・60代）において調和性得点の平均値は等しい」となり，対立仮説は「測定時点によって調和性得点の平均値に差がある」となる．

　被験者内1要因分散分析の場合は，全体の平方和は群間平方和，ブロックの平方和，残差の平方和の3つに分割された．それぞれについて要因の自由度，ブロックの自由度，残差の自由度を求めることができる．各自由度がいくつになるかは，被験者間1要因分散分析のときと同じく，サンプルサイズと要因のなかの水準数によって算出される．要因の自由度は（水準数－1）によって求めることができ，ブロックの自由度は（サンプルサイズ－1）によって求めることができる．残差の自由度は要因の自由度とブロックの自由度の積（水準数－1）×（サンプルサイズ－1）によって求めることができる．今回の研究例②に基づくと，水準数は20代・40代・60代の測定時点3つとなるため，要因の自由度は2となる．また全体のサンプルサイズは200なので（200名の成人が20年間隔で3回検査を受けた），ブロックの自由度は200 − 1 = 199となる．したがって残差の自由度は2 × 199 = 398となる．そしてこれら3つの自由度で，それぞれ対応する平方和を割ることにより，平均平方を求めることが可能となる．

　以上のようにして求めた群間平均平方と残差の平均平方の比をとると，分散分析の帰無仮説検定で用いる$F$統計量が算出される．この$F$統計量は，要因と残差の2つの自由度によって定まる$F$分布と呼ばれる確率分布に従う（$df_1 = 2, df_2 = 398$）．帰無仮説検定の際は，この2つの自由度によって定まる$F$分布に基づき，設定された有意水準に対応する値を$F$統計量が上回るか否かを判断することとなる．

　前節の被験者間1要因分散分析では，従属変数の母集団分布が正規分布であるという仮定と，従属変数の母集団分散が各水準で等しいという仮定の2つが前提としておかれていた．被験者内1要因分散分析においては，従属変数の母集団分布が正規分布であるという仮定は引き続きおかれる．そして被験者内1要因分散分析の場合は，母集団分散の等質性に相当する仮定として，球面性の仮定と呼ばれる複雑な仮定がおかれることになる．これは各水準間での従属変数の差をとった際，その差の分散がどの水準対でも等しくなるということを意味する．この球面性の仮定は，それが満たされていることをモークリーの球面性検定により確認することができる．今回の研究例②のデータについて球面性の仮定をモークリーの球面性検定によって確認すると，球面性の仮定が成り立つ（各水準間での従属変数の差の分散がすべて等しい）という帰無仮説は棄却されない［$W = 0.99, p = 0.35$］．このため，今回の研究例②のデータにおいて被験者内1要因分散分析を用いることに問題はないと判断できる．なお，用いるデータにおいて球面性の仮定が成り立たない場合には，分析時に用いる統計ソフトウェアが自由度を調整することで，分析を行うことになる．

## 4）結果のまとめ

　今回の研究例②の被験者内1要因分散分析の分析結果を分散分析表として，［表9.6］にまとめた．ここまでに説明した点を振り返ると，まず要因の自由度が2で群間平方和が25.37となっている．このため群間平均平方は25.37 ÷ 2 = 12.68となる．個人間差を表すブロックについては，自由度が199でブロックの平方和が400.43となっている．このためブロックの平均平方が400.43 ÷ 199 = 2.01となる．残差については，自由度が398で残差の平方和が246.47となっている．このため残差の平均平方が246.47 ÷ 398 = 0.62となる．

続いて要因の $F$ 値については，群間平均平方と残差の平均平方の比をとり，$F = 12.68 \div 0.62 = 20.48$ となっている．この $F$ 値が自由度 2 と 398 の $F$ 分布の上側のどの確率値に対応するかが $p$ 値として表されており，今回は $p$ 値が十分に小さいため，$p < 0.001$ となる．これは 0.1% 水準で統計的に有意な要因の効果を示しており，測定時点によって調和性得点の平均値が異なる，要因の主効果を示唆する結果となった．

[表9.6] 研究例②のデータに基づく分散分析表

| 変動要因 | 自由度 | 平方和 | 平均平方 | $F$ 値 | $p$ 値 |
|---|---|---|---|---|---|
| 要因 | 2 | 25.37 | 12.68 | 20.48 | < 0.001 |
| ブロック | 199 | 400.43 | 2.01 | 3.25 | < 0.001 |
| 残差 | 398 | 246.47 | 0.62 | | |
| 全体 | 599 | 672.26 | | | |

### 5）多重比較

被験者間 1 要因分散分析のときと同様に，被験者内 1 要因分散分析においても要因の水準間の多重比較を行うことができる．その際，被験者内 1 要因分散分析の前提である球面性の仮定が満たされていることが必要となる．被験者間 1 要因分散分析において用いたテューキー法やボンフェローニ法が，被験者内 1 要因分散分析においても用いられる．

テューキー法で用いる $q$ 統計量は，比較する水準間の平均値差と残差の平均平方，およびサンプルサイズから算出される[*6]．今回の研究例②のデータにおいて，テューキー法を用いて水準間の平均値差を多重比較した結果が [表9.7] である．テューキー法による多重比較を行うと，すべての水準間で調和性得点の平均値差が 5% 水準で統計的に有意になった．したがって，20 年ごとに測定された調和性得点の平均値は，3 回の測定を通じ有意に高くなっていくことが示されたといえる．

[表9.7] 研究例②のテューキー法による多重比較の結果

| 水準のペア | 平均値差 | $q$ 統計量 | $p$ 値 |
|---|---|---|---|
| 40 代〜 20 代 | 0.20 | 3.55 | 0.03 |
| 60 代〜 20 代 | 0.50 | 8.99 | < 0.001 |
| 60 代〜 40 代 | 0.30 | 5.44 | < 0.001 |

### 6）被験者間 1 要因分散分析との違い

被験者間 1 要因分散分析の時の研究例①では，多重比較の結果，20 代と 40 代の間で調和性得点の平均値差は統計的に有意にはならなかった．しかし，被験者内 1 要因分散分析の場合の研究例②では，多重比較の結果，20 代から 40 代にかけて調和性得点の平均値が

---

[*6] 被験者内 1 要因分散分析の際のテューキー法による多重比較では，$q$ 統計量は 2 つの水準の平均値差を各水準の標本平均の標準誤差で割ることにより，求めることができる．その際，各水準の標本平均の標準誤差は残差の平均平方（要因とブロックの交互作用の平均平方）をサンプルサイズで割ったものの平方根をとることで算出できる．ゆえに，水準 A と水準 B の間の平均値差に関する $q$ 統計量は以下の式で求めることができる．

$$q = \frac{|Mean_{水準A} - Mean_{水準B}|}{\sqrt{\dfrac{残差の平均平方}{サンプルサイズ}}}$$

有意に高くなるという結果になった．研究例①と研究例②で全く同じ数値のデータにもかかわらず，結果が異なったものになったのはなぜだろうか．この違いは，要因が対応のない要因であったか，それとも対応のある要因であったかに起因する．対応のない要因の場合は，平方和は群間平方和と群内平方和（残差の平方和）の2つに分割される．一方，対応のある要因の場合は，対応のない要因のときの群内平方和がさらにブロックの平方和と残差の平方和に分割される．つまり，対応のない要因のときに残差とされていたものの一部が，対応のある要因の場合にはブロックとして説明されるため，相対的に対応のある要因の場合のほうが残差が小さくなる．そのため，対応のない要因の場合よりも対応のある要因の場合のほうが，要因に関する統計量が大きくなり，検定を行うと統計的に有意になりやすくなる（検定力が高くなる）．これは多重比較だけでなく，分散分析そのものの結果についても同様で，対応のある要因の場合の方が対応のない要因と比べて検定力が高いことが示されている．

# 4.9 章のまとめ

　本章では，平均値を比べる群が3つ以上あるときに用いる，1要因分散分析という分析手法について学んだ．1要因分散分析を用いる際には，データの要因における対応の有無の違いが重要である．大学の実習や卒業論文などで行う実験・調査のデータ分析に用いる際は，そのデータがどのような構造になっているのかをしっかりと理解したうえで，適切な方法を選ぶ必要がある．前述したように，対応のある要因の1要因分散分析は，対応のない要因の場合と比べて検定力が高く，可能であれば（実施上の制約がありできないことも多いが）対応のある要因としてデータを収集することが望ましい．実験・調査を行う際は，分析を行うところまでを見越したうえで，データを集める前に入念な計画を行うことが重要である．

## 9章 Q and A

**Q1** 以下のデータのうち，要因が対応のある要因になるものとして適切なものを1つ選びなさい．

1. 国籍による価値観の違いを調査するため，3つの国籍（日本・アメリカ・中国）の人々それぞれに価値観の調査を行った．
2. 自己教示訓練の効果を検証するため，30名のサンプルを集め，ベースライン・訓練前・訓練後の3回，抑うつ気分の測定を行った．
3. 学部による批判的思考態度の違いを調査するため，3つの学部（文学部・経済学部・工学部）の学生それぞれに批判的思考態度の調査を行った．
4. 授業形式によって授業内容の理解度が異なるのかを検証するため，3つの授業形式（講義形式・質問形式・ディスカッション形式）にそれぞれ30名の高校生を割り当て授業を行い，最後に理解度テストを行った．

141

**Q2** 多重比較に関する説明のうち，誤ったものを１つ選びなさい．

1. 分散分析で主効果が統計的に有意であった場合に，どの水準間に差が見られるのかを明らかにするために行う．

2. ボンフェローニ法やテューキー法，シェッフェ法など，多くの多重比較の方法が知られている．

3. 多重比較は２つの水準間の平均値差をみていくものなので，$t$ 検定で２群ごとの比較を繰り返すことと同じである．

4. 水準数が３つ以上ある場合，２つの水準間で平均値の比較を繰り返すとタイプ１エラーが増大するが，多重比較ではそのタイプ１エラーの増大を調整することができる．

**Q1** | **A**······ 2

解説

　対応のある要因は，要因中の各水準に割り当てられている実験参加者または調査参加者が紐づけられる場合を指す．1，3，4 は各水準に割り当てられる人が別々の無関係な人になるため，対応のない要因である．

**Q2** | **A**······ 3

解説

　$t$ 検定の繰り返しはタイプ１エラーの増大を引き起こす．タイプ１エラーが増大しないように各種多重比較の方法を用いるので，3. が誤り．1，2，4 は正しい．

文献

1)　南風原朝和：心理統計学の基礎─統合的理解のために．有斐閣，2002．

2)　石村貞夫：分散分析のはなし．東京図書，1992．

（川本哲也）

# 10章

平均値の比較②

# 2要因分散分析

到達目標 ･･････････････････････････････････････････････････････

● 研究目的と実行可能性に応じた実験計画を立てられる.
● 主効果と交互作用効果について説明できる.
● 分析手順とその意味を理解し, 結果を正確に解釈できる.

*INTRO*

「先週までの教育実習はいかがでしたか？」

「とても勉強になりました. でも, もし教員になった場合に本当に生徒たちとうまくやっていけるか不安です. やはりベテランの先生と比べると, 若輩者は生徒から信頼してもらうのが難しいと感じました.」

「教員経験年数と, 生徒からの信頼度に関連がありそうということですか？」

「そう感じました. もちろん年数だけではなくて, 他の要因もありそうですが…. たとえば教員の積極性とか. 同じ実習生でも, 積極的なタイプの人は早くから生徒の信頼を得ていたようにみえました.」

「教員の積極性によって, 経験年数と信頼度の関連の様子が違いそうだと？」

「そうです. 主観ですが, よく話すタイプの教員は若くても信頼されやすくて, 無口な若い教員は生徒から信頼されにくい気がしました.」

「きみが感じたことが本当か, 確かめてみましょうか.」

「はい！ この場合, 従属変数は教員に対する生徒の信頼度, 独立変数は教員の経験年数ですよね. あれ？ じゃあ積極性は…？」

「このように, 要因が2つの場合に行う平均値比較を2要因分散分析といいます. どのように考えればいいのか, 一緒にみていきましょう.」

---

〔キーワード〕2要因分散分析, 二元配置分散分析, 実験計画（実験デザイン）, 2要因被験者間計画, 2要因被験者内計画, 混合計画, 主効果, 交互作用効果

# 1. さまざまな実験計画

　教員に対する生徒の信頼度が，単に経験年数の違いであるとは考え難い．若くても信頼を得られる教員もいるだろうし，経験年数が長くても生徒から信頼されにくい教員もいるかもしれない．そこで，先の学生のアイディアから教員のコミュニケーションに対する積極性をもう1つの要因として検討する．このように，従属変数を変化させると想定される要因のなかから2つを取り出し，各水準における平均値差を比較する分析を**2要因分散分析**，または**二元配置分散分析**という．

　2要因分散分析の場合，被験者間計画，被験者内計画，混合計画の3つの実験計画が考えられる．1要因分散分析と同様，1人の被験者を1つの条件（要因Aと要因Bの水準の組み合わせ）にのみ割り当てるとき，それを**2要因被験者間計画**という．先の例を用い，ある学校の一学年に所属する教員を要因Aの3水準（若手，中堅，ベテラン）と要因Bの2水準（積極的，消極的）の3×2の条件に割り振り，生徒に信頼度を評価してもらうとする．各生徒に1つの条件に当てはまる教員についてのみ回答してもらう場合（[**表10.1**]），「3×2の被験者間計画」となる．たとえば，被験者生徒の赤田と石澤は積極性の高い若手教員（$a_1 \times b_1$）の評価のみを行う．

　一方，各被験者がすべての条件を経験するとき，それを**2要因被験者内計画**という．[**表10.2**]のように，被験者生徒にすべての教員について回答してもらう場合は「3×2の被験者内計画」となる．

　さらに，1つの要因は被験者間で，もう1つの要因は被験者内で行う計画を**混合計画**という．[**表10.3**]の場合，被験者は要因Aの各水準に割り当てられているが（被験者間

[表10.1] 3×2の被験者間計画

| 要因A（教員経験年数） | $a_1$：若手 | | $a_2$：中堅 | | $a_3$：ベテラン | |
|---|---|---|---|---|---|---|
| 要因B（教員の積極性） | $b_1$：高 | $b_2$：低 | $b_1$：高 | $b_2$：低 | $b_1$：高 | $b_2$：低 |
| 被験者（信頼度の評価者） | 赤田<br>石澤 | 奥島<br>工藤 | 佐々木<br>畑中 | 福井<br>藤川 | 本郷<br>宮崎 | 山田<br>若山 |

[表10.2] 3×2の被験者内計画

| 要因A（教員経験年数） | $a_1$：若手 | | $a_2$：中堅 | | $a_3$：ベテラン | |
|---|---|---|---|---|---|---|
| 要因B（教員の積極性） | $b_1$：高 | $b_2$：低 | $b_1$：高 | $b_2$：低 | $b_1$：高 | $b_2$：低 |
| 被験者（信頼度の評価者） | 赤田，石澤，奥島，工藤，佐々木，畑中，福井，<br>藤川，本郷，宮崎，山田，若山 | | | | | |

[表10.3] 3×2の混合計画

| 要因A（教員経験年数） | $a_1$：若手 | | $a_2$：中堅 | | $a_3$：ベテラン | |
|---|---|---|---|---|---|---|
| 要因B（教員の積極性） | $b_1$：高 | $b_2$：低 | $b_1$：高 | $b_2$：低 | $b_1$：高 | $b_2$：低 |
| 被験者（信頼度の評価者） | 赤田，石澤<br>奥島，工藤 | | 佐々木，畑中<br>福井，藤川 | | 本郷，宮崎<br>山田，若山 | |

計画），要因Bに関しては積極性の高い教員と低い教員の両方の水準について回答する（被験者内計画）ため，「3×2の混合計画」である．

　各実験計画には利点と注意点があるため（9章参照），研究目的と実行可能性をふまえて実験計画を立てることが重要である．また，研究デザインによっては不可能な実験計画もある．たとえば，英語のみで行う授業と日本語で行う授業のどちらが英語の成績向上に効果的か調べたいとする．このとき，元々英語が得意な生徒は英語による授業が，英語が得意でない生徒は日本語での授業がよいなど，生徒のベースラインの英語力によって授業の効果が異なる可能性があるため，生徒を英語得意群と不得意群に分けて効果を比べるとする．即ち要因Aを生徒のベースラインの英語力，要因Bを教授法としたとき，要因Aで被験者が既に分けられているため，[表10.2]のような被験者内計画は不可能である．よって，この実験計画は各被験者が英語による授業と日本語による授業のどちらかを受ける場合（被験者間計画）と両方を受ける場合（混合計画）に絞られる．

　2要因分散分析は，1つの要因では説明しきれない平均値差の検討，異なるグループ間における介入や薬の効果の比較など，研究目的に応じて頻繁に使われる分析方法である．本章では，被験者間計画，被験者内計画，混合計画のそれぞれの統計的検定の流れを擬似的に体験することで分析手順を理解し，結果を正確に解釈できるようになることを目指す．

## 2. 主効果と交互作用効果

　研究例を挙げて分析手順をみていく事前準備として，主効果と交互作用効果についての理解が必要である．分散分析は一般的に，従属変数の分散を独立変数によって説明できる部分とできない部分に分ける方法である．2要因分散分析の場合はさらに，独立変数によって説明できる部分を「要因A単独で説明できる部分（要因Aの主効果）」，「要因B単独で説明できる部分（要因Bの主効果）」，「要因Bによる要因Aの効果の違い（A×Bの交互作用効果）」に分け，それぞれの効果の有意性や大きさを評価する．

$$\underbrace{従属変数の分散 \;=\; 要因Aの主効果 \;+\; 要因Bの主効果 \;+\; 交互作用効果}_{独立変数によって説明できる部分} \;+\; \underbrace{誤差}_{できない部分}$$

(10.1)

　**主効果**（main effect）は，ある要因が単独で従属変数に及ぼす効果，**交互作用効果**（interaction effect）は，要因Aが従属変数に及ぼす効果に要因Bが及ぼす影響である．それぞれの要因の主効果に加えて交互作用効果を確認できることが，2要因分散分析を用いる利点である．[図10.1]に極端な例を挙げた．実際はそれぞれの効果の有意性について検定する必要があるが，ここではイメージをつかむ際の参考にされたい．

　2要因分散分析の結果をグラフで表す場合，縦軸に従属変数の値をとり，横軸とグラフ線で2つの要因を表すことが多い．[図10.1]は2×2の2要因分散分析であるが，要因Aの水準が3つの場合は横軸上が3点に，要因Bの水準が3つの場合はグラフ線が3本になる．目安として着目すべきは「$A_1$上の2点の平均と$A_2$上の2点の平均の差（要因Aの主効果）」「$B_1$と$B_2$のグラフ線の開き（要因Bの主効果）」「$B_1$と$B_2$のグラフ線の傾き（交

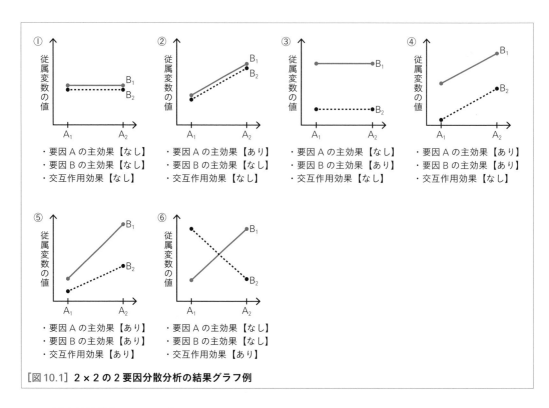

[図10.1] 2×2の2要因分散分析の結果グラフ例

互作用効果)」の3つである.

　要因Aの主効果があるということは，要因Aの各水準（$A_1$と$A_2$）間で従属変数の平均値に統計学的に有意な差異があるということである．このとき，要因Bの影響は考えないため，［図10.1］で，$A_1$と$A_2$から垂直に伸ばした線状にある2点の中間点をイメージするとよい．①と③は明らかに$A_1$と$A_2$の平均値差がみられない．また，⑥は要因Bの影響を考えなければ$A_1$と$A_2$の従属変数の平均はほぼ同値になりそうなことがわかる．一方，②，④，⑤は$A_2$の平均値のほうが高そうだと予測できる（繰り返しになるが，実際は有意性の統計的検定が必要であることを忘れてはならない）.

　要因Bの主効果があるということは，要因Bの各水準（$B_1$と$B_2$）間で従属変数の平均値に統計的に有意な差異があることを意味する．［図10.1］の①と②は$B_1$と$B_2$の2本の線が近接しており，要因Bの水準が$B_1$か$B_2$かによる従属変数の差はほとんどなさそうにみえる．⑥も，要因Aの影響を考えず$B_1$における平均値と$B_2$における平均値を比較した場合の差はほぼなさそうであるため，要因Bの主効果はないだろうと見当がつけられる．一方，③〜⑤のように$B_1$と$B_2$のグラフ線が大きく離れている場合，要因Bの主効果がある可能性が考えられる.

　最後に，交互作用があるということは，要因Bの水準によって従属変数の平均値の差異に及ぼす要因Aの効果が異なるということである．［図10.1］でみると，①〜④は$B_1$と$B_2$のグラフ線が平行である．これは，要因Bの水準がどちらであっても$A_1$と$A_2$の平均値差が影響を受けないことを意味する．一方，⑤と⑥は$B_1$と$B_2$のグラフ線の傾きが大きく異なる．⑤では要因Bの水準が$B_1$の場合のほうが$A_1$と$A_2$間の平均値差がより大きい．これは「要因Bによって要因Aの効果の大きさが異なる」と表現される．また，⑥では要因Bの水準が$B_1$のときは従属変数の平均は$A_2$が高いが，要因Bの水準が$B_2$のときは$A_1$の平均が高い．これは「要因Bによって要因Aの効果の方向性が逆になる」

と表現される．このように主効果と交互作用効果の違いをしっかり捉えることで，次節からの研究例がより理解しやすくなるだろう．

## 3. 2 要因被験者間計画

### 1）研究例

　ここからは，[INTRO] の学生の仮説「教員に対する生徒の信頼度は，教員経験年数および教員の積極性と関連する」を検証していく．このデータを集めるため，ある学校の教員を教員経験年数（要因A；1＝1〜10年目，2＝11〜20年目，3＝21年以上）と積極性（要因B；1＝高い，2＝低い）で6つの条件に分け，全校生徒1,200名に自分の担任についての信頼度を回答してもらったとする．信頼度は，1（全く信頼していない）から4（とても信頼している）の4件法で評価してもらった．後述する理由により，ここでは被験者（回答者）が各条件200名ずつにちょうど分かれたと仮定する [表10.4]．

　2要因分散分析に限ったことではないが，各要因における水準を分ける基準の設定は研究デザインの妥当性を保つために重要である．たとえば，教員経験年数について3年までは新人，5年くらいまでが若手だろう…など，研究者の印象で水準を定めるのは適当ではない．区切り方によって水準数が異なり，分析結果の解釈にも影響を与える可能性があるためである．本章では，文部科学省の方針（2019）に則り10年毎3水準に要因Aを分けている．

### 2）平方和の分解

　いよいよ本節から分散分析を実行していく．[表10.5] は，調査で得られた各条件の平均（セル平均）である．

　前章で既習のとおり，分散分析では，各要因に起因するデータ変動を**平方和**（sum of squares；$SS$）によって表現する．平方和は平均からどれくらい離れているかを表すものである．**全体平方和**（$SS_{total}$）はデータ全体としてのばらつきの大きさを表し，各データと全体平均の差の2乗の和によって算出される．また，2要因被験者間分散分析では次のように分解できる．

[表10.4] 条件毎の回答者数

|  | a$_1$：若手 | a$_2$：中堅 | a$_3$：ベテラン | 合計 |
|---|---|---|---|---|
| b$_1$：積極性　高 | 200 | 200 | 200 | 600 |
| b$_2$：積極性　低 | 200 | 200 | 200 | 600 |
| 全体 | 400 | 400 | 400 | 1,200 |

[表10.5] 教員に対する信頼度の条件平均（セル平均）と全体平均

|  | a$_1$：若手 | a$_2$：中堅 | a$_3$：ベテラン | 水準毎の平均 |
|---|---|---|---|---|
| b$_1$：積極性　高 | 2.53 | 2.42 | 2.54 | 2.49 |
| b$_2$：積極性　低 | 2.49 | 2.36 | 2.60 | 2.48 |
| 水準毎の平均 | 2.51 | 2.38 | 2.57 | 2.48 |

$$\text{全体平方和}\ (SS_{total}) = \text{要因 A の主効果の平方和}\ (SS_A)$$
$$+\text{要因 B の主効果の平方和}\ (SS_B)$$
$$+\text{交互作用の平方和}\ (SS_{AB})$$
$$+\text{残差平方和}\ (SS_e) \qquad\qquad (10.2)$$

**要因 A の主効果の平方和**（$SS_A$）は，要因 A だけの影響によるデータのばらつきを表す．つまり，水準 $a_1$, $a_2$, $a_3$ 各平均が全体平均からどれだけ離れているかを足したものであり，（水準 $a_x$ の平均値－全体の平均値）$^2$ の全データ数分の和によって求められる．要因 A の各水準のデータ数は 400 であるため，（水準 $a_1$ の平均値－全体の平均値）$^2$，（水準 $a_2$ の平均値－全体の平均値）$^2$，（水準 $a_3$ の平均値－全体の平均値）$^2$ にそれぞれ 400 を掛けて足すことで全データ数 1,200 分の和になる．**要因 B の主効果の平方和**（$SS_B$）も同様である．［表10.5］より計算すると以下のようになる．

$$SS_A = (2.51 - 2.48)^2 \times 400 + (2.38 - 2.48)^2 \times 400 + (2.57 - 2.48)^2 \times 400$$
$$\fallingdotseq 8.32$$
$$SS_B = (2.49 - 2.48)^2 \times 600 + (2.48 - 2.48)^2 \times 600$$
$$\fallingdotseq 0.07$$

次に，**交互作用の平方和**（$SS_{AB}$）である．交互作用の平方和は，要因 A と B の組み合わせ（各セル）の効果から算出される．各セルの度数が等しい場合，各セル平均の平方和（セル平均－全体の平均値）$^2$ のデータ数分の和から $SS_A$ と $SS_B$ を引いた残りが，要因 A・B 単独で説明されない平方和となる．

$$SS_{AB} = (2.53 - 2.48)^2 \times 200 + (2.49 - 2.48)^2 \times 200 \qquad \leftarrow \text{若手教員のセル平均}$$
$$+ (2.42 - 2.48)^2 \times 200 + (2.36 - 2.48)^2 \times 200 \qquad \leftarrow \text{中堅教員のセル平均}$$
$$+ (2.54 - 2.48)^2 \times 200 + (2.60 - 2.48)^2 \times 200 \qquad \leftarrow \text{ベテラン教員のセル平均}$$
$$- 8.32 \qquad\qquad\qquad\qquad\qquad\qquad\qquad \leftarrow \text{要因 A の主効果の平方和}\ (SS_A)$$
$$- 0.07 \qquad\qquad\qquad\qquad\qquad\qquad\qquad \leftarrow \text{要因 B の主効果の平方和}\ (SS_B)$$
$$\fallingdotseq 1.33$$

最後に**残差平方和**（$SS_e$）は，要因 A や B 単独でもその組み合わせでも説明されない誤差に起因する変動を表す．各セル内のばらつき，つまり，同じ条件の教員を評価したにもかかわらず生じる回答者の個人差によるばらつきともいえる．残差平方和は，各セルに含まれるデータについて（各データの値－セル平均）$^2$ の和を算出し，すべてのセル分を足し加えることで算出される．

$$\text{残差平方和}\ (SS_e) = \text{（各データの値－}2.53)^2\ \text{の和} \qquad \leftarrow \text{若手×積極性高}$$
$$+ \text{（各データの値－}2.49)^2\ \text{の和} \qquad \leftarrow \text{若手×積極性低}$$
$$+ \text{（各データの値－}2.42)^2\ \text{の和} \qquad \leftarrow \text{中堅×積極性高}$$
$$+ \text{（各データの値－}2.36)^2\ \text{の和} \qquad \leftarrow \text{中堅×積極性低}$$
$$+ \text{（各データの値－}2.54)^2\ \text{の和} \qquad \leftarrow \text{ベテラン×積極性高}$$

$$+ (各データの値-2.60)^2 の和 \quad \leftarrow ベテラン \times 積極性低 \quad (10.3)$$

　以上のように，データ全体のばらつきが，要因 A によるばらつき，要因 B によるばらつき，要因 A と B の組み合わせによるばらつき，それらでは説明できないばらつきに分けられた．では，次にそれらの要素のうちどの影響が大きいのかをみていく．

### 3）分散分析表の作成と見方

　次のステップは分散分析表の作成である．2 要因分散分析（被験者間計画）の分散分析表は［表 10.6］のように構成される．各行は全体平方の分解式の項に対応している．

　表中の**平均平方**（Mean squares；*MS*）は，平方和を**自由度**（degree of freedom；*df*）で割ったもの，つまり，自由度 1 つあたりの平方和の値である．平方和は自由度が大きいほど大きくなる傾向があるため，平方和のままでは自由度が大きいのかばらつきが大きいのか判断できない．そこで自由度で割って平均平方に変換することで，それぞれの要因の効果の大きさを比較しやすくするのである．さらに ***F* 値**は，それぞれの要因の平均平方を残差の平均平方で割ったもの，つまり，個人差によるばらつき（残差の平均平方）と比較して各要因によるばらつきがどれくらい大きいのかを表す値である．***p* 値**は検定の有意性を判断するための値である．1 要因分散分析と同様，検定統計量の有意性は *F* 分布表を参照するか，数式や統計ソフトで *p* 値を求めて判断する．［表 10.7］は，研究例のデータについて統計ソフトを用いて実際に検定した結果である．

　要因 A の *F* 値は 3.403，これは要因 A による従属変数のばらつきが個人差によるばらつきの約 3.4 倍大きいことを示している．この *F* = 3.403 という数字が統計的に意味があるかは，*p* 値を求めなくても *F* 分布表から判断できる．*F* 分布表における分母および分子は，*F* 値の算出式における分母と分子を指す．要因 A の *F* 値は要因 A の平均平方を残差（分子）の平均平方（分母）で割ったものであるため，分子の自由度は 2，分母の自由度は 1194

［表 10.6］**分散分析表の構成（2 要因被験者間分散分析）**

| 要因 | 自由度 | 平方和 | 平均平方 | *F* 値 | *p* 値 |
|---|---|---|---|---|---|
| A | ①：要因 A の水準数 –1 | $SS_A$ | ⑤：$SS_A \div$ ① | ⑤ ÷ ⑧ | |
| B | ②：要因 B の水準数 –1 | $SS_B$ | ⑥：$SS_B \div$ ② | ⑥ ÷ ⑧ | |
| A × B | ③：① × ② | $SS_{AB}$ | ⑦：$SS_{AB} \div$ ③ | ⑦ ÷ ⑧ | |
| 残差 | ④：全体の自由度–①–②–③ | $SS_e$ | ⑧：$SS_e \div$ ④ | | |
| 全体 | 全データ数 –1 | $SS_{total}$ | | | |

［表 10.7］**分散分析表（2 要因被験者間分散分析）**

| | *df* | *SS* | *MS* | *F* | *p* |
|---|---|---|---|---|---|
| A：教員経験年数 | 2 | 8.3 | 4.161 | 3.403 | .034* |
| B：積極性 | 1 | 0.1 | 0.072 | 0.059 | .808 |
| A × B | 2 | 1.3 | 0.665 | 0.544 | .581 |
| 残差 | 1194 | 1459.9 | 1.223 | | |
| 全体 | 1199 | 1469.6 | | | |

***p < .001，**p < .01，*p < .05

となる．$F$ 分布表上でこの 2 つが交わる値よりも算出された $F$ 値が大きい場合，両者に差がないという帰無仮説が棄却され，統計学的に有意差があると判断される．自由度が表中に記載されていない場合は，表中の 1 つ小さい自由度（例の場合は分母の自由度 1000）を参照すればよい．結果は，「$F$（分子の自由度，分母の自由度）＝ 分散分析表の $F$ 値（$p$ < 有意水準）」と表記される．例の場合，要因 A の主効果は $F (2, 1194) = 3.40$（$p <$ .05）で有意，要因 B の主効果は $F (1, 1194) = 0.06$（$n.s.$）と A × B の交互作用効果 $F (2, 1194) = 0.54$（$n.s.$）で統計的に有意でなかった．最後に，分散分析の結果からは要因 A の水準によって教員に対する生徒の信頼度に違いがあるということはわかったが，3 つのうちどの水準間に差があるのかまではわからない．具体的な群間の有意差を知るためには，1 要因分散分析と同様に多重比較を行う必要がある（9 章参照）．

### 4 ）バランスデザインとアンバランスデザイン

　本章 3 節の 1 ）では，便宜的に各条件についての回答者を同数とした．このように各条件のサンプルが同数になる実験デザインを**バランスデザイン**という．バランスデザインの場合は既出の平方和の分解，つまり，「全体の平方和＝各要因の平方和の総和」が成り立つ．このとき，分解された各要因の効果（例：要因 A の主効果，要因 B の主効果，交互作用効果）は完全に分離されている．一方，各条件のサンプル数が同数でないデザインを**アンバランスデザイン**という．実際の調査では脱落や欠損により各条件のサンプル数が異なることのほうが多いであろう．アンバランスデザインでは，主効果どうし，または主効果と交互作用効果を完全に分離することができないため，「全体の平方和 ≠ 各要因の平方和の総和」となり，単純な平方和の分解が成り立たなくなる．そのため，分析時には統計ソフトなどを用いて各要因の平方和の調整が必要となる．本書の扱う範囲を超えているため詳細は述べないが，アンバランスデザインの分析には調整を要することを覚えておかれたい．

# 4. 2 要因被験者内計画

## 1 ）研究例

　各被験者がすべての条件について回答する 2 要因被験者内計画の分析は，被験者間計画とどう異なるのだろうか．本節では，被験者生徒 12 名［表 10.2］のデータを例に，教員の経験年数と積極性と信頼度の関連を検討する．［表 10.8］は生データの一部，［表 10.9］はデータを条件平均にまとめたものである．

## 2 ）平方和の分解

　セル平均を算出したら，被験者間計画と同様に平方和を分解していく．被験者内計画では全員がすべての条件についてのデータを提供するため，欠測がない限りバランスデザインとなる．被験者間計画と異なるのは，1 名の被験者が複数の条件を評価するため，個人内における回答のゆれを加味する必要がある点である．具体的には，被験者間計画における各要因で説明されないばらつき（残差平方和）を，さらに「個人差の平方和」を含む 4 つの平方和に分解する．2 要因被験者内計画の平方和の分解式は以下のとおりである．

[表10.8] 各被験者による教員信頼度のデータ（中略）

| 被験者 | a₁：若手 b₁：高 | a₁：若手 b₂：低 | a₂：中堅 b₁：高 | a₂：中堅 b₂：低 | a₃：ベテラン b₁：高 | a₃：ベテラン b₂：低 |
|---|---|---|---|---|---|---|
| 赤田 | 4 | 1 | 4 | 4 | 4 | 4 |
| 石澤 | 2 | 1 | 3 | 3 | 3 | 4 |
| ⋮ | ⋮ | ⋮ | ⋮ | ⋮ | ⋮ | ⋮ |
| 若山 | 3 | 2 | 2 | 4 | 4 | 4 |

[表10.9] 教員に対する信頼度の条件平均（セル平均）と全体平均

| | a₁：若手 | a₂：中堅 | a₃：ベテラン | 合計 |
|---|---|---|---|---|
| b₁：積極性　高 | 2.33 | 2.67 | 3.67 | 2.89 |
| b₂：積極性　低 | 1.33 | 3.42 | 3.75 | 2.83 |
| 全体 | 1.83 | 3.04 | 3.71 | 2.86 |

全体平方和 $(SS_{total})$ ＝ 要因 A の主効果の平方和 $(SS_A)$　　…後掲［表10.11］の⑩
…後掲［表10.11］の⑯　　　＋要因 B の主効果の平方和 $(SS_B)$　　　　　　　　　　⑫

＋交互作用の平方和 $(SS_{AB})$　　　　　　　　　⑭

＋個人差の平方和　　　　　　　　　　　　　　　⑨

＋要因 A に対する残差平方和　　　　　　　　　　⑪ ⎫
　　　　　　　　　　　　　　　　　　　　　　　　　⎬残差平方和 $(SS_e)$
＋要因 B に対する残差平方和　　　　　　　　　　⑬ ⎪

＋交互作用に対する残差平方和　　　　　　　　　⑮　　(10.4)

　要因 A の主効果の平方和 $(SS_A)$ から交互作用の平方和 $(SS_{AB})$ までは，被験者間計画と同様に求められる．異なるのは残差平方和の部分である．被験者間計画では被験者は1つの条件しか経験しなかったため，個人差による回答のばらつきをそのまま各要因で説明できない誤差として反映できた．一方，被験者内計画では1名が複数の条件を経験するため，ある被験者は要因 A の水準間にはほぼ差がなく要因 B の水準間に大きな差があると評価し，別の被験者は要因 A の水準間に大きく差があり要因 B の水準間には差がないと評価するなど，被験者による回答のゆれが想定され，その考慮が必要なのである．

　上述の分解式における**個人差の平方和**は，被験者間計画と同様，被験者一人ひとりの間の回答のばらつきを意味する．各被験者におけるすべての条件（本節の例の場合は要因 A の3水準×要因 B の2水準＝6つ）に対する回答の平均がどれだけ全体平均からはなれているかを足したものであり，（各被験者の回答の平均－全体平均）² の全データ分の和で求められる．［表10.8］を参照すると，赤田の回答の平均は3.5，石澤の回答平均は2.67となる．各被験者が6つの条件に回答しており各被験者が6つのデータをもっていることになるため，全回答者の（各被験者の回答の平均－全体平均）²×6（条件数）を和算する．全体平均は［表10.9］から2.86であるため，計算式は以下のようになる．

$$
\begin{aligned}
個人差の平方和 =\ & (3.5 - 2.86)^2 \times 6 && \leftarrow 赤田 \\
& + (2.67 - 2.86)^2 \times 6 && \leftarrow 石澤 \\
& \ \vdots \\
& + (3.17 - 2.86)^2 \times 6 && \leftarrow 若山 \\
& \fallingdotseq 6.28 \quad \cdots 後掲［表10.11］の⑨
\end{aligned}
$$

(10.5)

ここからは，各被験者内での回答のゆれにあたる項である．まず，要因 A に対する残差平方和は，要因 A だけの 1 要因分散分析として考えたときに要因 A の効果でも被験者間の個人差でも説明されない部分である．9 章で既習のように，1 要因被験者内計画では「全体平方和＝条件平方和＋個人差による平方和＋残差平方和」という分解が成立する．この関係を応用すると，要因 B の水準をプールして要因 A だけの 1 要因分散分析として考えたときの全体平方和から条件平方和（つまり要因 A の主効果の平方和）と個人差の平方和を引いたものが，要因 A に対する残差平方和として残ることがわかる．では，実際に計算してみよう．まず，要因 A だけの 1 要因分散分析として考えるために要因 B の水準をプールしたデータ表を作成する［表 10.10］．

　次に，［表 10.10］の全体平方和と要因 A の主効果の平方和を算出する．実際のデータ数は要因 A の水準数 3 × 要因 B の水準数 2 × 12 名＝ 72 個であるが，［表 10.10］の各セルは，要因 B の各水準に対する 2 つのデータの平均値であるため，データ数が 1/2 になっているようにみえる．そこで，72 個のデータの全体平方和となるように各セルの平均を 2 回ずつ使い，以下のように計算する．

$$
\begin{aligned}
[\text{表} 10.10] \text{の全体平方和} = &(2.5 - 2.86)^2 \times 2 + (4.0 - 2.86)^2 \times 2 + (4.0 - 2.86)^2 \times 2 \leftarrow 赤田 \\
&+ (1.5 - 2.86)^2 \times 2 + (3.0 - 2.86)^2 \times 2 + (3.5 - 2.86)^2 \times 2 \leftarrow 石澤 \\
&\vdots \\
&+ (2.5 - 2.86)^2 \times 2 + (3.0 - 2.86)^2 \times 2 + (4.0 - 2.86)^2 \times 2 \leftarrow 若山 \\
&\fallingdotseq 58.61
\end{aligned}
$$

　要因 A の主効果の計算でも同様に，要因 B の 2 つの水準をプールしている影響を調整するため各項を 2 倍したうえで被験者数を乗算する．「要因 A の主効果の平方和＝（水準 $A_x$ の平均値－全体の平均値）$^2$ のデータ数分の和」であるため，以下のようになる．

$$
\begin{aligned}
[\text{表} 10.10] \text{における要因 A の主効果の平方和} = &(1.83 - 2.86)^2 \times 2 \times 12 & \leftarrow a_1 \\
&+ (3.04 - 2.86)^2 \times 2 \times 12 & \leftarrow a_2 \\
&+ (3.71 - 2.86)^2 \times 2 \times 12 & \leftarrow a_3 \\
&\fallingdotseq 43.36
\end{aligned}
$$

　これで，要因 A のみの 1 要因分散分析として考えたときの全体平方和，要因 A の主効果の平方和，個人差の平方和が揃った．よって要因 A に対する残差平方和は以下のように算出される．要因 B に対する残差平方和も同様に計算できる．

［表 10.10］**各被験者による教員信頼度のデータ（要因 A のみ）**

| 被験者 | $a_1$：若手 | $a_2$：中堅 | $a_3$：ベテラン | 各被験者の回答の平均 |
|---|---|---|---|---|
| 赤田 | 2.5 | 4.0 | 4.0 | 3.50 |
| 石澤 | 1.5 | 3.0 | 3.5 | 2.67 |
| ⋮ | ⋮ | ⋮ | ⋮ | ⋮ |
| 若山 | 2.5 | 3.0 | 4.0 | 3.17 |
| 平均 | 1.83 | 3.04 | 3.71 | 2.86 |

***$p < .001$, **$p < .01$, *$p < .05$

要因 A に対する残差平方和 ＝［表10.10］の全体平方和

　　　　　　　　　　　　－［表10.10］における要因 A の主効果の平方和

　　　　　　　　　　　　－個人差による平方和

　　　　　　　　　＝ 58.61 － 43.36 － 6.28　…後掲［表10.11］の⑪

　　　　　　　　　≒ 8.97

　最後に，交互作用に対する残差平方和（［表10.11］の⑮）は，全体平方和から「要因 A の主効果の平方和」から「要因 B に対する残差平方和」までを引いて求める（10.4 式参照）．

### 3）分散分析表の作成と見方

　全体平方和の分解と各項の算出ができたら，分散分析表を作成する．2 要因被験者内分散分析表は［表10.11］のように構成される．

　分散分析表の行は全体平方和の分解式の項と対応している．被験者内計画では残差平方和を個人差の平方和，要因 A に対する残差平方和，要因 B に対する残差平方和，交互作用に対する残差平方和の 4 つにさらに分解したため，分散分析表にもそれらに対応する行が追加されている．研究例のデータの実際の検定結果を［表10.12］に示す．

　この例では，要因 A の主効果 $F(2, 22) = 53.16$（$p < .001$）と A × B の交互作用効果 $F(2, 22) = 14.77$（$p < .001$）が統計学的に有意となった．主効果が有意でかつその要因の水準が 3 つ以上であるときは，どの水準間に有意差があるのか確認するための多重比較検定を行う．また，交互作用が有意であった場合は，1 つの要因の水準によってもう 1 つの要因の

[表10.11] **分散分析表の構成（2 要因被験者内分散分析）**

| | | *df* | *SS* | *MS* | *F* | *p* |
|---|---|---|---|---|---|---|
| 個人差（*S*） | ①：被験者数−1 | | ⑨ | ⑨ ÷ ① | | |
| 要因 A | ②：要因 A の水準数−1 | | ⑩ | ⑰：⑩ ÷ ② | ⑰ ÷ ⑱ | |
| *S* × *A* | ③：① × ② | | ⑪ | ⑱：⑪ ÷ ③ | | |
| 要因 B | ④：要因 B の水準数−1 | | ⑫ | ⑲：⑫ ÷ ④ | ⑲ ÷ ⑳ | |
| *S* × *B* | ⑤：① × ④ | | ⑬ | ⑳：⑬ ÷ ⑤ | | |
| A×B | ⑥：② × ④ | | ⑭ | ㉑：⑭ ÷ ⑥ | ㉑ ÷ ㉒ | |
| *S* × *A* × *B* | ⑦：① × ⑥ | | ⑮ | ㉒：⑮ ÷ ⑦ | | |
| 全体 | ⑧：全データ数−1 | | ⑯ | ⑯ ÷ ⑧ | | |

[表10.12] **分散分析表（2 要因被験者内分散分析）**

| | *df* | *SS* | *MS* | *F* | *p* |
|---|---|---|---|---|---|
| 個人差（*S*） | 11 | 6.278 | 0.571 | | |
| 要因 A | 2 | 43.361 | 21.681 | 53.161 | 0.000*** |
| *S* × *A* | 22 | 8.972 | 0.408 | | |
| 要因 B | 1 | 0.056 | 0.056 | 0.169 | 0.689 |
| *S* × *B* | 11 | 3.611 | 0.328 | | |
| A×B | 2 | 9.361 | 4.681 | 14.769 | 0.000*** |
| *S* × *A* × *B* | 22 | 6.972 | 0.317 | | |
| 全体 | 71 | 78.611 | 1.107 | | |

***p < .001，**p < .01，*p < .05

効果が異なるということが示されるだけであり，交互作用効果の内容（効果の方向と大きさ）はわからないため，下位検定として単純主効果（単純効果）の検定を行う．これは，1つの要因の水準ごとにもう1つの要因の有意性を検討していくものである．分析方法の詳細についてはここではふれないが，以下に分析結果を示す [表10.13，図10.2]．本章をここまで読了した読者であれば，交互作用の内容を解釈できるであろう．

1番上の段は，要因Bの水準が1つ目（$b_1$：積極性　高）の教員において，要因Aの水準によって信頼度に差があるかを表している．この例では，積極性が高い教員においても低い教員においても，教員経験年数によって生徒からの信頼度に有意差がみられた．一方，B at $a_1$ 以降の段をみると，要因Aの水準が $a_1$（若手）と $a_2$（中堅）のときは要因Bの水準によって信頼度に有意差があるが，$a_3$ のベテラン教員においては積極性が高くても低くても生徒からの信頼度に影響はないことがわかる．

[表10.13] 単純主効果検定の分析結果

|  | *df* | *SS* | *MS* | *F* | *p* |
|---|---|---|---|---|---|
| A at $b_1$ | 2 | 11.556 | 5.778 | 15.053 | 0.000*** |
| $S \times$ A at $b_1$ | 22 | 8.444 | 0.384 |  |  |
| A at $b_2$ | 2 | 41.167 | 20.583 | 60.378 | 0.000*** |
| $S \times$ A at $b_2$ | 22 | 7.500 | 0.341 |  |  |
| B at $a_1$ | 1 | 6.000 | 6.000 | 13.200 | 0.039　* |
| $S \times$ B at $a_1$ | 11 | 5.000 | 5.000 |  |  |
| B at $a_2$ | 1 | 3.375 | 3.375 | 9.000 | 0.012　* |
| $S \times$ B at $a_2$ | 11 | 4.125 | 4.125 |  |  |
| B at $a_3$ | 1 | 0.042 | 0.042 | 0.314 | 0.586 |
| $S \times$ B at $a_3$ | 11 | 1.458 | 1.458 |  |  |

***p < .001，**p < .01，*p < .05

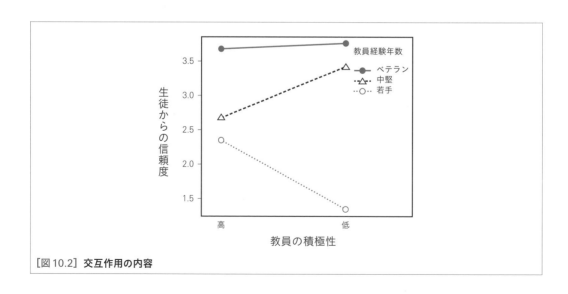

[図10.2] 交互作用の内容

# 5.2 要因混合計画

## 1）研究例

　最後に，1つの要因は被験者間計画，もう1つの要因は被験者内計画という2つの計画を織り交ぜた混合計画についてふれる．本章のはじめに述べた英語教育法の比較を例とする．あるクラスを対象に，英語教育を英語のみで行う場合と日本語で行う場合のどちらが生徒の成績向上に効果的かを調べる．このとき，生徒の元々の英語力によって授業の効果が異なる可能性があるため，生徒を英語得意群と不得意群に分けてそれぞれ2つの授業を受けてもらう．要因Aは生徒のベースラインの英語力，要因Bは教授法である．要因Aは被験者が既に分けられているため被験者間計画，すべての生徒が英語のみの授業と日本語による授業を受けるため要因Bは被験者内計画となる．なお，どちらの授業を先に受けるかによって得点が影響を受ける可能性があるため，英語による授業を先に受ける者と日本語による授業を先に受ける者の比率が同じになるよう配慮するなど，カウンターバランスをとって実施されたものとする［表10.14］.

[表10.14] **各被験者の授業後の英語得点（中略）**

| 要因A | a₁：英語得意群（15名） | | | | a₂：不得意群（15名） | | | |
|---|---|---|---|---|---|---|---|---|
| 要因B | 被験者 | b₁：英 | b₂：日 | 平均 | 被験者 | b₁：英 | b₂：日 | 平均 |
| | 赤田 | 100 | 100 | 100.0 | 畑中 | 45 | 58 | 51.5 |
| | 石澤 | 88 | 90 | 89.0 | 福井 | 44 | 50 | 47.0 |
| | ⋮ | ⋮ | ⋮ | ⋮ | ⋮ | ⋮ | ⋮ | ⋮ |
| | 佐々木 | 95 | 90 | 92.5 | 宮崎 | 65 | 70 | 67.5 |
| | a₁平均 | 80.4 | 80.8 | 80.6 | a₂平均 | 54.7 | 62.1 | 58.4 |

## 2）平方和の分解

　全体平方和が各要因の主効果の平方和，交互作用効果の平方和，残差平方和に分解されるところまでは，被験者間計画および被験者内計画と同様である．混合計画の分解の特徴は，残差平方和を「被験者間の誤差の平方和」と「被験者内の誤差の平方和」に分ける点である.

$$
\begin{aligned}
\text{全体平方和}\,(SS_{total}) =\ & \text{要因Aの主効果の平方和}\,(SS_A) \\
& + \text{要因Bの主効果の平方和}\,(SS_B) \\
& + \text{交互作用の平方和}\,(SS_{AB}) \\
& \left.\begin{array}{l} + \text{被験者間の誤差の平方和} \\ + \text{被験者内の誤差の平方和} \end{array}\right\} \text{残差平方和}\,(SS_e)
\end{aligned}
\tag{10.6}
$$

　残差平方和は，各要因や交互作用の効果では説明されないばらつきである．そのうち，被験者間の誤差の平方和は被験者の個人差によるばらつきを，被験者内の誤差の平方和は各被験者のなかでの回答のゆれを表す．それぞれは以下のように求められる.

$$被験者間の誤差の平方和 = (各被験者の回答の平均 - 全体平均)^2 の全データ分の和$$
$$- (要因 A の主効果の平方和)$$
$$被験者内の誤差の平方和 = (各被験者のデータ - 各被験者の回答の平均)^2 の和$$
$$- (要因 B の主効果の平方和)$$
$$- (交互作用の平方和) \qquad (10.7)$$

　被験者内計画では個人差の平方和を（各被験者の回答の平均－全体平均）$^2$の全データ分の和で求めた．しかし混合計画の場合，被験者は $a_1$ または $a_2$ に割り振られているため，個人差だけでなく $a_1$ か $a_2$ かという要因 A によるばらつきの差も含まれてしまう．そこで，要因 A の主効果の平方和を引くことで「被験者間の誤差の平方和」だけを取り出すのである．「被験者内の誤差の平方和」を求める際も同じく，（各被験者のデータ－各被験者の回答の平均）$^2$ の和には単純な個人内のゆれだけでなく被験者内計画の要因（要因 B）による効果，およびそれと関連する交互作用効果も含まれてしまうため，それらを引いて個人内の回答のゆれのみを取り出す．データ例を用いると以下のように計算される．

$$
\begin{aligned}
被験者間の誤差の平方和 = \ & (100.0 - 69.5)^2 \times 2 && \leftarrow 赤田 \\
& + (89.0 - 69.5)^2 \times 2 && \leftarrow 石澤 \\
& \quad \vdots \\
& + (67.5 - 69.5)^2 \times 2 && \leftarrow 宮崎 \\
& - 7370.4 && \leftarrow 要因 A の主効果の平方和 \\
& \fallingdotseq 5643.0
\end{aligned}
$$

全データ数分の和

$$
\begin{aligned}
被験者内の誤差の平方和 = \ & (100 - 100)^2 + (100 - 100)^2 && \leftarrow 赤田 \\
& + (88 - 89)2 + (90 - 89)^2 && \leftarrow 石澤 \\
& \quad \vdots \\
& + (65 - 67.5)^2 + (70 - 67.5)^2 && \leftarrow 宮崎 \\
& - 228.2 && \leftarrow 要因 B の主効果の平方和 \\
& - 183.8 && \leftarrow 交互作用の平方和 \\
& \fallingdotseq 279.6 && \qquad (10.8)
\end{aligned}
$$

全被験者分の和

### 3）分散分析表の作成と見方

　混合計画の分散分析表は，全体平方和の分解式に対応して以下のように構成される［表10.15］．

[表 10.15] **分散分析表の構成（2 要因混合計画分散分析）**

| | *df* | *SS* | *MS* | *F* | *p* |
|---|---|---|---|---|---|
| 要因 A<br>個人差（$S$） | ①：要因 A の水準数－1<br>②：被験者数－要因 A の水準数 | ⑦<br>⑧ | ⑬：⑦÷①<br>⑭：⑧÷② | ⑬÷⑭ | |
| 要因 B<br>$A \times B$<br>$S \times B$ | ③：要因 B の水準数－1<br>④：①×③<br>⑤：②×③ | ⑨<br>⑩<br>⑪ | ⑮：⑨÷③<br>⑯：⑩÷④<br>⑰：⑪÷⑤ | ⑮÷⑰<br>⑯÷⑰ | |
| 全体 | ⑥：全データ数－1 | ⑫ | ⑫÷⑥ | | |

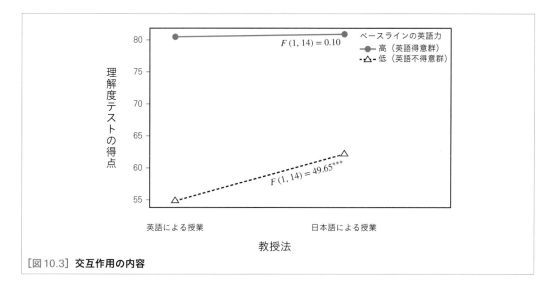

[図 10.3] 交互作用の内容

　この例では，要因 A の主効果，要因 B の主効果，A×B の交互作用効果がすべて統計的に有意となる．要因 A と B の水準数はともに 2 であるため多重比較を行う必要はなく，必要な下位検定は単純主効果の検定のみである．単純主効果の検定結果は，［図 10.3］のようにグラフに統計量を明示する形で表されることもある．

　2 要因分散分析の分析手順と結果の読み方に関する理解は深まっただろうか．本章で基礎知識を固めたうえで単純主効果の検定について詳しく学びたい読者には，応用として文献（田中，山際[1][2]）をお薦めする．

# 6. 10 章のまとめ

　本章では，2 要因分散分析の理解に必要な主効果と交互作用効果，異なる実験計画（被験者間計画，被験者内計画，混合計画）のデザイン，そして分析方法について説明した．2 要因分散分析は，全体平方和の分解を考え方の基盤とし，従属変数のばらつき全体のうちどれくらいがどの要因の効果によるものかを検討する分析方法である．実験デザインによって平方和の分解式が異なるため分析にも調整が必要となる．このことを理解していれば，複数の要因を想定した質問紙調査や介入（薬の服用や授業の実施など）の前後での効果検証など，目的に合わせてさまざまな研究に応用が可能である．

## 10 章　Q and A

**Q1**　要因 A と要因 B の 2 要因分散分析において，要因 A と要因 B の交互作用が有意であったときの解釈として適切なものを選びなさい．
1. 要因 A と要因 B の間に相関関係がある．
2. 要因 A と要因 B が交絡している．
3. 要因 A の効果が要因 B の水準によって異なる．

4. 要因Aの主効果と要因Bの主効果に有意差がある.

5. 要因Aと要因Bで構成されるすべてのセル平均が異なる.

**Q2** 要因Aと要因Bの主効果がともに有意ではなく，要因A×要因Bの交互作用が有意であった場合，各効果の詳細をさらに検討するために必要な事後検定をすべて選びなさい.

1. 要因Aに関する多重比較の検定

2. 要因Bに関する多重比較の検定

3. 要因Aと要因Bの多重共線性の検定

4. 要因Bの各水準における要因Aの単純効果の検定

5. 事後検定の必要はない.

**Q1** | **A……3**

解説

　要因Aの効果が要因Bの水準によって異なるとき，交互作用があるという. 言い換えると，それぞれの要因の主効果の和だけでは説明しきれない平均値の差があるということである. たとえば，要因Aはある薬の服用の有無，要因Bは睡眠時間が6時間以上か未満かであったとする. 睡眠時間が6時間以上の人は薬の服用で症状改善が確認されたが睡眠6時間未満の人には症状改善がみられなかった場合，また，睡眠時間によって薬の効果が逆方向に現れた場合（一方は改善，もう一方は悪化など）に交互作用があるといえる. つまり，要因Bの水準で分けたグループによって，要因Aと従属変数の関連が異なるときに交互作用があるとイメージすればよい.

**Q2** | **A……4**

解説

　要因Aと要因Bの主効果が有意ではないため，これらについての事後検定は行う意味がない. 多重共線性とは，ある従属変数を説明する複数の独立変数が強い相関をもつことを指し，2要因分散分析の事後検定とは関連しない. 一方，交互作用が有意であるという結果だけではその交互作用の効果の方向性や大きさはわからないため，事後検定を行う必要がある. 事後検定では，要因Bの各水準において要因Aと従属変数の関連がどう異なるかを明らかにする. たとえばQ1の例を引き続き使用すると，交互作用が有意というだけでは，睡眠時間が長いと薬の効果があるのか，睡眠時間が短い人に効果があるのか，どちらにも効果はみられるが効果の大きさが異なるのかなどの詳細はわからない. そこで要因Bの水準において，つまり，睡眠が6時間以上と未満の条件下でそれぞれ，要因Aの薬の効果がどのように異なるかをみる必要がある.

文献

1）田中　敏，山際勇一郎：新訂　ユーザーのための教育・心理統計と実験計画方法－方法の理解から論文の書き方まで，教育出版，1992.

（天井響子，滝沢　龍）

## 3要因以上の分散分析は可能？

　本章では，データの値を変化させる要因を2つ想定した2要因分散分析について理解を深めたが，読み進めるなかで次のような疑問は抱かなかっただろうか．「教員に対する信頼度に影響する要因はもっとあるだろう．3つ以上の要因を実験計画に含めることはできないのだろうか？」

　結論としては，可能である．要因が3つの分散分析を3要因分散分析，または三次元配置分散分析という．本文中の例を用いて，要因Aを教員の経験年数（若手・中堅・ベテラン），要因Bを教員の積極性（積極性高・積極性低），要因Cを教員の授業のわかりやすさ（わかりやすい・ふつう・わかりにくい）として検定の流れをみていこう．要因A・B・Cを想定した3要因分散分析の場合，まずは「2次の交互作用」が有意か否かを検定する．2次の交互作用の検定とは，A×B×Cの3要因のいずれかに交互作用がみられるかの検定であり，2要因分散分析と同様に交互作用の方向や大きさまではわからない．そこで，2次の交互作用が有意であった場合，「単純交互作用」の検定を行う．単純交互作用とは，ある要因の特定の水準における交互作用である．例でいうと，要因Bでデータを分け，積極性が高い教員と低い教員のそれぞれで別々に要因AとCの交互作用がみられるかを検

定する．つまり，積極性の高い（または低い）教員において，経験年数と授業のわかりやすさに交互作用がみられるかの検討である．検定の結果，積極性の高い教員では要因A×Cの交互作用は確認されず，積極性の低い教員のみ要因A×Cの交互作用が有意になったとする．すると最後に，「単純・単純主効果」の検定を行う．単純・単純主効果とは，ある要因と別の要因の特定の水準における3つ目の要因の主効果である．例の場合，積極性が低い（要因Bの1つの水準）若手教員（要因Aの1つの水準）において，授業のわかりやすさは教員に対する信頼度とどのように関連するか，また，中堅やベテラン（要因Aの1つの水準）ではどうかをそれぞれ確認していく．以上の手順を経て，どこにどのような平均値差があるのかを確認し，結果を解釈するのである．

　さらには，3つ以上の要因を含めた分散分析も可能である．しかし，上記の手続きからわかるように分析が複雑になるだけでなく，結果の解釈も難しくなる．理論上は可能であっても，安易に要因を増やすのではなく本当にみたい要因に絞った分析を行うこと，あるいは研究目的に沿う他の分析方法を検討することをお勧めしたい．

**10**章

平均値の比較② 2要因分散分析

# 11章 ノンパラメトリック検定

到達目標 ……………………………………………………………………………………………

● パラメトリック検定とノンパラメトリック検定の違いについて，理解し，説明できる．
● データの性質に基づいて，どのノンパラメトリック検定法を適用するかがわかる．

---

*INTRO*

「先生，現代の子どもがどのような遊びを好んでいるかを調べたいと思って，近くの幼稚園に通う子どもたちに，室内遊びと外遊び，それぞれどれくらい好きかを聞いてみたんです．」

「そうですか．」

「まず，『好き』か『嫌い』か『ふつう』かを聞いて，『好き』と答えた子には，『ちょっと好き』か『すごく好き』かを，『嫌い』と答えた子には，『ちょっと嫌い』か『すごく嫌い』かを聞いたんですが……」

「ほうほう，それで？」

「結果をみてみたら，室内遊びについても外遊びについても，『ちょっと好き』か『すごく好き』と回答した子が多くて，『すごく嫌い』から『ふつう』までの回答はまばらでした．」

「なるほど．」

「こういう分布は，これまであまりみたことがなかったんですが，今回のケースにも今まで習ってきた $t$ 検定のような分析手法は使えるんでしょうか？」

「今お聞きした話から考えると，今回のケースではノンパラメトリック検定を用いたほうがよいと思います．これから一緒に勉強していきましょう．」

---

〔キーワード〕パラメトリック検定，ノンパラメトリック検定，ウィルコクソンの符号付順位検定，フリードマンの検定，ウィルコクソンの順位和検定，クラスカル・ウォリスの検定，マクネマーの検定，コクランの $Q$ 検定，カイ2乗（$\chi^2$）検定

# 1. パラメトリック検定とノンパラメトリック検定

これまでの 8 ～ 10 章で扱われた $t$ 検定や分散分析は，従属変数について，母集団が正規分布に従っていることを仮定した方法であった．このような，母集団が特定の確率分布に従っていることを前提とした検定法を**パラメトリック検定**と呼ぶ．一方，実際には，母集団に特定の確率分布を仮定できないこともあり，そのような場合には，**ノンパラメトリック検定**が有用になる [1, 2]．本章では特に，順序尺度データの分析で使用されることの多い分布の位置に関する検定と，名義尺度データの分析で使用されることの多い比率に関する検定について，それぞれ研究例を挙げながら紹介する．

# 2. 分布の位置の比較

## 1）対応のある 2 群の分布の位置の比較

現代の子どもが室内遊びと外遊びのどちらをより好んでいるかを調べるために，幼稚園に通っている 5 歳児 35 名に対して調査を行った．まず，室内遊びと外遊びについて，それぞれ「好き」「ふつう」「嫌い」の 3 段階で尋ね，「好き」と回答した場合には「ちょっと好き」か「すごく好き」かを，「嫌い」と回答した場合には「ちょっと嫌い」か「すごく嫌い」かを尋ねた．その結果を，「1. すごく嫌い」「2. ちょっと嫌い」「3. ふつう」「4. ちょっと好き」「5. すごく好き」の 5 段階でまとめた．この研究では，同じ子どもたちに，室内遊びと外遊び両方の好みを聞いているため，対応のある 2 群の分布の位置を比較する**ウィルコクソンの符号付順位検定**（Wilcoxon signed rank test）を用いた分析を行う．

ウィルコクソンの符号付順位検定では，対応のある 2 群について，両群の分布の全体的位置に差はないという帰無仮説を立て，検定を行う．検定の手順としては，まず，対ごとに差得点を求める．たとえば，一人めの子どもが，室内遊びについて「5. すごく好き」，外遊びについて「4. ちょっと好き」と回答したとすると，この子どもの差得点は，5 − 4 で 1 となる．すべての子どもについて差得点を算出し，その差得点の絶対値について，小さい値から順番に順位をつけていく．このとき，差得点の絶対値が同じ値になる対がある場合には，平均順位を割り当てる．また，差得点が 0 となるケースについては，分析から除外する．そして，各対の差得点の符号について，正のものと負のものの数を比べ，その個数の少ないほうについて順位を合計した値が，検定統計量 $T$ となる [3]．

［表 11.1］に室内遊びと外遊びを好む程度のデータの一部を，［図 11.1］にデータの分布を示した．分析の結果，検定統計量 $T$ = 120.5 に対する $p$ 値は .563 であり，統計的に有意ではないという結果が示された．そのため，5 歳児において，室内遊びと外遊びの好みには差があるとはいえないと判断する．このデータからは，多くの子どもが，室内遊びか外遊びかの違いにかかわらず，どちらの遊びも好きだと感じていることがうかがえる．

## 2）対応のある多群の分布の位置の比較

募金の形態が，募金に協力しようと思う程度に及ぼす影響を調べるため，20 ～ 65 歳の成人 114 名を対象に実験を行った．各参加者に対して，同じ募金内容について，①大通り

[表11.1] 室内遊びと外遊びを好む程度のデータ

| id | 室内遊び | 外遊び |
|---|---|---|
| 1 | 5 | 4 |
| 2 | 5 | 2 |
| 3 | 4 | 4 |
| ⋮ | ⋮ | ⋮ |
| 33 | 3 | 5 |
| 34 | 3 | 5 |
| 35 | 5 | 4 |

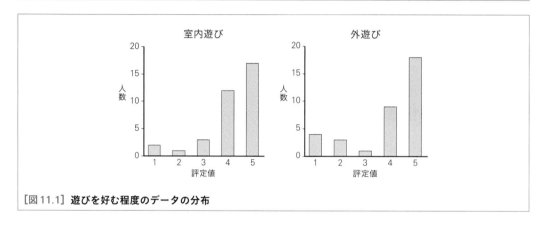

[図11.1] 遊びを好む程度のデータの分布

に多くの学生が並び，協力を呼びかけている場面（街頭募金），②お店のレジ横に募金箱が置いてある場面（店頭募金），③テレビ番組で，電話をかけることによる募金の案内をしている場面（電話募金）の3つを提示した．各場面について，それぞれ募金に協力しようと思う程度の評定を，「1. まったく協力しようと思わない」「2. 協力しようと思わない」「3. あまり協力しようと思わない」「4. どちらともいえない」「5. 少し協力しようと思う」「6. 協力しようと思う」「7. とても協力しようと思う」の7段階で求めた．なお，提示順序については，参加者間で**カウンターバランス**[*1]をとった．この研究では，同じ参加者に対して，3つの場面における募金への協力に関する態度を尋ねているため，対応のある多群の分布の位置を比較する**フリードマンの検定**（Friedman test）を用いた分析を行う．

　［表11.2］に，各場面における募金に協力しようと思う程度のデータの一部を，［図11.2］にデータの分布を示した．また，各場面における中央値はそれぞれ，街頭募金が3，店頭募金が5，電話募金が4であった．分析の結果，検定統計量は$\chi^2 = 128.58$，$p$値は.000となり，有意であった．このことから，募金の形態によって，募金に協力しようと思う程度には差があると判断する．

　次に，3つの場面のうち，どこに差があるのかを確かめるため，**ボンフェローニ法**により$p$値を調整したウィルコクソンの符号付順位検定を用いて多重比較を行う[4)]．その結果，街頭募金と店頭募金の差は$p = .000$，街頭募金と電話募金の差は$p = .013$，店頭募金と電話募金の差は$p = .045$となり，いずれも有意であった．中央値およびデータの分布より，募金に協力しようと思う程度は，店頭募金，電話募金，街頭募金の順に高いと判断する．

---

[*1] カウンターバランスとは，条件の提示順序が結果に影響する「順序効果（order effect）」に対処するために，参加者によって系統的に提示順序を変えることをさす．

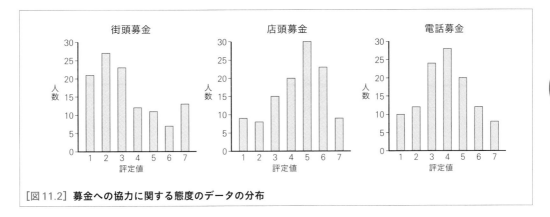

[表11.2] 募金への協力に関する態度のデータ

| id | ①街頭 | ②店頭 | ③電話 |
|---|---|---|---|
| 1 | 2 | 5 | 3 |
| 2 | 1 | 3 | 2 |
| 3 | 7 | 5 | 5 |
| ⋮ | ⋮ | ⋮ | ⋮ |
| 112 | 1 | 1 | 1 |
| 113 | 3 | 5 | 4 |
| 114 | 2 | 4 | 4 |

[図11.2] 募金への協力に関する態度のデータの分布

### 3） 対応のない2群の分布の位置の比較

　共働き家庭と専業主婦家庭とで，家庭での会話時間についての母親の認識に差があるか
を調べるために，共働き家庭の母親23名と専業主婦家庭の母親37名を対象とした調査を
行った．調査内容は，①家庭での会話時間は1日あたりどれくらいあるか，②家庭での会
話時間は十分だと思うかの2点であった．①については，「1. 30分未満」「2. 30分〜1
時間」「3. 1〜2時間」「4. 2〜3時間」「5. 3時間以上」の5段階で，②については，「1.
足りていないと思う」「2. どちらかといえば足りていないと思う」「3. どちらともいえな
い」「4. どちらかといえば足りていると思う」「5. 足りていると思う」の5段階で尋ねた．
共働き家庭の母親と専業主婦家庭の母親の間に対応関係はないため，対応のない2群の分
布の位置を比較する，**ウィルコクソンの順位和検定**（Wilcoxon rank sum test）あるい
は**マン・ホイットニーの検定**（Mann-Whitney test）を用いた分析を行う．この2つの
分析は，用いる検定統計量は異なるものの，本質的には同じ分析であり，どちらの検定統
計量を用いても同じ $p$ 値が導かれる[3]．

　[表11.3]に，1日あたりの会話時間とその十分さの認識に関するデータの一部を示した．
また，[図11.3] に1日あたりの会話時間のデータの分布を，[図11.4] に会話時間の十
分さのデータの分布を示した．分析の結果，①の家庭での会話時間については，検定統計
量 $W = 438.5$，$p$ 値は .841 であり，統計的に有意ではないという結果が示された．一方，
②の会話時間の十分さの認識については，検定統計量 $W = 275.5$，$p$ 値は .019 であり，統
計的に有意という結果が示された．[図11.4] の，会話時間の十分さのデータの分布をみ
ると，専業主婦家庭よりも共働き家庭のほうが右に位置している．これらの結果から，1
日あたりどれくらい会話をしているかという会話時間そのものの認識については，共働き
家庭の母親と専業主婦家庭の母親の間で差はみられないが，その会話時間を十分だと認識
している程度については，共働き家庭の母親のほうが専業主婦家庭の母親よりも高いと判

[表11.3] 家庭での会話時間に関するデータ

| ID | | 会話時間 | |
|---|---|---|---|
| | | 長さ | 十分さ |
| 1 | 共働き | 3 | 2 |
| 2 | 共働き | 2 | 4 |
| 3 | 共働き | 3 | 4 |
| ⋮ | 共働き | ⋮ | ⋮ |
| 21 | 共働き | 2 | 3 |
| 22 | 共働き | 4 | 4 |
| 23 | 共働き | 3 | 2 |
| 1 | 専業主婦 | 4 | 4 |
| 2 | 専業主婦 | 3 | 3 |
| 3 | 専業主婦 | 2 | 3 |
| ⋮ | 専業主婦 | ⋮ | ⋮ |
| 35 | 専業主婦 | 5 | 2 |
| 36 | 専業主婦 | 3 | 2 |
| 37 | 専業主婦 | 1 | 3 |

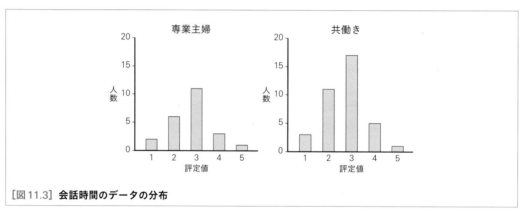

[図11.3] 会話時間のデータの分布

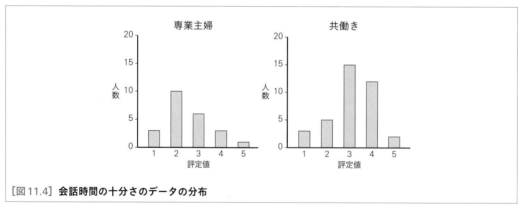

[図11.4] 会話時間の十分さのデータの分布

断する.

## 4）対応のない多群の分布の位置の比較

　中学1～3年生を対象として，通塾と，学校での学習意欲との関連を調べる調査を実施した．個別指導塾に通う生徒36名，集団指導塾に通う生徒51名，塾に通っていない生徒48名に対して，「学校の授業に積極的に取り組もうと思いますか」と質問し，その回答を，「1. まったく思わない」「2. 思わない」「3. どちらかといえば思わない」「4. どちらかと

[表11.4] 学校での学習意欲のデータ

| ID | 通塾 | 学習意欲 |
|---|---|---|
| 1 | 個別 | 3 |
| 2 | 個別 | 3 |
| 3 | 個別 | 4 |
| ⋮ | ⋮ | ⋮ |
| 34 | 個別 | 5 |
| 35 | 個別 | 4 |
| 36 | 個別 | 4 |
| 1 | 集団 | 2 |
| 2 | 集団 | 3 |
| 3 | 集団 | 5 |
| ⋮ | ⋮ | ⋮ |
| 49 | 集団 | 3 |
| 50 | 集団 | 3 |
| 51 | 集団 | 1 |
| 1 | なし | 5 |
| 2 | なし | 6 |
| 3 | なし | 2 |
| ⋮ | ⋮ | ⋮ |
| 46 | なし | 4 |
| 47 | なし | 3 |
| 48 | なし | 4 |

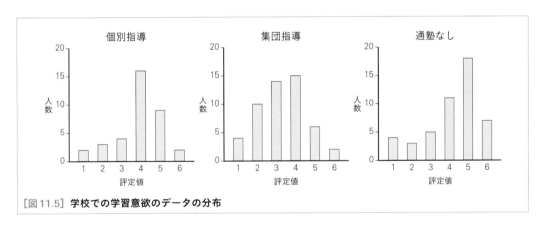

[図11.5] 学校での学習意欲のデータの分布

いえば思う」「5. 思う」「6. とても思う」の6段階で求めた. 個別指導塾に通う生徒, 集団指導塾に通う生徒, 塾に通っていない生徒の間に対応関係はないため, 対応のない多群の分布の位置を比較する**クラスカル・ウォリスの検定**（Kruskal-Wallis test）を用いた分析を行う.

[表11.4] に, 各群における学校での学習意欲のデータの一部を, [図11.5] に, データの分布を示した. また, 各群の学校での学習意欲の中央値はそれぞれ, 個別指導塾に通う群が4, 集団指導塾に通う群が3, 塾に通っていない群が5であった. 分析の結果, 検定統計量 $\chi^2 = 13.97$, $p$ 値は .001 で, 有意であった. このことから, 通塾状況によって, 学校での学習意欲に差があると判断する.

次に, 3群のうち, どの群とどの群の間に差があるのかを確かめるため, ボンフェローニ法により $p$ 値を調整したウィルコクソンの順位和検定により多重比較を行う[4]. その結果, 個別指導塾と集団指導塾の差, および集団指導塾と通塾なしの差については, それぞ

れ $p = .040$, $p = .002$ となり，有意であった．一方，個別指導塾と通塾なしの差については，$p = .497$ となり，有意ではなかった．中央値およびデータの分布より，個別指導塾に通う群と，通塾なし群では，集団指導塾に通う群に比べて，学校での学習意欲が高いと判断する．

# 3. 比率の比較

## 1）対応のある2群の比率の比較

　初めて出産を迎える妊婦とその夫を対象としたパパママ教室への参加が，夫の育児休業（以下，育休）取得への態度に影響を与えるか否かを調べる調査を行った．パパママ教室に参加した夫40名を対象として，受講前と受講後にそれぞれ，①育休の取得を希望するか否かと，②育休を取得する予定であるか否かの2点を尋ねた．①については，「1. 育休を取得したいと思う」と「2. 育休を取得したいと思わない」の2件法で，②については，「1. 育休を取得する予定である」と「2. 育休を取得する予定はない」の2件法で回答を求めた．①と②のいずれについても，同じ参加者から受講前後のデータを収集しているため，対応のある2群の比率を比較する**マクネマーの検定**（McNemar test）を用いた分析を行う．

　まず，①について，受講前と受講後という母集団において，育休取得希望者の比率に差はないという帰無仮説を立て，検定を行う[5]．参加者は，(a)受講前から一貫して育休を取得したいと思うと回答（1→1），(b)受講前は育休を取得したいと思っていたが，受講後には取得したいと思わなくなった（1→2），(c)受講前は育休を取得したいと思っていなかったが，受講後には取得したいと思うようになった（2→1），(d)受講前から一貫して育休を取得したいと思わないと回答（2→2）の4パターンに分けることができる．ここで，パパママ教室への参加が，育休の取得の希望に影響を与えないとすると，(b)と(c)の人数は等しくなると考えられる．マクネマーの検定では，この(b)と(c)の人数によって計算される検定統計量を用いて，検定を行う．

[表11.5] 育休取得希望のデータ

|  |  | 受講後 | | 計 |
|---|---|---|---|---|
|  |  | 取得したいと思う | 取得したいと思わない | |
| 受講前 | 取得したいと思う | 18 | 3 | 21 |
|  | 取得したいと思わない | 12 | 7 | 19 |
|  | 計 | 30 | 10 | 40 |

[表11.6] 育休取得予定のデータ

|  |  | 受講後 | | 計 |
|---|---|---|---|---|
|  |  | 取得する予定である | 取得する予定はない | |
| 受講前 | 取得する予定である | 5 | 1 | 6 |
|  | 取得する予定はない | 4 | 30 | 34 |
|  | 計 | 9 | 31 | 40 |

②についても同様の形で，受講前の回答と受講後の回答の組み合わせにより，2×2の4パターンに分けられる．このような形で，①と②について，(a)～(d)のパターンに当てはまる人数を集計したところ，それぞれ［表11.5］，［表11.6］のようになった．

分析の結果をみると，①については，検定統計量$\chi^2 = 4.27$，$p$値は.039で，有意であった．受講前に比べて，受講後において，育休を取得したいと回答した夫が増加したといえる．一方，②については，検定統計量$\chi^2 = 0.80$，$p$値は.371で，有意ではなかった．すなわち，受講前と受講後で，育休を取得する予定であると回答した夫の比率は，変化したとはいえないことがわかる．これらの結果から，パパママ教室に参加することで，夫の，育休を取得したいという気持ちは高まるものの，すぐに育休の取得を予定するには至らないことがうかがえる．

## 2）対応のある多群の比率の比較

子どもの記憶について調べる実験として，記憶時から再生時までの時間によって，正答率に差がみられるか否かを調べる実験を行った．幼児25名を対象として，短いビデオを提示した．そして，視聴直後，1時間後，1週間後の3時点において，ビデオに登場した人物や物について，「いた（あった）かどうか」を尋ねる質問を行った．各時点において，記憶の再生課題に正答した人数と誤答した人数を集計したデータを，［表11.7］に示した．この研究では，同じ参加者から3時点のデータを収集しているため，対応のある多群の比率を比較する**コクランのQ検定**（Cochran's Q test）を用いた分析を行う．

分析の結果，検定統計量は$Q = 4.67$，$p$値は.211であり，有意ではなかった．この結果から，視聴直後，1時間後，1週間後で，幼児による記憶の再生課題の正答率に差があるとはいえないと判断する．

なお，［表11.5］や［表11.6］は，群間の関係（受講前の回答と受講後の回答の対応関係）の情報を含む形であるのに対し，［表11.7］は，各時点における正答・誤答を独立にまとめたものであり，「直後に正答した参加者のうち何名が，1時間後や1週間後に誤答したか」といった群間の関係についての情報は含んでいない．そのため，直後，1時間後，1週間後の正答者数と誤答者数および正答率が［表11.7］とまったく同じ数値であっても，「直後に誤答した3名は，1時間後・1週間後のいずれの時点においても誤答した」という場合と，「直後の誤答者と1時間後の誤答者，1週間後の誤答者は，すべて異なる参加者であった」という場合とでは，分析の結果も異なってくることに注意が必要である．

## 3）対応のない2群の比率の比較

報酬が子どもの学習意欲に及ぼす影響を調べるために，児童50名を対象として実験を行った．事前の調査結果に基づき，学習意欲，学習への取り組み状況，学力について，ほぼ同質となるように25名ずつの2群に分け，報酬なし条件と報酬あり条件に割り当てた．

[表11.7] 記憶の再生課題における正答率のデータ

|  | 正答 | 誤答 | 正答率 |
|---|---|---|---|
| 直後 | 22 | 3 | .88 |
| 1時間後 | 21 | 4 | .84 |
| 1週間後 | 19 | 6 | .76 |

[表11.8] 各条件における課題の取り組みのデータ

|  | 未完遂 | 完遂 | 計 |
|---|---|---|---|
| 報酬なし | 6 | 19 | 25 |
| 報酬あり | 15 | 10 | 25 |
| 計 | 21 | 29 | 50 |

ある休日，子どもにその日の分の課題を渡し，報酬なし条件では，「しっかり勉強するように」と伝え，報酬あり条件では，「しっかり勉強すればごほうびをあげる」と伝えた．1週間後の休日，子どもに再びその日の分の課題を渡し，今度は，報酬なし条件・報酬あり条件の両群の子どもに対して，「しっかり勉強するように」とだけ伝え，課題をやり遂げた人数を調べた［表11.8］．報酬なし条件と報酬あり条件の子どもの間に対応関係はないため，対応のない2群の比率を比較する**カイ2乗**（$\chi^2$）検定を用いた分析を行う．

分析の結果，検定統計量 $\chi^2 = 5.25$ に対する $p$ 値は .022 であり，有意であった．この結果から，報酬あり条件では報酬なし条件に比べて，課題をやり遂げた人数が少ないと判断する．

## column
## 二項検定

心理学の実験では，参加者に2つの選択枝のうちのいずれか一方を選んでもらう状況で，「その母集団において，一方が選ばれる確率が偶然より高いといえるかどうか」を調べたいことがある．たとえば，「乳児が，白いおもちゃより赤いおもちゃを好むといえるかどうか」や，「左利きの人が，右端の席より左端の席を選びやすいといえるかどうか」などが考えられる．これらの研究では，二項検定（binomial test）を用いた分析を行う．

二項検定とは，1群について，測定値が2つのカテゴリのうちのいずれかに分類されるとき，その母集団における各カテゴリの比率が，理論的に想定される比率と異なっているといえるか否かを調べるものである[2]．上述の2つの例では，「一方が選ばれる確率が偶然より高いといえるかどうか」を問題としていた．2つの選択枝からランダムに1つを選ぶ場合，各参加者が各選択枝を選ぶ確率はそれぞれ 0.5 となる．このようなケースでは，母集団における各カテゴリの比率をともに 0.5 とする帰無仮説を立てて，二項検定を行うことになる．

二項検定では，0.5 が母比率として設定されることばかりではない．たとえば，「ある国において，15歳時点での正答率が7割であることがわかっているテスト問題について，日本の15歳児の正答率が，その基準と異なっているかどうか」を調べたい場合には，母比率を 0.7 として帰無仮説を立てることになる．同様に，定型発達児における正答率が広く知られている課題について，その値を基準として発達障害児における正答率についての議論を行いたい場合にも，先行知見などをもとに，理論的に想定される値を母比率として設定することになる．

[表11.9] 各条件における分与行動のデータ

| | 分与行動 | | 計 |
|---|---|---|---|
| | 実行 | 不実行 | |
| 笑顔 | 9 | 11 | 20 |
| 無表情 | 5 | 14 | 19 |
| 渋面 | 3 | 16 | 19 |
| 計 | 17 | 41 | 58 |

### 4) 対応のない多群の比率の比較

　親の表情が，幼児の分与行動（sharing：他者に物を分け与える行動）に及ぼす影響を調べるために，幼児とその親58組を対象として実験を行った．実験手続きは以下の通りであった．まず，幼児に2枚のステッカーを渡した．その後，実験者が幼児のところに来て，ステッカーを1枚欲しいと伝えた．その際，親が実験者に対して向ける表情として，笑顔，無表情，渋面の3条件が設けられた．58組の幼児と親は，いずれかの条件に無作為に割り当てられ，笑顔条件が20組，無表情条件と渋面条件がそれぞれ19組となった．各条件において，幼児が実験者にステッカーを分けてあげるか否かが記録された．実験結果を［表11.9］に示した．

　対応のない多群の比率を比較する際にも，カイ2乗検定を用いた分析を行う．分析の結果，$\chi^2 = 4.13$，$p = .127$であり，有意ではなかった．このため，笑顔，無表情，渋面の3つの条件の間で幼児が分与行動をとる程度には，差があるとはいえないと判断する．

## 4. 11章のまとめ

　ノンパラメトリック検定は，パラメトリック検定に比べて，なじみが薄いという人も多いかもしれない．しかし，本章で取り上げてきたように，ノンパラメトリック検定は心理学においてよくみられる，身近な研究にも適用されるものである．適切な分析方法を選択できるよう，ノンパラメトリック検定についても十分な知識をもち，理解を深めておくことが求められる．

### 11章 Q and A

**Q1** ノンパラメトリック検定の性質に関する説明として，誤っているものを選びなさい．
1. 母集団について特定の分布を仮定しない．
2. 名義尺度に基づくデータに適用できる．
3. 量的データには適用できない．
4. 順序尺度に基づくデータに適用できる．
5. 小標本でもパラメトリック検定を用いることが適切な場合がある．

**Q2** 対応のある 2 群の分布の位置を比較する際に適用する検定として適切なものを選びなさい.

1. クラスカル・ウォリスの検定
2. カイ 2 乗検定
3. ウィルコクソンの順位和検定
4. マクネマーの検定
5. ウィルコクソンの符号付順位検定

**Q1** | **A**……3

解説

　ノンパラメトリック検定は，母集団分布を特に仮定しない分析方法であり，名義尺度や順序尺度に基づくデータにも適用可能である．5 について，本来，標本サイズと母集団分布の仮定には関係がない．そのため，小標本であっても，母集団分布として正規分布が仮定できるような場合には，パラメトリック検定を用いることが適切といえる．3 について，量的データであっても，外れ値がある場合など，ノンパラメトリック検定を用いることが適切な場合がある.

**Q2** | **A**……5

解説

　対応のある 2 群の分布の位置の比較には，ウィルコクソンの符号付順位検定を用いた分析を行う．1 のクラスカル・ウォリスの検定は，対応のない多群の分布の位置の比較，2 のカイ 2 乗検定は，対応のない 2 群・多群の比率の比較，3 のウィルコクソンの順位和検定は，対応のない 2 群の分布の位置の比較，4 のマクネマーの検定は，対応のある 2 群の比率の比較にそれぞれ適用される分析法である.

---

文献

1) 石井秀宗：人間科学のための統計分析―こころに関心があるすべての人のために―，医歯薬出版，2014.
2) 岡　直樹：質的データの検定法．心理学のためのデータ解析テクニカルブック（森敏昭・吉田寿夫編著），北大路書房，1990．pp 176–216.
3) 宮﨑康夫：ノンパラメトリック検定．心理学統計法（繁桝算男・山田剛史編），遠見書房，2019．pp 207–232.
4) 内田　治：R によるノンパラメトリック検定，オーム社，2017.
5) 南風原朝和：心理統計学の基礎―統合的理解のために―，有斐閣アルマ，2002.

（二村郁美）

# 12章 分割表の分析

到達目標 ·······················································································

● 分割表の説明ができる.
● 連関係数，ファイ係数が示す内容を説明できる.
● カイ 2 乗 ($\chi^2$) 検定と Fisher の直接確率法によって何が示せるかを説明できる.

## INTRO

「先生！　私，心理臨床の仕事をもっと社会に浸透させたいんです．それで，どんな人が心理相談やカウンセリングをよく受けているのかを調べたいのですが，どうしたらよいですか？」

「いい気合いです．ただ，どんな人，と一口に言ってもいろんな切り口がありますね．たとえば，どんな人が相談やカウンセリングをよく受けていると思いますか？」

「うーん，女性かな…？　あとは，文化によってはカウンセリングがもっと一般的と聞くので，日本やアジアで育った人より欧米で育った人のなかに多いとか．」

「いいですね．では，それをどのように調べてみましょうか．」

「女性と男性それぞれ 50 人に，カウンセリング経験の有無を聞いてみようかと思います．日本，アジアと欧米を比べるのも同じようにすれば…．いやまてよ，でも，たとえば女性のうち 15 人，男性のうち 13 人がカウンセリング経験者だったら，女性のなかに多いとはっきりいえるんでしょうか．人数を増やせばいいのかな？」

「確かに，世の中のすべての人に調査をすれば答えははっきりするでしょう．でも，実際にはそれは難しいですね．そういうときに使えるのが，分割表の分析です．」

「分割表…，カイ 2 乗検定ですか？　さっそく統計ソフトのマニュアルを…」

「ちょっと待って！　まずは，あなたの研究したいことを例に，分析の中身を勉強してみましょう．知っていればきっと，臨床相談の集計やクライエントの属性の分析にも役立ちますよ」

---

（キーワード）連関と独立，期待度数，カイ 2 乗値，連関係数，ファイ係数，カイ 2 乗 ($\chi^2$) 検定，Fisher の直接確率法，シンプソンのパラドックス（疑似連関）

本章では，質的変数同士の関連を，統計的手法を用いて検討する方法について説明する．質的変数同士の関連は**連関**（association）と呼ばれ，連関の強さを表す係数は**連関係数**と呼ばれる．なお，本章で説明する考え方や方法は，質的変数に加えて，順序性のあるカテゴリをもつ変数（たとえば，「反対」，「やや反対」，「やや賛成」，「賛成」）にも適用することができる．

実際にデータを得た場合の整理の手順に従って，2つの質的変数を掛け合わせ，集計した表である分割表について説明したのち，連関係数を算出するための考え方とその方法を述べ，続いて，連関係数に関する統計的推測の説明を行う．

# 1. 分割表

2つの質的変数の間に連関があるのかどうかを調べたいときには，まず，得られたデータを集計し，表を作成する．[表12.1] は，性別とカウンセリング経験の有無について100名のデータを収集し，表に集計したものである．このように，質的変数同士の関係を調べるための集計表を，**分割表**や**クロス集計表**と呼ぶ．また，特に，[表12.1] のような2（女性，男性）×2（カウンセリング経験有，無）の表を**2×2表**と呼ぶこともある．このとき，「女性」か「男性」か，あるいは，「経験有」か「経験無」か，というカテゴリを**水準**と呼び，この例の場合は，どちらの変数も**2水準**である．このほかに，育った場所別に，「日本育ち」，「アジア育ち」，「欧米育ち」と分けるならば**3水準**になる．

分割表では，2つの変数をかけあわせて集計した（たとえば，男性，かつ，カウンセリング経験有）数値が入る「セル」と，一方の変数の水準のみの集計値（たとえば，カウンセリングの経験は関係なく，すべての男性の数）が入る「周辺」があり，そこに入る値をそれぞれ**セル度数**，**周辺度数**と呼ぶ [表12.2]．また，すべてのデータの数を**総度数**と呼ぶ．これらの用語は，分割表の分析についての説明ではよく使うため，覚えておく必要がある．

[表12.1] 性別とカウンセリング経験の有無

|  |  | カウンセリング | | 計 |
|  |  | 経験有 | 経験無 |  |
|---|---|---|---|---|
| 性別 | 女性 | 15 | 35 | 50 |
|  | 男性 | 5 | 45 | 50 |
| 計 |  | 20 | 80 | 100 |

[表12.2] セルと周辺

|  |  | カウンセリング | | 計 |
|  |  | 経験有 | 経験無 |  |
|---|---|---|---|---|
| 性別 | 女性 | 15 | 35 | 50 |
|  | 男性 | 5 | 45 | 50 |
| 計 |  | 20 | 80 | 100 |

□ セル　▨ 周辺　■ 総度数

## 2. 連関と独立

　質的変数同士の関係において，一方の質的変数のどのカテゴリに分類されるかによって，もう一方の質的変数のどのカテゴリに属するかの傾向が異なるとき，2つの質的変数の間には**連関がある**という．片方の質的変数のどのカテゴリに属するかによって，もう一方の質的変数において属するカテゴリの傾向に違いがない場合，2つの質的変数の間には連関がなく，**独立**（independent）であるという．

　[表12.1] は，女性50名，男性50名に調査した結果である．女性ではカウンセリング経験がある人が20名いる一方で，男性では10名である．この結果では，女性である場合に，カウンセリング経験を有することが多い傾向にあるため，連関があると推測できる．一方で，たとえば，どちらの性別であっても，カウンセリング経験のある人数が同じであった場合 [表12.3a] には，性別によってカウンセリングを受けた経験があるかどうかについての一定の傾向はみられず，この2つの変数は独立であるといえる．このほかにも，2つの質的変数が独立であるパターンは存在し，すべてのセルの度数が同じ場合 [表12.3b] や，女性と男性でカウンセリング経験がある人とない人の割合が同じ場合 [表12.3c] には，2つの変数の間に連関はなく，独立である．

## 3. カイ 2 乗統計量

　前述のように分割表を作成することで，男女別，かつ，カウンセリング経験の有無によって100名の回答者を分類することができた．分割表は各セルに何名が当てはまるかを示し，データの特徴をみることができる一方で，2つの質的変数の間の連関がどの程度強いかを示すには，まだ不十分である．連関の強さを示すには，どうすればよいだろうか．

　連関の程度を示すための指標のベースとなる値が，**カイ 2 乗統計量**（chi-square

[表12.3] 性別とカウンセリング経験の有無（連関なし）

a

| | | カウンセリング | | 計 |
| | | 経験有 | 経験無 | |
| --- | --- | --- | --- | --- |
| 性別 | 女性 | 15 | 35 | 50 |
| | 男性 | 15 | 35 | 50 |
| 計 | | 50 | 50 | 100 |

b

| | | カウンセリング | | 計 |
| | | 経験有 | 経験無 | |
| --- | --- | --- | --- | --- |
| 性別 | 女性 | 25 | 25 | 50 |
| | 男性 | 25 | 25 | 50 |
| 計 | | 50 | 50 | 100 |

c

| | | カウンセリング | | 計 |
| | | 経験有 | 経験無 | |
| --- | --- | --- | --- | --- |
| 性別 | 女性 | 30 | 45 | 75 |
| | 男性 | 10 | 15 | 25 |
| 計 | | 40 | 60 | 100 |

statistic）である．カイ2乗統計量は，「2つの質的変数の間に連関がなく，完全に独立である場合に期待される値」（**期待度数**と呼ぶ）と，実際に得られたデータ（観測度数と呼ぶ）との差を示す値である．観測度数はすでに手元にあるので，カイ2乗値を得るには，期待度数を計算する必要がある．

連関があると想定される［表12.1］の例をつかって考えてみよう．周辺度数を固定して，各セルの期待度数を計算してみる．この表では，カウンセリング経験がある人が20名，カウンセリング経験のない人が80名おり，総度数100人に対してそれぞれ2割，8割になっている．性別によってカウンセリング経験の有無の傾向に差がないとすると，女性でも男性でも，カウンセリング経験の有無の割合は2：8になるはずである．したがって，各セルの期待度数は以下のように計算できる．

女性は50名のデータがあるため，
　カウンセリング経験のある女性　50人×0.2＝10人
　カウンセリング経験のない女性　50人×0.8＝40人

男性は50名のデータがあるため，
　カウンセリング経験のある男性　50人×0.2＝10人
　カウンセリング経験のない男性　50人×0.8＝40人

ほかのデータを得た場合にも計算が可能になるように，この計算を式にしてみよう．式にするにあたって，変数AとBが，それぞれ$a$個，$b$個のカテゴリをもっていたとする場合を［表12.4］に示す．この表では，$n$は各セルの値，$n$の後ろについている数字やアルファベットは，そのセルの位置を示している．また，総度数はNと表されている．

各セル（$n_{ij}$と表す）の期待度数はどのように計算できるだろうか．変数Aには$a$個のカテゴリがあるが，変数Bと連関がないのであれば，総度数に占める変数Bの周辺度数の割合と，変数Aの各カテゴリに占める変数Bの割合は同じになるはずである．したがって，まず，$n_{ij}$のセルにおける変数Bの周辺度数$n_{.j}$を総度数で割る．この値は，総度数に占める変数Bの周辺度数の割合を示す．連関がない場合，変数Aの各カテゴリにおいても同じ割合になっていると考えられるため，変数Aの周辺度数$n_{i.}$に，先ほど算出した値をかけたものが期待度数となる．この計算を式に表すと，以下のようになる．

［表12.4］変数A×変数Bの分割表

| | | \multicolumn{6}{c}{変数Bのカテゴリ} | 合計 |
|---|---|---|---|---|---|---|---|---|
| | | 1 | 2 | … | $j$ | … | $b$ | |
| 変数Aのカテゴリ | 1 | $n_{11}$ | $n_{12}$ | … | $n_{1j}$ | … | $n_{1b}$ | $n_{1.}$ |
| | 2 | $n_{21}$ | $n_{22}$ | … | $n_{2j}$ | … | $n_{2b}$ | $n_{2.}$ |
| | … | … | … | … | … | … | … | … |
| | $i$ | $n_{i1}$ | $n_{i2}$ | … | $n_{ij}$ | … | $n_{ib}$ | $n_{i.}$ |
| | … | … | … | … | … | … | … | … |
| | $a$ | $n_{a1}$ | $n_{a2}$ | … | $n_{aj}$ | … | $n_{ab}$ | $n_{a.}$ |
| 合計 | | $n_{.1}$ | $n_{.2}$ | … | $n_{.j}$ | … | $n_{.b}$ | N |

$$期待度数 = n_{i\cdot} \times \left(\frac{n_{\cdot j}}{N}\right) = \frac{n_{i\cdot} \times n_{\cdot j}}{N} \tag{12.1}$$

　この式を使い，実際に［表12.1］の期待度数を計算してみる．まず，女性で，カウンセリング経験がある場合の期待度数は，以下のようになる．

$$期待度数 = \frac{50 \times 20}{100} = 10 \tag{12.2}$$

　同様にその他の3つのセルの期待度数を計算し，示したものが［表12.5］である．
　これで期待度数を得る方法がわかったので，分割表全体の観測度数（［表12.1］）と期待度数の差を数値にして表すべく，各セルについて（観測度数－期待度数）を算出し，合計してみると，以下のようになった．

$$(15 - 10) + (35 - 40) + (5 - 10) + (45 - 40)$$
$$= 5 + (-5) + (-5) + 5$$
$$= 0$$

　このように単純に差を足し合わせると，プラスとマイナスが相殺しあってしまい，差の大きさを表すことができない．そこで，分散を求めるときの手続きと同じように，観測度数と期待度数の差を2乗した値を合計してみると以下のようになる．

$$(15 - 10)^2 + (35 - 40)^2 + (5 - 10)^2 + (45 - 40)^2$$
$$= 5^2 + (-5)^2 + (-5)^2 + 5^2$$
$$= 100$$

　この方法によって，観測度数と期待度数の間の差の大きさを表すことができた．しかし，この値には1つの問題点がある．それは，期待度数の大きさを考慮していないという点である．たとえば，観測度数と期待度数の差が同じ5であったとしても，期待度数が15の場合と150の場合では，5の差がもつ意味合いが異なってしまう．つまり，期待度数が小さければ5の差が大きな意味をもつ一方，期待度数が大きければ5の差はそれほど大きくはない．そのような，期待度数に対して差がもつ意味をそろえるために，（観測度数－期待度数）$^2$を期待度数で割ることにする．すると，以下のように計算できる．

[表12.5] 表12.1の期待度数

|  |  | カウンセリング | | 計 |
|---|---|---|---|---|
|  |  | 経験有 | 経験無 |  |
| 性別 | 女性 | 10 | 40 | 50 |
|  | 男性 | 10 | 40 | 50 |
| 計 |  | 20 | 80 | 100 |

$$\frac{(15-10)^2}{10} + \frac{(35-40)^2}{40} + \frac{(5-10)^2}{10} + \frac{(45-40)^2}{40}$$

$$= \frac{5^2}{10} + \frac{(-5)^2}{40} + \frac{(-5)^2}{10} + \frac{5^2}{40}$$

$$= 6.25$$

このようにして算出した値を，**ピアソンのカイ 2 乗統計量**（Pearson's chi square statistic）と呼ぶ．カイ 2 乗値は $\chi^2$ と表され，計算する式は以下のようになる．

$$\chi^2 = \sum \left[ \frac{(観測度数 - 期待度数)^2}{期待度数} \right] \tag{12.3}$$

なお，カイ 2 乗値が 0 であるとき，観測度数と期待度数の間に差がなく，2 つの質的変数は完全に独立であるといえる．一方で，連関ありの場合には，0 よりも大きい値をとる．

# 4. 連関係数

カイ 2 乗値は観測度数と期待度数の差を表していることから，連関の強さを反映している．しかし，その値の大きさはデータ数などの影響を受けるため，別々の分割表から算出されたカイ 2 乗値同士を比較することができない．そこで，**クラメルの連関係数**という指標を用いる．クラメルの連関係数は，カイ 2 乗値を下記のように加工したものである．なお，クラメルの連関係数を V と表す．

$$V = \sqrt{\frac{\chi^2}{(min(a,b)-1)N}} \tag{12.4}$$

式のなかにある $min(a,b)$ は，[表12.4] で示した「$a$ 個のカテゴリをもつ変数 A と $b$ 個のカテゴリをもつ変数 B」における $a$ と $b$ のうち，小さいほうの値を用いる，という意味である．この式を，[表12.1] の表の値を用いて計算してみると，以下のようになる．

$$V = \sqrt{\frac{6.25}{(min(2,2)-1) \cdot 100}} = \sqrt{0.0625} = 0.25$$

$V$ は 0 から 1 までの値をとり，$V$ 同士の大きさを比較することができる．また，0 であるときには 2 つの質的変数は完全に独立である．1 となるときには，たとえば [表12.6] に示すように，一方の変数でどのカテゴリに属するかがわかれば，もう一方の変数のどのカテゴリに属するかがわかる状態になる．これを，2 つの変数間に完全な連関があるという．

176

[表 12.6] 完全連関がある場合

| | | カウンセリング | | 計 |
|---|---|---|---|---|
| | | 経験有 | 経験無 | |
| 性別 | 女性 | 30 | 0 | 30 |
| | 男性 | 0 | 70 | 70 |
| 計 | | 30 | 70 | 100 |

## 5. ファイ係数

　クラメルの連関係数は各変数がもつカテゴリが3つ以上ある場合にも算出することが可能であるが，2つの変数がそれぞれ2つずつのカテゴリをもつ場合，つまり，2×2表で結果を表すことができるような場合には，**ファイ係数**（phi coefficient）という値によってもその連関の強さを示すことができる．

　ファイ係数とは，各変数の1つ目のカテゴリに1を，2つ目のカテゴリに0を与えて数値化し，2つの質的変数を量的変数とみなしてピアソンの積率相関係数を計算したときに求められる値のことをいう．クラメルの連関係数よりも算出が容易であり，カテゴリが2つずつの場合には多く用いられている．

　ファイ係数は，下記の式によって求められる（式中に表のどの値を当てはめるかについては [表 12.7] を参照）．なお，ファイ係数は $\phi$ と表す．

$$\phi = \frac{n_{11}n_{22} - n_{12}n_{21}}{\sqrt{n_1.n_2.n_{.1}n_{.2}}} \tag{12.5}$$

　[表 12.1] の例を用いて $\phi$ 係数を算出すると，以下のようになる．

$$\phi = \frac{15 \cdot 45 - 35 \cdot 5}{\sqrt{50 \cdot 50 \cdot 20 \cdot 70}} = \frac{675 - 175}{500\sqrt{14}} = 0.25$$

　これは，クラメルの連関係数と同じ値である．ファイ係数は，相関係数と同様の手続きによって算出されることからもわかるように−1から1までの値をとり，$V$ と $\phi$ の間には，下記の関係が成り立つ．

$$V = |\phi|$$

[表 12.7] $\phi$ 係数の計算式にあてはめる値

| | | 変数 B | | 計 |
|---|---|---|---|---|
| | | 1 | 2 | |
| 変数 A | 1 | $n_{11}$ | $n_{12}$ | $n_{1.}$ |
| | 2 | $n_{12}$ | $n_{22}$ | $n_{2.}$ |
| 計 | | $n_{.1}$ | $n_{.2}$ | $N$ |

なお，ファイ係数は，2×2表の行の上下あるいは列の左右を入れ替えた場合に，$-\phi$ の値をとり，その絶対値が大きいほど，2つの質的変数間の連関が強い.

# 6. 独立性の検定：カイ2乗検定

　クラメルの連関係数やファイ係数を算出することによって，連関の強さを数値に表すことができるようになった．しかし，この連関が偶然に起こる範囲のものなのか，統計的に意味のあるものなのかについてはこの時点では判断することができない．これを検定するのが，**独立性の検定**である．検定を行うにあたっては，仮説が必要である．この場合には，「母集団において2つの変数間に全く連関がない」という帰無仮説を立て，これを棄却できるかどうか検討する.

　この検定には，カイ2乗値が，2つの変数の間に全く連関がない場合にカイ2乗分布と呼ばれる分布に近似的に従うことを利用する．これを**カイ2乗($\chi^2$)検定**と呼ぶ．なお，[図12.1] のように，カイ2乗分布は自由度によって規定されるため，自由度を求める必要がある．自由度は，「$a$ 個のカテゴリをもつ変数 A と $b$ 個のカテゴリをもつ変数 B」の連関を検定する場合，$(a-1)(b-1)$ によって求めることができる.

　実際に，[表12.1] のデータでカイ2乗検定を行ってみる．カイ2乗検定に必要な値は，カイ2乗値と自由度である．これまでの計算から，このデータのカイ2乗値は6.25とわかっている．また，自由度は $(2-1)(2-1)=1$ と計算できる．この2つの値がわかったところで，[表12.8] のカイ2乗分布表を参照する．この表では，自由度1のときの確率.05の値が3.84となっている．これは，帰無仮説（2つの変数の間に連関がない）が正しい場合，カイ2乗値が3.84以上になる確率が5%であることを意味している．一方，確率.01の値は6.63になっており，カイ2乗値が6.63以上になる確率は1%である.

　[表12.1] の例では，自由度1，カイ2乗値は6.25であることから，次のようにいうことができる．性別とカウンセリング経験の間に連関がないとしたとき，そのカイ2乗値が3.84から6.63までの値をとる確率は，5%未満1%以上であり，6.25はこの範囲に含まれる．すなわち，性別とカウンセリング経験の有無は，5%水準で有意な連関がある.

　なお，カイ2乗検定は，度数の少ないセル（5以下）が多い場合などにはカイ2乗分布

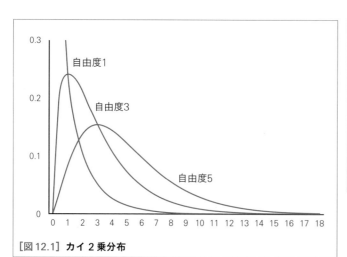

[図12.1] **カイ2乗分布**

[表12.8] **カイ2乗分布表**

| 自由度 | 確率 | |
|---|---|---|
| | .05 | .01 |
| 1 | 3.84 | 6.63 |
| 2 | 5.99 | 9.21 |
| 3 | 7.81 | 11.34 |
| 4 | 9.49 | 13.28 |
| 5 | 11.07 | 15.09 |
| ⋮ | ⋮ | ⋮ |

[表 12.9] 性別とカウンセリング経験の分析結果

|  | $\chi^2$ | *df* | *p* |
|---|---|---|---|
| ピアソンのカイ 2 乗検定 | 6.25 | 1 | .012 |
| イェーツの連続修正カイ 2 乗検定 | 5.06 | 1 | .024 |
| フィッシャーの直接確率法 | | | .023 |

への近似がよくないとされている．この場合には，**イェーツ**（Yates）**の連続修正を行う**ことが望ましい．カイ 2 乗分布は，[図12.1]にも示されるように連続した値として考えられている一方，得られるデータ（度数）は整数で，離散値（1，2，3……）である．そこで，得られた整数を（度数± 0.5）の値を代表した値と捉え，かつ，考えられるなかで最も控えめにカイ 2 乗値を算出するために，得られた値から 0.5 を差し引いたうえでカイ 2 乗値を算出するのがイェーツの連続修正である．この修正を行うことによって，結果が有意かどうかの判定は修正の前よりも控えめになり，より慎重に結果を解釈することが可能になる．したがって，イェーツの連続修正を行った場合とそうでない場合に結果が異なったときは，イェーツの連続修正を行った場合の結果を採用する．

[表12.1]のデータで，イェーツの連続修正を行った場合の値を[表12.9]に示す．イェーツの連続修正を行うとカイ 2 乗値が小さくなっているのがわかる．このデータでは，連続修正を行った場合にも 5% 水準で統計的に有意であることから，性別とカウンセリング経験の間には連関があると判断できる．

# 7. 独立性の検定：フィッシャーの直接確率法

ピアソンのカイ 2 乗検定と，イェーツの連続修正を行ったカイ 2 乗検定について説明したが，総度数が小さかったり，セルの期待度数が少なかったりすると，イェーツの連続修正を行っても十分にカイ 2 乗分布に近似できないという問題がある．特に，期待度数が 5 以下のセルが 1 つでもある場合や，総度数が 20 未満の場合には，**フィッシャーの直接確率法**（Fisher's exact test）を用いることが望ましいという意見もある．なお，この方法は，直接検定法，正確確率法と呼ばれることもある．

直接確率法は，その名の通り，有意確率を直接的に計算する方法である．具体的には，得られたデータよりも連関が強いパターンが出現する確率を計算する．総度数が大きくなれば，得られたデータよりも連関が強いパターンの数が増えて計算が膨大になってしまうが，総度数が小さい場合には，より正確な有意確率が得られる．なお，本来的には周辺度数をあらかじめ固定したうえでデータを収集し，直接確率法を適用することが望ましい．

# 8. 残差分析

クラメルの連関係数やファイ係数の算出，独立性の検定を行うことによって，連関の強さを示し，それが統計的に有意かどうかを判断することができた．しかし，具体的にどのような関係があるのかについてはまだ明らかになっていない．[表12.1]の例でいうと，「性

**12**
章

分割表の分析

179

[表12.10] 育った文化とカウンセリング経験の有無

| | | カウンセリング | | 計 |
|---|---|---|---|---|
| | | 経験有 | 経験無 | |
| 文化 | 日本 | 55 | 85 | 140 |
| | | 51.33 | 88.67 | |
| | アジア | 10 | 70 | 80 |
| | | 29.33 | 50.67 | |
| | 欧米 | 45 | 35 | 80 |
| | | 29.33 | 50.67 | |
| 計 | | 110 | 190 | 300 |

別とカウンセリング経験の間には連関がある」ことはわかったものの，さらに具体的に，女性にカウンセリング経験が多い，あるいは，男性にカウンセリング経験が少ないと統計的にいうことができるかどうかはまだわかっていない．そこで，各セルの観測度数と期待度数の差を分析し，分割表のなかのどこが大きい，あるいは，小さいといえるのかを検討する．なお，観測度数と期待度数の差を**残差**といい，この分析を**残差分析**と呼ぶ．

　ここまで，性別とカウンセリング経験（2 × 2）の例を扱ってきたが，ここからは育った文化（日本育ち，アジア育ち，欧米育ち）とカウンセリング経験（3 × 2）の例を使って説明する．育った文化とカウンセリング経験についての調査を行い，[表12.10] を得たとする．ここまで説明してきた手法を用いてカイ 2 乗検定を行ったところ，[表12.11] のようになり，育った文化とカウンセリング経験の間には有意な連関があることが示された．

　しかし，どの文化においてどのような傾向があるのかについてはまだ明らかではない．そこで，[表12.10] のどのセルの値が大きい，あるいは，小さいのかを判断するため，残差を算出する．残差は，以下のように算出できる．なお，すべてのセルについてこの値を 2 乗し，足し合わせるとピアソンのカイ 2 乗値になることから，これを**ピアソン残差**（**Pearson residual**）と呼ぶ．

$$ピアソン残差 = \frac{観測度数 - 期待度数}{\sqrt{期待度数}} \tag{12.6}$$

　ピアソン残差は，観測度数と期待度数の差を期待度数の平方根で割ることによって，期待度数に対する差の規模を平準化しているが，さらに，この値を近似的に標準正規分布に従うように，残差の分散を考慮した**標準化ピアソン残差**（**standardized Pearson residual**）に変換する．標準化ピアソン残差は，ピアソン残差を残差分散の平方根で割ることによって算出できる（残差分散の算出法はここではふれないが，文献[1] などを参照）．

[表12.11] 性別とカウンセリング経験の分析結果

| | $\chi^2$ | *df* | *p* |
|---|---|---|---|
| ピアソンのカイ 2 乗検定 | 33.75 | 2 | .000 |
| イェーツの連続修正カイ 2 乗検定 | 31.78 | 2 | .000 |

[表12.12] 育った文化とカウンセリング経験の残差分析

| | | カウンセリング | |
|---|---|---|---|
| | | 経験有 | 経験無 |
| 文化 | 日本 | .88 | −.88 |
| | アジア | −5.24 | 5.24 |
| | 欧米 | 4.25 | 4.25 |

$$標準化ピアソン残差 = \frac{ピアソン残差}{\sqrt{残差分散}} \tag{12.7}$$

このようにピアソン残差を標準化すると，値が ± 1.96 以上になったとき，5% 水準で有意であると判断できるようになる．[表 12.12] に算出された標準化ピアソン残差を示す．この表では，アジアと欧米においてピアソン残差が ± 1.96 以上の値になっている．したがって，これらのセル度数は大きい（マイナス値の場合は小さい）と判断できる．

なお，単純に（観測度数−期待度数）のことを残差と呼んだり，ピアソン残差を標準化残差，標準化ピアソン残差のことを**調整済み残差**（または**調整済み標準化残差**）と呼ぶこともあるので，論文や分析例を読む際には注意が必要である．

# 9. シンプソンのパラドックス（疑似連関）

質的変数同士の連関について調べるとき，注意しなければならないことがある．それは**シンプソンのパラドックス**と呼ばれ，2 つの変数の連関を調べるためにいくつかの群でデータをとり，それをあわせると，本来得られるべきでない連関関係が見出される現象である．

たとえば，精神科デイケアにおいて新しい 2 つの活動（A，B）を取り入れ，その活動による気分の改善などの効果を調べるとする．調査は 2 つの施設（デイケア X，デイケア Y）で行い，[表 12.13a] の結果を得た．この結果をみると，活動 A を行うと 6 割の患者において効果があり，一方で，活動 B では 4 割の患者にしか効果がなく，活動 A のほうがより優れているようにみえる．分析手順に従ってファイ係数を算出すると，0.30，カイ 2 乗検定でも 5% 水準で有意になった．

しかし，念のため施設ごとにデータを分けて分析し直したところ，[表 12.13b，c] のようになった．デイケア X（[表 12.13b]）をみると，活動 A, B の割り当て人数に差があって一見わかりにくいが，効果あり，なしの割合は，活動 A，B どちらも 1：4 であり，活動と効果の間に連関がない．デイケア Y（[表 12.13c]）をみると，こちらも活動 A，B ともに効果あり，なしの割合が 4：1 になっていて，活動と効果の間には連関がみられない．実際に，いずれの分割表もファイ係数を算出すると 0 になる．つまり，施設ごとに検討すると 2 つの変数は独立であり，合算したデータで見出された活動と効果の間の連関は，みかけ上の連関，すなわち，疑似連関であったということである．

どうしてこのような結果になったのであろうか．その原因は，各施設で活動の効果のあり，なしの割合が異なること，また，施設ごとに活動 A，B に割り当てる人数が異なるな

[表12.13] **精神科デイケアにおける活動とその効果**

a　すべてのデータ (φ = .30)

| | | 効果 あり | 効果 なし | 計 |
|---|---|---|---|---|
| 活動 | A | 26 | 14 | 40 |
| | B | 14 | 26 | 40 |
| 計 | | 40 | 40 | 80 |

b　デイケア X における結果 (φ = 0)

| | | 効果 あり | 効果 なし | 計 |
|---|---|---|---|---|
| 活動 | A | 2 | 8 | 10 |
| | B | 6 | 24 | 30 |
| 計 | | 8 | 32 | 40 |

c　デイケア Y における結果 (φ = 0)

| | | 効果 あり | 効果 なし | 計 |
|---|---|---|---|---|
| 活動 | A | 24 | 6 | 30 |
| | B | 8 | 2 | 10 |
| 計 | | 32 | 8 | 40 |

[表12.14] **精神科デイケアにおける活動とその効果**

a　すべてのデータ (φ = 0)

| | | 効果 あり | 効果 なし | 計 |
|---|---|---|---|---|
| 活動 | A | 20 | 20 | 40 |
| | B | 20 | 20 | 40 |
| 計 | | 40 | 40 | 80 |

b　デイケア X における結果 (φ = 0)

| | | 効果 あり | 効果 なし | 計 |
|---|---|---|---|---|
| 活動 | A | 4 | 16 | 20 |
| | B | 4 | 16 | 20 |
| 計 | | 8 | 32 | 40 |

c　デイケア Y における結果 (φ = 0)

| | | 効果 あり | 効果 なし | 計 |
|---|---|---|---|---|
| 活動 | A | 16 | 4 | 20 |
| | B | 16 | 4 | 20 |
| 計 | | 32 | 8 | 40 |

どの偏りがあることである．したがって，このような疑似連関を防ぐためには，施設間で各活動に割り当てる人数の割合に差が出ないよう，あらかじめ気を配っておく必要がある．データを取り直し，2つの施設で，同じ人数を活動 A，B に割り当てた場合の結果を [表12.14] に示す．この結果では，各施設の結果同様，合算した場合にも連関が見出されなくなり，活動の違いによる効果の差が適切に測定できたと考えられる．

　一方で，この研究例では，施設間で活動効果のあり，なしの割合が大きく異なっていた（デイケア X では効果あり，なしが 1：4 の一方，デイケア Y では 4：1）．活動への割り当て数をそろえることによって 2 施設で得たデータを合計すること自体には問題がなくなったが，合計することで施設ごとの効果の差を捉えた結果がみえなくなってしまったことにも注意をはらう必要があるだろう．

　また，もう 1 つの注意点として，各活動への割り当てを行う際，活動 A に特定の疾患の人を割り当てたり，重症度によって割り当てる活動を変えるなどの作為的な割り当ては，本来の活動の効果を測定するにあたって余計な要因を調査に含めることになってしまうため，できる限り無作為に割り当てる必要がある．

# 10．12 章のまとめ

　本章では，質的変数間の連関の強さを示す連関係数（クラメルの V，ファイ係数）と，連関が統計的に有意かどうかを検討する方法（カイ 2 乗検定，フィッシャーの直接確率法）について説明した．これらの結果は，完全に連関がない場合の期待度数と観測度数との差を基に算出される．データ数が少ない場合や，測定時の条件が一定でない場合には，データに応じて適切な手法を検討する必要がある．

## Q1 連関係数について，正しいものを1つ選びなさい．

1. ファイ係数は，3つ以上の水準のある分割表についても算出することができる．
2. 2×2の分割表では，クラメルの連関係数（V）とファイ係数（$\phi$）の間には，$V = |\phi|$ が成り立つ．
3. クラメルの連関係数は，連関が統計的に有意かどうかを示す．
4. 2つの量的変数間の関連の強さを示すのが連関係数である．
5. ファイ係数がマイナスの値をとるとき，2つの質的変数間の連関はない．

## Q2 カイ2乗検定を行い，5%水準で有意であった場合の解釈や対応として誤っているものを選びなさい．

1. 片方の質的変数でどちらのカテゴリに属しているかがわかれば，もう一方の変数のどのカテゴリに属しているかがわかる．
2. 詳細に連関関係を調べるため，残差分析を行った．
3. カイ2乗値が有意な値であるか，より厳しく調べるために，イェーツの連続修正を行ったカイ2乗値を算出した．
4. 連関の強さを調べるため，連関係数を算出した．
5. 片方の変数のどのカテゴリに属するかによって，もう一方の変数のそのカテゴリに属するかの傾向が異なると解釈した．

## Q1 | A……2

**解説**

　2×2の分割表では，クラメルの連関係数とファイ係数の絶対値は同値になる．1のファイ係数は，2×2の分割表についてのみ算出可能，3の連関が統計的に有意であるかどうかは，カイ2乗検定やFisherの直接確率法などを用いて示す必要がある，4の2つの質的変数間の関連の強さを示すのが，連関係数である．5のファイ係数がマイナスの値をとるときは，その絶対値が連関の強さを示す．

## Q2 | A……1

**解説**

　1は完全連関の説明であり，統計的に5%水準で有意であっても必ずしも完全連関ではない．2〜4はカイ2乗検定とあわせて，目的に応じて行われる手続きである．5は，この場合の解釈として正しい．

文献

1）田中敏，山際勇一郎：新訂ユーザーのための教育・心理統計と実験計画法，教育出版，2012.

（山内星子）　　183

　カイ2乗値は，観測度数と期待度数の差を反映した値であった．同じように，観測度数と期待度数を比べることで算出される値に，コーエンのカッパ係数（Cohen's kappa coefficient）がある．これは，同じ対象を2名の評定者が評定したとき，その2名の評定がどの程度一致しているのかを示す値である．たとえば，[表]のように，20名のクライエントがある活動に参加したときの参加態度を2名の評定者が3カテゴリで評定したとする．評価にあたって，評定者らの主観的な判断を完全に排除することは難しいが，2名の評定があまりにも違っていれば評定の信頼性が問題になり，方法の見直しや再確認を行わなければならない．このとき，2名の評定者の評定がどの程度一致しているのか，また，その一致の度合いは良好であるのかを検討するために算出するのがカッパ係数である．一致率に関しては，全体の評定数に対する単純な割合を算出することもできる．この場合には，評定が一致した数（2＋6＋5＝13）を全体の評定数（20）で割り，100をかけて65％となる．一方で，カッパ係数は，偶然に評定が一致する場合（期待度数）を除いた一致率を示す値であることから，より厳しい基準で一致率をみることができる．

　カッパ係数は，2名の評定者の評定が一致した部分（左上から右下にかけての3つのセル）の値を利用し，下記のような式で算出する．なお，カッパ係数は $\kappa$ と表す．

$$\kappa = \frac{\text{実際に評定が一致した度数} - \text{偶然に評定が一致する期待度数}}{\text{すべての評定} - \text{数偶然に評定が一致する期待度数}}$$

　この場合のカッパ係数は0.46になる．カッパ係数は−1から1の値をとり，1に近づくほど一致度が高い．逆に，0より小さくなるような場合は，ランダムな場合よりも一致度が低いことを意味する．カッパ係数を評価する目安は，0.5以下で低く，0.5〜0.7で中程度，0.7〜0.9で高い，0.9以上で非常に高いとされている．したがって，0.46という値は低く，基準の見直しや評定手続きの再確認を行うことが必要といえるだろう．

　なお，評価の基準が順序性をもつとき，たとえば重症度を「重度」，「中等度」，「軽度」と判定する場合などには，「重み付きカッパ係数」を用いるほうが望ましいとされている．

[表] 活動への参加態度の評定

| | | 評定者 B | | | 計 |
|---|---|---|---|---|---|
| | | 積極的 | 傍観 | 回避 | |
| 評定者 A | 積極的 | 2 | 1 | 0 | 3 |
| | | 0.9 | 1.2 | 0.9 | |
| | 傍観 | 3 | 6 | 1 | 10 |
| | | 3.0 | 4.0 | 3.0 | |
| | 回避 | 1 | 1 | 5 | 7 |
| | | 2.1 | 2.8 | 2.1 | |
| 計 | | 6 | 8 | 6 | 20 |

上段：観測度数　下段：期待度数

# 13章 回帰分析

13
章

回
帰
分
析

到達目標 ·····························································································

● 回帰分析の考え方について説明できる.
● 単回帰分析と重回帰分析の違いについて説明できる.
● 偏回帰係数, 標準偏回帰係数, 重相関係数, 自由度調整済み決定係数について
　説明できる.
● 回帰分析の前提条件について説明できる.

### INTRO

「先生, どうすれば大学生の抑うつ傾向を予測できるか知りたいのですが…」

「大学生の抑うつ傾向にはどのような要因が影響していると思いますか?」

「えーっと…. 先行研究を調べたところ, 性別, 年齢, パーソナリティなど, いろ
いろな要因が影響しているようです. 個人的には, 子どもの頃に親に褒められた経
験がどう影響しているか知りたいのですが.」

「へー, 面白そうですね. 親に褒められた経験がその後の抑うつ傾向に及ぼす影響
について知りたいと. どういう研究デザインを考えているのですか?」

「それが……実験は現実的にできないですし, かといって子どもの頃から成人する
まで何回も調査する, という費用も時間もなくて. 周りのみんなと同じように, 大
学生を対象とした質問紙調査が現実的かなとは思っているんですが…」

「それでしたら, 回帰分析を使うのがいいかもしれませんね. そうすれば, 大学生
を対象とした1回の質問紙調査でも, 子どもの頃の親とのかかわり方が大学生の
抑うつ傾向に及ぼす影響について検討することができますよ.」

「そんな方法があるんですね! 時間も費用もあまりかけられないので, それがで
きるならかなり助かります.」

「それでは, 回帰分析の基本的な考え方や分析方法について学んでいきましょう.」

〔キーワード〕単回帰分析, 重回帰分析, 偏回帰係数, 標準偏回帰係数, 重相関係数, (自
由度調整済み) 決定係数, 変数選択, 残差の仮定, 多重共線性

185

# 1. 回帰分析の考え方：単回帰分析を例に

　AによってBが生じるというように，2つの要因が原因と結果の関係にある場合，AとBは「因果関係にある」といわれる．たとえば，「子どもの頃に親から褒められた経験」と「大学生の抑うつ傾向」の因果関係を検討したい場合，本来であれば，調査対象者の子どもをランダムに親に褒められる群・親に褒められない群に割り振り，大学生になるまで追跡調査を行い，その因果効果を推定しなければならない（ランダム化比較試験）．しかし，「親とのかかわり」のように，親子間で自然発生的に生じる経験をランダムに割り付けることは，倫理的な観点からも現実的ではない．このようなとき，手元にあるデータから因果関係を評価する方法として，**回帰分析**（regression analysis）が挙げられる．

　回帰分析には，大きく分けて**単回帰分析**と**重回帰分析**がある．本節ではまず回帰分析の考え方を理解するために，単回帰分析を取り上げる．

## 1）回帰分析の考え方

　先に挙げた例のように，2つの変数の因果関係を仮定して検討したいとする．回帰分析とは，簡潔にいうと，原因と考えられる変数から結果と考えられる変数をどの程度予測できるかを検討する方法，すなわち，手元にあるデータに最もよくあてはまる直線（回帰直線）を見つける統計分析の方法である．「データに最もよくあてはまる直線」とは，実際のデータポイント（実測値）との距離が最も小さい直線を意味する．回帰直線と各データポイントの距離は**残差**（residual）と呼ばれ，残差の2乗和が最も小さい直線を引く方法を，**最小2乗法**（ordinary least squares；OLS）と呼ぶ．なぜ最小「2乗」法なのかというと，最小2乗法ではすべての残差を2乗することでマイナスの値をなくし，残差の2乗を合計した数値で残差の大きさ（実測値との距離）を表すためである．この合計が最小化するような直線を引く方法が，最小2乗法と呼ばれる．

　以下に，具体例を交えながら説明していく．たとえば，「子どもの頃に親から褒められた経験」と「抑うつ傾向」について，手元に大学生30名分のデータがあるとする．回帰分析では，前者を独立変数（もしくは説明変数），後者を従属変数（もしくは目的変数）と呼ぶ．「変数間の関連」を検討しているという意味で「相関係数」とも似ているが，回帰分析では独立変数の得点変化による従属変数の得点変化，という予測関係を知ることができる．

　[表13.1]と[図13.1]に，作成した架空データの散布図と回帰直線を示す．データに最もよくあてはまる回帰直線とは，実際のデータに基づいて導き出された「親から褒められた経験」に対する「抑うつ傾向」の平均的な変化，と考えることができる．要するに，回帰直線は前者の得点変化によって後者の得点が平均的にどの程度変化するかを示している．直線上の値は，独立変数から従属変数を予測した場合の予測値と呼ばれる．この直線に沿って実際のデータポイントがすべて並んでいれば，独立変数から従属変数を完全に予測できるということになるが，そのようなことは現実的ではないため，必ず残差（予測値と実測値との差）が生じる．つまり，残差とは，回帰式では説明がつかない部分を表している．回帰分析では，この残差が最も小さくなるような回帰直線（最も予測精度が高い直線）を見つけることで因果効果の推定を行う．

[表13.1] **本章で使用した架空データの記述統計と相関係数**

| | | $n$ | $M$ | $SD$ | $min$ | $max$ | $r$ 1 | $r$ 2 | $r$ 3 |
|---|---|---|---|---|---|---|---|---|---|
| 1 | 親から褒められた経験 | 30 | 32.73 | 11.92 | 10 | 50 | | **−0.39** | −0.28 |
| 2 | 抑うつ傾向 | 30 | 16.93 | 6.11 | 6 | 28 | | | 0.54 |
| 3 | 神経症傾向 | 30 | 3.27 | 1.95 | 1 | 6 | | | |

太字は統計的に有意な関連，$n$ は人数，$r$ は相関係数を表す．

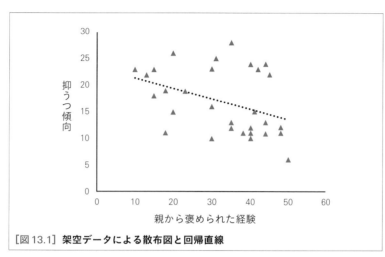

[図13.1] **架空データによる散布図と回帰直線**

グラフに表現されているように，「親から褒められた経験」の値から「抑うつ傾向」の値を予測する，という関係性を数式に表現すると，以下の通りになる．

抑うつ傾向の値＝切片＋回帰係数×親から褒められた経験の値＋残差　　　　　(13.1)

これはグラフ上の直線を表す式なので，一次関数の式 ($y = ax + b$) で表されている．13.1 式のなかで表現されている「残差」は先ほど説明した通り，従属変数の実測値と予測値の差（回帰式では説明がつかない部分）を表している．そのため，「残差」と「それ以外の要素」は，以下のような関係にあると表すことができる．

抑うつ傾向の予測値＝切片＋回帰係数×親から褒められた経験の値　　　　　(13.2)
抑うつ傾向の値＝抑うつ傾向の予測値＋残差　　　　　　　　　　　　　　　(13.3)

要するに，「切片」と「回帰係数」がわかれば，従属変数（抑うつ傾向）の予測値を算出でき，回帰直線を描くことができる，ということになる．回帰係数と傾きは，以下のように求めることができる．

回帰係数＝親から褒められた経験と抑うつ傾向の相関係数×$\dfrac{抑うつ傾向の標準偏差}{親から褒められた経験の標準偏差}$

(13.4)

切片＝抑うつ傾向の平均値−回帰係数×親から褒められた経験の平均値　　　(13.5)

187

これらをすべて算出し，グラフ上に表現したものが回帰直線である．以上から，回帰分析では，残差が最小になるような切片と傾きをもつ直線（データに最もよくあてはまる直線）を見つけることで因果効果を推定する，ということができる．

## 2）分析結果の解釈

単回帰分析を実施した際に，多くの統計ソフトで共通して出力される主な数値として，（非標準化）回帰係数（unstandardized regression coefficient：$B$），標準化回帰係数（standardized regression coefficient：$\beta$），重相関係数（multiple correlation coefficient：$R$），決定係数（coefficient of determination：$R^2$）が挙げられる．まずはそれぞれの係数が何を意味するかについて説明したうえで，架空データを使用して実際に出力された結果を解釈していく．

### (1) 予測関係を表す数値：回帰係数，標準化回帰係数

回帰係数を算出するための数式は，13.4式に示した通りである．回帰係数とは，簡潔にいうと，「独立変数の単位が1つ変化することで生じる従属変数の変化」を表す値，ということができる．たとえば，「親から褒められた経験」から「抑うつ傾向」を予測したときの回帰係数が「－2.22」であれば，前者の尺度得点が1点変化すると，抑うつ傾向の尺度得点が2.22点低くなる，ということを意味する．また，「1日に食べた量」から「体重」を予測したときの回帰係数が「100」であれば，前者の量が1単位（100 g）変化すると，体重が100 g変化する，ということを意味する．前述した切片の回帰係数は，独立変数の値が0のときの従属変数の値を指す．ここで注意すべき点は，回帰係数が各変数の単位に依存しているということである．そのため，解釈の際には「どのような単位で測定された数値か」を把握しておく必要がある．

回帰係数が変数の単位に依存している一方で，「標準化回帰係数」は，単位に依存しない係数を表す．標準化回帰係数を算出するには，事前に各データ値を標準化し，回帰分析を実施する必要がある．**標準化**（standardization）とは，特定のデータから変数の平均値を引いた値を，変数の標準偏差で割ることを表す．このように標準化された値は標準得点（$z$得点）とも呼ばれるが，このような処理を行うと，各変数はそれぞれの単位ではなく，平均値＝0，標準偏差＝1という特徴を持つ変数として表されるようになる．そのため，変数の標準化を行っておくと，各変数の単位について考慮せずに回帰係数を解釈することができる．

### (2) 回帰係数の解釈：有意性検定，信頼区間の推定

推定された回帰係数の精度を解釈するアプローチは主に2つある．1つは**有意性検定**（significance testing）であり，もう1つは**信頼区間**（confidence interval；CI）の推定である．まず，回帰係数の有意性検定では，「回帰係数が0である」という帰無仮説のもとで得られた回帰係数の値が得られる確率（$p$値）を計算する．そのため，事前に設定された有意水準（多くは$\alpha = 0.05$）を上回る$p$値が得られれば帰無仮説を採択し，下回る$p$値であれば帰無仮説を棄却し，対立仮説を採択する．ちなみに，回帰係数の$p$値は検定統計量$t$値により得られる．$t$値は回帰係数を回帰係数の標準誤差で割ることで得られ，得られた$t$値が$t$分布における95%臨界値よりも大きければ，5%水準で有意な$p$値が得られる．

2つ目のアプローチは，信頼区間を推定する方法である．心理学の場合，大学生や一般

成人を対象としてデータを収集することが多いが,「日本の大学生全員」からデータを得る,ということは現実的には難しい.そこで,個々の研究者が可能な範囲のサンプルからデータを収集し,統計的分析を行うが,特定のサンプルから得られた回帰係数が本当に推定したい回帰係数(母回帰係数)とぴったり合う,ということは実際には難しい.また,前述した有意性検定で得られる$p$値はサンプルサイズの増加に伴って有意になりやすいという性質を持つため,これだけでは精度を判断することが難しい場合がある.そこで,ぴたりとどこにあるか特定することはできないが,「恐らくここら辺にあるだろう」という区間を推定するが,これを回帰係数の信頼区間と呼ぶ.信頼区間とは,推定したいと考えている母数がどの範囲にあるのかを示す区間である.多くの場合,「95%」の信頼区間(上限値と下限値)を推定するが,これは推定される信頼区間のうち95%はその範囲に母回帰係数を含んでいる,ということを意味する.ちなみに,回帰係数の信頼区間の推定には,有意性検定と同じように回帰係数と回帰係数の標準誤差を用いる.

心理学領域の論文の多くでは,有意性検定の結果($p$値)と信頼区間(95% CI)の両方が報告される場合が多い.これは先述したように,それぞれの結果から得られる情報が異なるからである.以上から,回帰分析を実施する際は,有意性検定の結果のみで回帰係数の精度を判断するのではなく,これら両方の結果をふまえて検討することが重要である.

**(3) 予測力を表す数値:重相関係数,決定係数**

回帰分析では最小2乗法という推定法を用いて,従属変数に対する独立変数の効果(予測力)を検討する.独立変数がどの程度従属変数を予測できているか,ということを評価する際に参照する指標がいくつかある.単回帰分析の場合は,以下の2つの指標が挙げられる.1つ目は,重相関係数($R$)と呼ばれる.重相関係数とは,従属変数と従属変数の予測値との相関係数を表す.予測精度が高いと実測値と予測値の相関係数は1に近くなり,悪ければ0に近くなる,という特徴を持っている.この重相関係数を二乗したものが,決定係数($R^2$)と呼ばれる.決定係数は分散説明率,分散説明力などとも呼ばれるが,それは決定係数が13.5式によって求められるからである.

$$\text{決定係数} = \frac{\text{予測値の分散(従属変数)}}{\text{実測値の分散(従属変数)}} \tag{13.5}$$

この式に示されている通り,決定係数は従属変数の予測値と実測値の分散の比を表している.つまり,実測値の分散を予測値の分散がどの程度説明しているか(どの程度一致しているか)を表す値といえる.これらの分散が同じであれば値は1に近くなり,そうでなければ0に近くなる.これらの数値に基づき,単回帰分析では従属変数に対する独立変数の予測力(説明力)を理解する.ちなみに,単回帰分析の場合,決定係数は独立変数と従属変数の相関係数を二乗した値と一致することが知られている.重回帰分析の場合は解釈に注意を要するが,これについては後述する.

**(4) 単回帰分析の結果の解釈:架空データを用いて**

単回帰分析の方法と推定される結果については前述した通りである.以下の[表13.2]に,[図13.1]にも使用した架空データに対して単回帰分析を実施して得られた出力結果を示す.切片の回帰係数は,「親から褒められた経験」が0のときの抑うつ傾向得点を表している.「親から褒められた経験」(独立変数)の回帰係数は,独立変数が1点変化する

[表13.2] 抑うつ傾向を従属変数とした単回帰分析の結果

| 独立変数 | $B$ | 95% CI | $p$ | $R^2$ |
|---|---|---|---|---|
| 切片 | 23.42 | 17.05, 29.78 | <.001 | .15 |
| 親から褒められた経験 | −0.20 | −0.38, −0.02 | .035 | |

ことによる従属変数の得点変化を表す．今回の場合だと推定値が「− 0.20」なので，「親から褒められた経験」が１点変化すると，抑うつ傾向得点が 0.2 点ほど低下する，ということになる．「親から褒められた経験」の信頼区間は「− 0.38」から「− 0.02」となったが，これは先述した通り，色々なサンプルを使って推定される信頼区間のうち，95% はこの範囲に母回帰係数を含んでいることを意味する．最後に，決定係数（$R^2$）は 0.15 であり，この独立変数が従属変数の変動（分散）の一部を説明していると解釈することができる．

以上の結果からは，「親から褒められた経験」が「大学生の抑うつ傾向」の変動の一部を説明する独立変数である，ということが推察される．

# 2. 独立変数が複数ある場合：重回帰分析の適用

前節では，単回帰分析を例に，回帰分析の基本的な考え方について述べた．本節では，独立変数が複数ある場合に使用する「重回帰分析」について説明する．

## 1）どのような問いに対して有効か

単回帰分析では，2 変数における 1 対 1 の関係を検討している．しかしこの場合，ほかの要因の影響を考慮していないことになる．独立変数と従属変数に関連する要因がほかにも考えられる場合，これらの要因の影響も考慮しなければ，正しく因果効果を推定することはできない．このように，検討したい原因（A）と結果（B）の関係に影響があると考えられる要因（C）は**交絡要因**（confounder）や**共変量**（covariate）と呼ばれる［図13.2］．臨床心理学で扱われる変数の多くは抽象的な仮説構成概念であるが（例　自尊感情，パーソナリティ特性など），抽象的なレベルの概念であるからこそ，それぞれの概念が包含する内容はオーバーラップしている場合が多い．そのため，回帰分析的なアプローチから研究する場合，「A と B の関連における交絡要因は何か」について調査前に考えることがとても重要である．

先の例のように，「親から褒められた経験」と「抑うつ傾向」の関係を検討する場合，幼少期の家庭の経済状況，養育者の抑うつ傾向，本人の神経症傾向などが交絡要因である

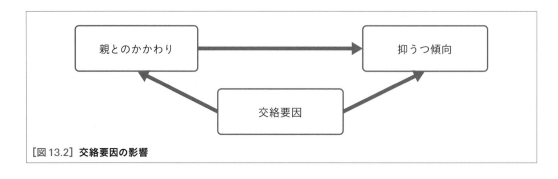

[図13.2]　**交絡要因の影響**

かもしれない．これら交絡要因の影響を考慮せずに因果効果を推定した場合，「親から褒められた経験」が「抑うつ傾向」に及ぼす影響を過大・過小評価してしまう可能性がある．そのため，回帰係数を正確に推定するためには，これら交絡要因の影響をできる限り取り除く必要がある．このように，複数の独立変数を用いて因果関係を検討する分析方法として，重回帰分析が挙げられる．

### 2）重回帰分析の特徴

重回帰分析と単回帰分析の大きな違いは，回帰モデルに投入される独立変数が単一か複数か，ということである．この違いにより，単回帰分析とは異なる特徴がいくつかある．以下に，主な特徴として「偏回帰係数」と「変数の投入方法」を取り上げる．

#### (1)「偏」回帰係数

前節で取り上げた単回帰分析と重回帰分析の大きな違いの1つは，独立変数の数である．この違いは，回帰式にも表れている．たとえば，抑うつ傾向を従属変数，親から褒められた経験と幼少期の社会経済状況（交絡要因）を独立変数とした重回帰式は，以下のようになる．

抑うつ傾向の値＝
切片＋係数×親から褒められた経験の値＋係数×社会経済状況の値＋残差　(13.6)

このように，単回帰式との唯一の違いは，独立変数が1つ増えたという点のみである．ただ，重回帰分析の場合，推定される回帰係数のことを**偏回帰係数**（**partial regression coefficient**）と呼ぶ．「偏」を付けるかどうかが異なるポイントだが，偏（partial）とは，ほかの独立変数の影響を除外した（回帰係数），という意味である．したがって，重回帰分析ではどの要因を回帰式に投入するか（どの要因の影響を取り除くか）によって，偏回帰係数の値が異なる，ということになる．そのため，特定の要因の予測力を検討するにあたっては，どのような交絡要因（共変量）を回帰式に投入するか，ということも慎重に考え，回帰係数を推定する必要がある．

#### (2) 独立変数の投入方法

重回帰分析では，複数の独立変数が回帰モデルに投入される．独立変数を投入する方法は複数あるが，それぞれの特徴をまとめたものを［表13.3］に示す．心理学研究では多くの場合，「どの変数をモデルに投入するか」を事前に決定し調査・実験を行うため，最

[表13.3] **変数投入方法の特徴**　　　　　　　　　　　　　　　（清水・他，文献1，2017を参考に作成）

| 投入方法 | 特徴 |
|---|---|
| 強制投入法 | 一度にすべての独立変数を投入する方法. |
| ステップワイズ法 | 独立変数を回帰モデルから投入したり・外したりを繰り返しながら，最も効率よく残差の分散を小さくすることができる組み合わせを見つける方法．変数減少法・増加法を組み合わせた方法. |
| 変数減少法 | 一度にすべての独立変数を投入したあとに，1つずつ順番に変数を外していき，一定以上の予測力を持つ変数を見つける方法. |
| 変数増加法 | それぞれの独立変数について単回帰分析を行い，基準を満たした変数を順に投入していき，一定以上の予測力を持つ変数群を見つける方法. |

**13**章

回帰分析

191

もよく使用される方法は強制投入法と呼ばれる方法である．この方法では，すべての独立変数を同時に投入し，偏回帰係数を推定する．最もよく従属変数を予測・説明する独立変数の組み合わせを明らかにしたい，という場合は，変数減少法，変数増加法，ステップワイズ法などの方法がある．多重共線性など，偏回帰係数の推定を不安定にするような問題を回避する方法としても有効である．多重共線性については，回帰分析における問題の1つとして後述する．

### 3）分析結果の解釈

#### (1) 予測関係を表す数値：偏回帰係数，標準化偏回帰係数

前述したように，単回帰分析とは違い，重回帰分析ではほかの独立変数の影響を除外した「偏回帰係数」が結果として出力される．そのため，重回帰分析ではいろいろな独立変数を同時に投入することにより，どの変数が予測のうえで重要かについて比較検討することができる．単回帰分析で推定される回帰係数と同様に，偏回帰係数も変数の単位に依存しているという特徴をもっている．そのため，単位に依存しない係数を算出するためには，単回帰分析のときと同じように変数を標準化し，回帰分析を実施する必要がある．このような手続きを経て算出される推定値は，**標準化偏回帰係数**（standardized partial regression coefficient）と呼ばれる．

#### (2) 予測力を表す数値：自由度調整済み決定係数

重回帰分析の予測力を測る指標としては，決定係数ではなく，**自由度調整済み決定係数**（Adjusted $R^2$）を用いる．

重回帰分析では複数の独立変数を投入するが，決定係数は，独立変数の数が多くなると大きくなるという性質を持っている．そのため，重回帰分析において決定係数の高さは必ずしもモデルの「良さ」を表しているとはいえず，変数の数が単に多いため高くなっている可能性も考えられる．以上から，重回帰分析では，決定係数に対する独立変数の数の影響を考慮した自由度調整済み決定係数を指標として用いる．決定係数と自由度調整済み決定係数の値が大きく異なる場合は，ほとんど予測力のない余分な独立変数がモデルに含まれていると考えられるため，一部の変数の除外などを検討する必要があるかもしれない．

#### (3) 重回帰分析の結果の解釈：架空データを用いて

重回帰分析の方法と推定される結果については先述した通りである．以下に，架空データを用いて，「本人の神経症傾向」「親から褒められた経験」を独立変数，「抑うつ傾向」を従属変数とした重回帰分析を実施して得られた出力結果を示す．

切片の偏回帰係数は，独立変数が0のときの抑うつ傾向得点を表している．「親から褒められた経験」の偏回帰係数は，「本人の神経症傾向」の影響を取り除いたときの影響の大きさを表す．同じように，「本人の神経症傾向」の偏回帰係数は，「親から褒められた経験」の影響を除外したときの影響の大きさを示す．今回の場合だと，単回帰分析の結果と

[表13.4] 抑うつ傾向を従属変数とした重回帰分析の結果

| 独立変数 | $B$ | 95% CI | $p$ | Adjusted $R^2$ |
|---|---|---|---|---|
| 切片 | 16.33 | 8.82, 23.85 | <.001 | .31 |
| 親から褒められた経験 | −0.13 | −0.30, 0.04 | .128 | |
| 神経症傾向 | 1.48 | 0.45, 2.52 | .007 | |

は異なり，「親から褒められた経験」の推定値が「− 0.13」で非有意（$p = .128$）となったことから，交絡要因と考えられる「本人の神経症傾向」の影響を取り除くと，親から褒められた経験は大学生の抑うつ傾向を予測しないことが示唆される．最後に，自由度調整済み決定係数（Adjusted $R^2$）は 0.31 であり，これらの独立変数が先ほどのモデルよりもあてはまりがよいと解釈することができる［表 13.4］．

# 3. 回帰分析における注意点と対処

　本章第 1 節と第 2 節の説明から，回帰分析の基本的な考え方や結果の解釈について理解できたのではないだろうか．

　1 時点のデータからでも因果効果を推定できる回帰分析的アプローチはとても有益であるが，回帰分析はどのようなデータにでも適用できるわけではなく，さまざまな前提条件をクリアする必要がある．以下に，それぞれの仮定の確認方法（回帰診断 regression diagnostics とも呼ばれる）と，仮定を満たさなかった場合の対処方法について説明していく．

## 1）回帰分析の仮定：残差の独立性・分散均一性・正規性

　心理学研究において回帰分析の結果を解釈する際に，多くの場合，有意性検定の結果（$p$ 値）と推定された信頼区間を参照するが，前述の通り，これらの検定には推定された回帰係数の**標準誤差**（standard error）が用いられる．つまり，標準誤差が正しく推定されていない場合，それを用いて算出される信頼区間や有意性検定の結果も正しくない，ということになる．この標準誤差を正しく推定するには，残差（誤差）の 3 つの仮定が満たされている必要がある．ここで繰り返しておくと，残差（誤差）とは従属変数の実測値と予測値の差であり，直線回帰式では説明がつかない部分を表している．標準誤差を正しく推定するための 3 つの仮定とは，残差間に相関がないこと（独立性），残差の分散が均一であること（分散均一性），残差の分布が正規分布にしたがうこと（正規性），の 3 点である．以下に，それぞれの仮定が満たされているかどうかの確認方法と，満たされていない場合の対処について説明していく．

### (1) 独立性の仮定を満たさない場合の対処

　残差の独立性とは，残差間に相関がない，という状態を表す．無作為にサンプリングした場合，この仮定は満たされることが一般的であるが，満たされない場合もある．たとえば，20 代〜 80 代という幅広い年代を対象に調査を実施した場合，「20 代」もしくは「70 代」という年代カテゴリーごとに残差が相関していると，独立性の仮定が満たされていない，ということになる．ほかには，縦断的な調査データなどで得た複数時点のデータでは，時点間の相関がみられることが多い．たとえば，スマートフォンなどを用いて 1 日複数回×数日間にわたって調査を実施する経験サンプリング法（experience sampling method）などで得られたデータは，同一人物が同じ調査に複数回にわたり回答しているため，残差間に自己相関が生じる．この場合も独立性の仮定が満たされなくなり，正しく標準誤差を推定できない，ということになる．

　独立性の仮定が満たされているかどうかを確認する方法はいくつかある．代表的なもの

の1つとして，ダービン・ワトソン（Durbin-Watson）検定が挙げられる．この検定は，統計ソフトを用いて容易に実施できる．もう1つの方法は，**級内相関係数**（Intra-Class Correlation；ICC）を算出することである．ICCとは集団内類似性を表す指標であり，ICCが有意もしくは値が0.1以上であればデータが階層的である（集団ごとにデータがネストされており，独立性の仮定が満たされない）と考えられ，通常の回帰分析を適用するのは不適切と判断できる．

この仮定が満たされていない場合に主に使用される方法は，**階層線形モデル**（hierarchical linear model；HLM）である．回帰分析では，切片と回帰係数が固定された値（定数）であることを仮定しているが，HLMでは，切片や回帰係数が集団ごとに異なることを仮定している．前者を固定効果と呼び，後者を変量効果と呼ぶ．HLMではデータの階層性を考慮し，変量効果を仮定するため，独立性の仮定を満たさないデータを分析する場合は，固定効果のみを仮定する通常の回帰分析よりも正確な推定を行うことが可能になる．

### (2) 分散均一性の仮定を満たさない場合の対処

残差の分散均一性仮定とは，説明変数の値によって残差の分散が変わらない（値にかかわらず，残差が均一に散らばっている）という状態を指す．この仮定が満たされない場合，標準誤差が正しく推定されず，つまり，回帰係数の有意性が正しく判断できないということになる．この仮定が満たされているかどうかを確認する方法としては，ブルーシュ・ペーガン（Breusch-Pagan）検定などが挙げられる．この検定も，さまざまな統計ソフトで実施可能である．

この仮定が満たされていない場合の対処方法はいくつか挙げられる．まず1つ目は，**頑健な標準誤差**（robust standard error）を使用することである．頑健な標準誤差とは，不均一分散による影響を受けにくい標準誤差を表す．これを活用することで，仮定を満たさない場合も，有意性検定や信頼区間の推定にその影響が出にくくなる．その他には，重み付け最小二乗法や一般化最小二乗法などを推定に用いるという対処が挙げられるが，詳細については参考文献に挙げたテキストをご覧いただきたい[2]．

### (3) 正規性の仮定を満たさない場合の対処

最小2乗法を用いた回帰分析では，残差の正規性（残差が正規分布に従うこと）を仮定している．この仮定を満たさない場合も，他の仮定と同様に，有意性検定や信頼区間の推定が正しく推定されないことになる．そのため，仮定が満たされているか否かを確認すること，また，満たされていない場合は適切に対処することが必要とされる．この仮定が満たされているか確認する方法としては，残差の分布を視覚化し，正規分布しているか確認する方法（正規確率プロットの作図）が挙げられる．このような作図も，統計ソフトを用いて実施可能である．

正規性の仮定が満たされない場合の対処としては，データに合った確率分布を仮定した推定が挙げられる．**一般化線形モデル**（generalized linear model；GLM）という手法を用いると，ポアソン分布，ガンマ分布，二項分布など，正規分布以外の分布を仮定して分析を実施することが可能になる．GLMのなかで最も多く使用される分析方法として，二項分布を仮定したロジスティック回帰分析が挙げられる．この方法は，「はい・いいえ」などの2値データを従属変数とした場合に有効である．

## ２）重回帰分析を実施する際の注意点：多重共線性の確認と対処

多重共線性とは，独立変数間の関連が強すぎることで，回帰係数の推定に影響が及ぶという問題を指す．多重共線性が生じているか確認する方法としては，独立変数間の相関係数を算出する，もしくは VIF（variance inflation factor）を算出する，という方法がある．前者の方法を用いて，0.8 以上などの高い相関係数が算出されれば，多重共線性が生じる可能性がある．また，VIF に関しては，10 以上などの値が出た場合は，多重共線性が生じている可能性が高いと考えられる．いずれも明確な目安や基準があるわけではないが，高い値を示す場合は注意が必要である．

多重共線性が生じている場合の対処はいくつか挙げられる．まず１つ目は，研究者自身が投入する変数を再考し，どちらか一方を除外するという方法である．強い関連を示す変数のいずれかを除外することで，多重共線性を回避することができる．もう１つは，前述した変数投入方法を工夫し，変数を選択するという方法である．ステップワイズ法，変数減少・増加法を用いて独立変数を選定し，最終的なモデルを確定することができる．関連

### column
### 統計モデリングという考え方

最小２乗法による回帰分析は線形モデル（linear model；LM）とも呼ばれるが，どのようなデータにも適用できる万能な方法というわけではなく，さまざまな仮定を満たす必要がある．その１つが，従属変数のデータの散らばりが正規分布に従う，という前提である．しかし，心理学の特に臨床心理学で扱う変数は，必ずしも正規分布にしたがって分布するものばかりではない．たとえば，「受診経験のある・なし」などの２値変数や，抑うつ症状や解離症状のように一部のサンプルにのみ認められるような症状の程度を従属変数に据える場合，正規分布を仮定するのが難しいかもしれない．前者の場合だと二項分布を仮定したロジスティック回帰分析を実施するのが適切かもしれないし，後者の場合だとガンマ分布を仮定した分析を実施するのが適切かもしれない．これらのように，正規分布以外の確率分布を仮定した分析は，一般化線形モデル（generalized linear model；GLM）と呼ばれる．さらに，地域による差，個人による差などの変量効果を扱いたい場合は，一般

化線形混合モデル（generalized linear mixed model；GLMM）を用いることが適切かもしれない．このように，データの特徴や分布を考慮したうえでの統計解析は，統計モデリングなどと呼ばれる（文献参照）．

現在では，いずれの統計モデルも統計ソフトを使用すれば簡単に実施することができる．しかしながら，分析実施が容易にできるからこそ，実施する前に収集したデータの構造や特徴を把握・記述し，その特徴に合った適切な分析方法を選択し使用することがより正確な推定のために重要となる．

以上から，どのような分析方法を使用する場合も，またどのような統計ソフトを使う場合も，統計モデリングという考え方をもちながら，データの特徴に合った形で分析することが望ましいといえる．

文献

久保拓弥：データ解析のための統計モデリング入門　一般化線形モデル・階層ベイズモデル・MCMC，岩波書店，2012.

の強い変数が同じ回帰モデルに含まれている場合は，以上いずれかの方法を用い，推定への影響を抑える必要がある．

# 4. 13 章のまとめ

　本章の内容は，参考文献に挙げた書籍[1-7]に記載された内容をもとに構成されている．いずれも良書であるため，さらに学びを深めたい皆様にはぜひご一読いただきたい．一部，経済学のテキストが含まれているが，因果効果の推定や回帰分析の使用など，心理学とも深くかかわる内容が含まれているため，公認心理師などの心理専門職を目指される読者の皆様にもぜひ一度手にとってみていただければと思う．

　回帰分析は，手元にあるデータから因果効果を推定するのにとても簡便な手法である．しかし，すべてのデータに適用できるというわけではなく，残差の仮定（分散均一性，独立性，正規性）を満たさない場合は，前節に挙げたような対処方法をとる必要があるかもしれない．また，経験サンプリング法を使用して調査を行うなど，残差の仮定を一部満たさない（残差間が相関する）可能性が大いに予想される場合は，研究計画の段階で回帰分析が不適切と判断できるだろう．本書に加えて参考文献に挙げたさまざまな良書を参考にしながら，適切な理解に基づき回帰分析を使用していただければと思う．

## 13 章　Q and A

**Q1**　回帰分析に関する次の説明のうち，正しいものを 1 つ選びなさい．
1. 回帰分析の使用は，横断的なデータではなく縦断的なデータに適している．
2. 重回帰分析を使用するときは，モデルの良さを検討するために決定係数（$R^2$）を参照する必要がある．
3. 単回帰分析を実施する場合は，多重共線性が生じているか確認する必要がある．
4. 残差の仮定を満たさない場合，重回帰分析以外の分析方法を使用するのが適切な場合がある．
5. 回帰係数の精度は，$p$ 値が設定した有意水準以下かどうかにしたがって解釈する．

**Q2**　以下のうち，一般的な手順で回帰分析を適用するのが不適切な可能性がある場合を選びなさい（複数回答可）．
1. 同じ対象者を 10 年にわたって追跡し，1 年に 1 度計 10 回調査を実施した．
2. 複数の独立変数を投入して，重回帰分析を実施した．4 つある独立変数のうち，2 つの変数の相関係数が 0.9 であり，VIF も 10 を超えていた．
3. 大学生をランダムにサンプリングし，1 時点の質問紙調査を実施した．「親から褒められた経験」と「年齢」を独立変数とし，「自尊感情」を従属変数と

した重回帰分析を実施した.

4. 20代～60代を対象とした質問紙調査を実施した. 東京, 沖縄, 北海道に居住する対象者を地域別で300名ずつサンプリングした.

5. 「この1年間で病院を受診したか否か」を「した（1）」「しなかった（0）」というように2値化した変数を従属変数として回帰分析を実施した.

## Q1 | A …… 4

解説

1. 回帰分析は横断的データに対しても適用できる.（×）

2. 重回帰分析を使用するときは, 独立変数の数の多さによる影響を調整した自由度調整済み決定係数（Adjusted $R^2$）を参照する必要がある.（×）

3. 単回帰分析では独立変数が1つしかないため, 多重共線性は生じない. 独立変数が複数ある重回帰分析を使用する場合には確認する必要がある.（×）

4. 残差の仮定を満たさない場合, 回帰分析以外の分析方法を使用したほうがよい場合はある. たとえば, 正規性の仮定を満たさない場合は, 異なる確率分布を仮定した分析を適用したほうがよいかもしれない.（〇）

5. 回帰係数の精度を解釈する場合は, 有意性検定の結果だけではなく, 信頼区間も検討することが望ましい.（×）

## Q2 | A …… 1, 2, 4, 5

解説

　1つ目のケースでは追跡調査を10回にわたって行っているため, 個人内でデータが相関している可能性があり, 残差の独立性の仮定を満たしていない可能性が考えられる. 2つ目のケースは, 独立変数のうち2つが強く相関しており, 多重共線性が生じている可能性が高い. 4つ目のケースは, 特徴が異なる3つの地域から対象者をサンプリングしているため, 調査内容によっては, 独立性の仮定が満たされない可能性がある. 5つ目のケースでは, 2値変数を従属変数に据えているため, 通常の回帰分析ではなく, 二項分布を仮定するロジスティック回帰分析などを適用するのが適切かもしれない.

参考文献

1) 清水裕士, 荘島宏二郎：心理学のための統計学3　社会心理学のための統計学. 心理尺度の構成と分析, 誠信書房, 2017.

2) 山本　勲：実証分析のための計量経済学　正しい手法と結果の読み方, 中央経済社, 2015.

3) 石井秀宗：統計分析のここが知りたい　保健・看護・心理・教育系研究のまとめ方, 文光堂, 2005.

4) 南風原朝和：心理統計学の基礎　統合的理解のために, 有斐閣アルマ, 2002.

5) 中室牧子, 津川友介：「原因と結果」の経済学. データから真実を見抜く思考法, ダイヤモンド社, 2017.

6) 清水裕士：個人と集団のマルチレベル分析　ナカニシヤ出版, 2014.

7) 秋山　裕：Rによる計量経済学, オーム社, 2009.

（浦野由平, 滝沢　龍）　　　197

# 14章 因子分析・構造方程式モデリング

到達目標 ‥‥‥‥‥‥‥‥‥‥‥‥‥‥‥‥‥‥‥‥‥‥‥‥‥‥‥‥‥‥‥‥‥‥‥‥‥‥‥‥‥

● 因子分析の考え方が説明できる.
● 確認的因子分析と探索的因子分析の共通点と相違点が説明できる.
● 探索的因子分析の手順について説明できる.

### INTRO

「妬みに関する研究がしたいと思い質問紙調査をしたのですが, すべての項目の得点を合計して"妬み"得点を算出してもよいのでしょうか?」

「同じ"妬み"という概念を測定しているのであれば合計してもよいかもしれませんが, 何か気になることがあるのでしょうか?」

「たとえば, 他者を羨ましいと感じた場合に, 『自分もそうなりたい』と感じることもあれば,『その人がそれを失ったら良いのに』と感じることもあると思うのですが, これらはそれぞれ異なるものなので, 同じ妬みとして扱ってよいのか疑問です.」

「なるほど. 妬みにもいくつかの側面があるということですね. 重要なところに目をつけましたね. 確かに, 妬みに複数の側面があり, それら複数の側面を測定しているのであれば, 単純に合計するべきではないですね.」

「ありがとうございます. つまり, 妬みという単一の概念を測定しているなら合計してもよいけれど, 複数の異なる概念を測定している場合には合計できないということですよね. けれど, 同じ概念を測定しているかどうかは, どうやって判断したらよいのでしょうか?」

「このことについて検討するための方法として, 因子分析というものがあります.」

「因子分析って聞いたことがあります. けれど, いろんな用語が出てきて難しかった記憶があります….」

「用語も多いので難しく感じるかもしれませんが, 因子分析のアイディア自体はそれほど複雑ではないので, これまでの内容をふまえて学習すれば必ず理解できますよ.」

---

〔キーワード〕確認的因子分析, 探索的因子分析, 因子負荷, 共通性, 独自性, 因子軸の回転, 適合度指標, 構造方程式モデリング, 構造方程式, 測定方程式

# 1. 因子分析とは

## 1）研究例

　自分よりも優れた他者や，他者の成功をみたとき，人はどのような感情を抱くのであろうか？　このことについて検討するために，大学生500名を対象に調査を行い，最近経験した妬み（羨み[*1]）に関する状況を1つ想起させたうえで，[表14.1][1]の項目それぞれについて，「1. 全くあてはまらない」から「6. とてもあてはまる」の6段階で回答を求め，[表14.2] のデータを得たとする（架空データ）．[表14.2] の$y_1$から$y_8$はそれぞれ，項目番号1〜8の項目に対する評定値を表す．たとえば，ID番号1の人は「私は，Xへの強い切望を感じた」という質問に対して「6. とてもあてはまる」と回答したことになる．このような質問項目に対する評定値は，**観測変数**と呼ばれる．

## 2）因子分析の考え方

　[表14.1] に示した8つの項目について，たとえばID番号1の人のように，どれか1つにあてはまる人は他のすべてにもあてはまる傾向があるのだろうか．つまり，これらの8項目は，妬みという1つの概念を測定しているのだろうか．それとも，妬みにはいくつか種類があり，項目によって異なる概念を測定しているのであろうか．

[表14.1] **妬みに関する調査項目**

| 項目番号 | 項目内容 |
|---|---|
| 1 | 私は，Xへの強い切望を感じた |
| 2 | 私は，まさにそのXを自分も手に入れるべく，より努力したかった |
| 3 | 私は，同様に揃ってXを手に入れるべく，計画を立てたかった |
| 4 | その人は，まるで彼ないし彼女のようになる意欲を抱かせた |
| 5 | 私は，誰かにその人についての愚痴をこぼしたかった |
| 6 | 私は，その人に対する敵意を抱いた |
| 7 | 私は，その人がXを失ってしまうように，密かに願った |
| 8 | 私は，憎しみを感じた |

注）[表14.1] の「その人」とは思い出した人物，「X」とは羨ましいと感じた点をそれぞれ意味すると教示している

（澤田・他，文献1，2019より引用，一部改変）

[表14.2] **妬みに関する調査のデータ**

| ID | $y_1$ | $y_2$ | $y_3$ | $y_4$ | $y_5$ | $y_6$ | $y_7$ | $y_8$ |
|---|---|---|---|---|---|---|---|---|
| 1 | 6 | 5 | 5 | 6 | 6 | 5 | 6 | 4 |
| 2 | 6 | 6 | 4 | 5 | 1 | 2 | 1 | 1 |
| ⋮ | ⋮ | ⋮ | ⋮ | ⋮ | ⋮ | ⋮ | ⋮ | ⋮ |
| 500 | 4 | 3 | 6 | 2 | 2 | 3 | 5 | 6 |

---

[*1] 調査では，「envy」の訳語には「妬み」ではなく，より一般的な「羨み」を用いた．また，自分にないものを求める「妬み」や「羨み」は，自分にあるものを失うことを危惧する「嫉妬（jealousy）」とは区別される[2]．

[表14.3] 妬みに対する評定値間の相関係数

|  | $y_1$ | $y_2$ | $y_3$ | $y_4$ | $y_5$ | $y_6$ | $y_7$ | $y_8$ |
|---|---|---|---|---|---|---|---|---|
| $y_1$ | 1.00 |  |  |  |  |  |  |  |
| $y_2$ | .47 | 1.00 |  |  |  |  |  |  |
| $y_3$ | .51 | .63 | 1.00 |  |  |  |  |  |
| $y_4$ | .40 | .39 | .35 | 1.00 |  |  |  |  |
| $y_5$ | .25 | .01 | .06 | .03 | 1.00 |  |  |  |
| $y_6$ | .20 | − .07 | .04 | .06 | .56 | 1.00 |  |  |
| $y_7$ | .15 | − .01 | .03 | .07 | .49 | .59 | 1.00 |  |
| $y_8$ | .27 | .05 | .11 | .01 | .65 | .67 | .61 | 1.00 |

　このことについて検討するために，観測変数間の**相関係数**[*2]を求めた結果，[表14.3]のようになったとする．この表をみると，たとえば，$y_2$ と $y_3$ の間には .63 と比較的強い正の相関がある一方で，$y_2$ と $y_5$ の間の相関係数は .01 と非常に小さい値になっているなど，全体を通して強い関係があるわけではない．そのため，[表14.1] に示した項目が1つの概念を測定していると考えるよりも，複数の概念を測定するものであり，いくつかの項目群に分けられると考えるほうが適切かもしれない．つまり，妬みには複数の側面があると考えるほうが合理的である可能性がある．特に，$y_1 \sim y_4$ は互いに相関が強く，$y_5 \sim y_8$ も互いに相関は強い一方で，$y_1 \sim y_4$ の4つの変数と $y_5 \sim y_8$ の4つの変数の間の相関は弱いことから，妬みは大きく2つに分類できそうである．**因子分析**は，こうした問題について検討するための方法である．

　心理学研究では，知能や性格など，それ自体は見ることも触ることもできない**構成概念**[*3]を扱う．妬みという感情も，直接観測することのできない構成概念であり，質問紙調査は，こうした構成概念を間接的に測定するための方法の1つになる．たとえば，「1. 全くあてはまらない」と回答したら1という数値を与えるなど，回答結果に得点を与え，その合計点（あるいは，1項目あたりの平均点）を「妬み」得点とすることで，妬みの程度を表す．このように，数値を割り当てる規則のことを**尺度**という．

　本章では，尺度を構成する際には必須ともいえる因子分析について，確認的因子分析と探索的因子分析それぞれの考え方と違い，分析手続きや結果の解釈について説明する．

## 2. 因子分析の概要

### 1）確認的因子分析と探索的因子分析

　因子分析は，**確認的因子分析**と**探索的因子分析**に分類される．前者は因子の数（観測変数がいくつの構成概念を測定しているか）や，観測変数と因子の関係（どの観測変数がどの構成概念を測定しているか）などについて明確な仮説があり，その仮説をデータによって検証するものである．一方で，後者には仮説がなく，因子の数や観測変数と因子の関係

---

[*2]　相関係数については5章参照．

　[*3]　構成概念については6章参照．

について探索的に調べる．たとえば妬みは，自己向上のような前向きな行動を促進する「良性妬み」と，優れた他者を引きずり下ろすような行動を導く「悪性妬み」に分類できると考えられている[3]．そして過去の研究において，［表14.1］の最初の4項目が良性妬み，5～8番目の4項目が悪性妬みを測定するための項目であることが示されていたとする．このように，調査を行う前に，どの項目がどのような概念を測定するものであるのかがわかっているような状況では，確認的因子分析を利用する．これに対して，前述のような明確な仮説がない場合には探索的因子分析を利用する．たとえば，インタビュー調査や自由記述式の調査，さまざまな先行研究をもとに調査項目を収集し，尺度を新たに作成しようとする場合には，探索的因子分析を利用することが多い．

## 2）因子分析のモデル

　因子分析では，観測変数間の相関関係をもとに，複数の観測変数に共通する成分である**共通因子（因子）**と，各観測変数に独自の成分である独自因子から観測変数が構成されるというモデルを考える．因子と独自因子はともに，観測変数を構成する成分であるが，直接測定することはできないものであり，**潜在変数**と呼ばれる．

　確認的因子分析と探索的因子分析のモデルを，それぞれ［図14.1］と［図14.2］に示す．いずれのモデルも，因子が2つである（妬みには2つの側面がある）ことを仮定したものであり，$y_1$, $y_2$, …, $y_8$ は観測変数，$f_1$ と $f_2$ は因子，$e_1$, $e_2$, …, $e_8$ は独自因子である．また，［図14.1］における $\beta_1$, $\beta_2$, …, $\beta_8$，［図14.2］における $\beta_{11}$, $\beta_{21}$, …, $\beta_{82}$ は**因子負荷**と呼ばれる．因子負荷は，それぞれの観測変数が，その因子をどの程度反映しているかを示すものである．確認的因子分析では，因子の数や観測変数と因子の関係についてあらかじめ仮説があるため，［図14.1］のように，1つの観測変数には1つの因子から矢印

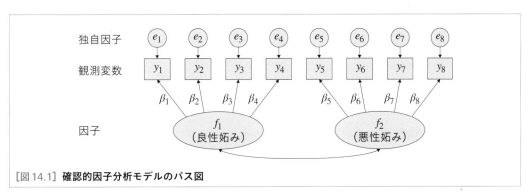

[図14.1] **確認的因子分析モデルのパス図**

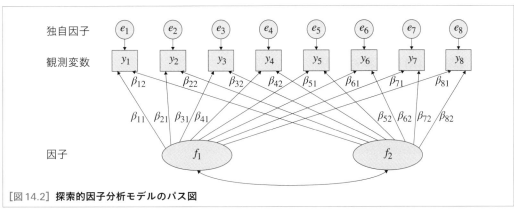

[図14.2] **探索的因子分析モデルのパス図**

が引かれている．一方で，探索的因子分析では仮説がないため，［図14.2］のように，各観測変数にすべての因子から矢印が引かれている．

なお，［図14.1］と［図14.2］のような図は**パス図**と呼ばれる．パスとは単方向または双方向の矢印のことで，単方向のパスは予測（説明）関係，双方向のパスは相関関係を表す．また，四角で囲まれた変数は**観測変数**，楕円で囲まれた変数は潜在変数を表し，これらの変数間の関係をパスで表現した図をパス図という．

### 3）測定方程式

観測変数が因子と独自因子から構成されるという関係を表す方程式のことを**測定方程式**という．たとえば，［図14.1］は測定方程式では14.1式，［図14.2］は14.2式のようになる．これら2つの式から，因子分析は，因子を説明変数，観測変数を基準変数，独自因子を誤差とする回帰分析とみなすことができる[*4]．そのため，因子負荷は（偏）回帰係数に相当することになる．また，14.1式と14.2式を比較すると，確認的因子分析とは，2つの因子（$f_1$ と $f_2$）がそれぞれ4つの観測変数のみを予測すると想定し，各因子における残り4つの観測変数の因子負荷をゼロに固定したものと捉えることができる．

確認的因子分析における測定方程式

$$\begin{cases} y_1 = \beta_1 f_1 + e_1 \\ y_2 = \beta_2 f_1 + e_2 \\ \quad\vdots \\ y_8 = \beta_8 f_2 + e_8 \end{cases}$$

(14.1)

探索的因子分析における測定方程式

$$\begin{cases} y_1 = \beta_{11} f_1 + \beta_{12} f_2 + e_1 \\ y_2 = \beta_{21} f_1 + \beta_{22} f_2 + e_2 \\ \quad\vdots \\ y_8 = \beta_{81} f_1 + \beta_{82} f_2 + e_8 \end{cases}$$

(14.2)

### 4）共通性と独自性

各観測変数が，すべての因子によってどの程度説明されるかを表す指標を**共通性**という．共通性は，回帰分析における決定係数に相当する．一方で独自性とは，因子で説明できない程度を表す指標であり，「独自性＝1−共通性」という関係にある．

## 3．確認的因子分析

**確認的因子分析**では，仮説に基づいてモデルをデータに当てはめ，因子負荷と適合度指標をもとに，仮説が適切であったかについて評価する．因子負荷が，因子と観測変数の関係1つひとつについて評価する指標であるのに対し，モデル全体がデータに適合している

---

[*4] 回帰分析については13章参照．

かを評価するための指標が適合度指標といえる.

### 1）因子負荷と共通性

［表14.3］に示した相関係数に対して［図14.1］のモデルを当てはめ，確認的因子分析を行って得られた因子負荷と共通性，独自性を［表14.4］に示す．［表14.4］のように，因子負荷を項目数×因子数に配置した数値の並びを因子パタン（因子パタン行列，因子負荷行列）などという．因子負荷は，それぞれの観測変数が，その因子をどの程度反映しているかを示すものである．たとえば，$y_4$ の第1因子に対する因子負荷は .50 であり，$y_1$ と $y_2$，$y_3$ の因子負荷と比較すると小さい．これは，観測変数 $y_4$ は，他の3つの観測変数（$y_1$ と $y_2$，$y_3$）との相関が比較的弱いためである．因子負荷が小さい場合，当該の因子によって説明される他の観測変数とは異なる概念を測定している可能性が高いことから，実際の研究では，その観測変数は除外されることが多い．言い換えれば，モデルを修正して再分析することになる．因子負荷の値がどの程度であれば十分大きいと判断できるかについて明確な基準はないものの，因子負荷の絶対値が 0.4 以上であるか否かが，1つの判断基準となることが多い．したがって，今回の確認的因子分析で得られた因子負荷は，すべて十分高い値を示しており，［図14.1］が適切なモデルであることを支持する結果が得られたといえる．

また，因子負荷と共通性の間には，「（観測変数ごとに）因子負荷を2乗したものの合計＝共通性」という関係がある．確認的因子分析では多くの場合，1つの観測変数につき1つの因子負荷が推定されることから，因子負荷を2乗したものが共通性と一致する．たとえば，［表14.4］の $y_1$ では，「$0.65 \times 0.65 = 0.42$」[\*5] となり，共通性の値と一致している．

### 2）適合度指標[\*6]

代表的な適合度指標の1つとして**カイ2乗**（$\chi^2$）値がある．確認的因子分析における帰無仮説は，「モデルはデータに適合している」であり，帰無仮説が棄却されることは，「モデルはデータに適合していない」ことを意味する．そのため，モデルが適切であることを示すためには，帰無仮説が棄却されないことが望まれる．ただし，調査研究ではサンプル

[表 14.4] **確認的因子分析を行ったときの因子負荷と共通性，独自性**

|       | 因子1 | 因子2 | 共通性 | 独自性 |
|-------|-------|-------|--------|--------|
| $y_1$ | .65   | —     | .43    | .57    |
| $y_2$ | .77   | —     | .59    | .41    |
| $y_3$ | .79   | —     | .62    | .38    |
| $y_4$ | .50   | —     | .25    | .75    |
| $y_5$ | —     | .73   | .53    | .47    |
| $y_6$ | —     | .78   | .61    | .39    |
| $y_7$ | —     | .71   | .50    | .50    |
| $y_8$ | —     | .87   | .76    | .24    |

注）ダッシュ（—）の部分は，母数をゼロに固定

---

[\*5] 小数第3位以下の値を丸めて計算している関係で，値は完全に一致していない.

[\*6] 各適合度指標の詳細な説明は Hu & Bentler[4] や伊藤[5] などを参照のこと.

サイズが大きく検定力が高くなりがちであり、ほとんどの場合この検定は有意になることから、$\chi^2$ 検定の結果はあまり重視されておらず、近年では、CFI や TLI, RMSEA, SRMR といった指標がよく用いられている.

CFI (comparative fit index) と TLI (Tucker-Lewis index) は、ベースラインとなるモデルと比較して、モデルの適合がどの程度よいかを指標化したものである. ベースラインモデルとしては、すべての変数間の相関がゼロであることを仮定したモデルが用いられるのが一般的である. RMSEA (root mean square error of approximation) は、データとモデルの 1 自由度あたりの乖離度を表す指標である. SRMR (standardized root mean-square residual) は、データから求められる標本共分散行列のうち、モデルで説明することのできない部分を指標化したものである. CFI と TLI は値が大きいほど適合がよく、RMSEA と SRMR は値がゼロに近いほど当てはまりがよいことを示す. これらの指標を参照し、適合度が悪い場合には、モデルを修正して再分析することが一般的である.

これらの適合度指標には、値がいくつ以上（以下）であれば、モデルの当てはまりがよいとみなせるかに関する判断基準がある. たとえば Hu & Bentler は、CFI と TLI は 0.95 以上、RMSEA は 0.06 以下、SRMR は 0.08 以下であることを適合がよいことの目安としている [4]. ただし、こうした判断基準は経験的なものであり、基準を満たしていれば「正しいモデル」と判断できるわけではないことには注意する必要がある.

モデル評価のための目安となる基準が存在する指標に対し、AIC (Akaike information criterion) などの情報量規準と呼ばれる指標がある. 情報量規準に基づく適合度指標は、複数のモデルの相対的な適合の評価に用いられるもので、同じデータに対して異なるモデルを当てはめたときに、値の小さいモデルほど適合がよいことを意味する. そのため、比較するためのモデルがない場合には、AIC などの情報量規準が解釈されることはない.

［図14.1］のモデルを［表14.2］の相関関係に当てはめたときの適合度指標を［表14.5］に示す. TLI と RMSEA は Hu & Bentler [4] の基準を下回っているものの、全体として概ね良好な結果であり、モデルは適切なものであるといえる.

## 3）因子間相関

［図14.1］では、良性妬み（$f_1$）と悪性妬み（$f_2$）の間に双方向のパスが引かれているため、2 つの因子の間には相関があることが仮定されている. 分析の結果、因子間の相関係数は .15 であった. したがって、良性妬みを感じやすい人は悪性妬みも感じやすい傾向にあるといえるものの、その傾向は極めて弱いものであると解釈できる.

## 4）モデル比較

実際の研究では、競合する仮説が複数あり、どの仮説が最も合理的か事前に判断できない場合がある. そのようなときに、複数のモデルで確認的因子分析を行い、適合度指標をもとに、どちらのモデルが適切かを評価することがある. 適合度指標が良好であることは、仮説が正しいことを意味するわけではないが、仮説を支持するエビデンスの 1 つとなる.

たとえば、［表14.1］に示した 8 つの調査項目は「妬み」という単一の構成概念を測定しているという仮説のもとで確認的因子分析を行ったとする. つまり、因子が 1 つのモデルをデータに当てはめて分析を行ったときに得られる適合度が［表14.6］である.［表

| [表 14.5] [図 14.1] のモデルをデータに当てはめたときの適合度指標 |||||||||
|---|---|---|---|---|---|---|---|
| $\chi^2$ | 自由度 | $p$ 値 | CFI | TLI | RMSEA | SRMR | AIC |
| 85.08 | 19 | .00 | .96 | .93 | .08 | .06 | 9954.91 |

| [表 14.6] 因子数を 1 つにしたモデルをデータに当てはめたときの適合度指標 |||||||||
|---|---|---|---|---|---|---|---|
| $\chi^2$ | 自由度 | $p$ 値 | CFI | TLI | RMSEA | SRMR | AIC |
| 581.55 | 20 | .00 | .62 | .47 | .24 | .19 | 10449.37 |

14.5] の結果と比較して適合は悪く，2 つの因子を仮定するほうが適切であると示された．したがって，モデル比較の結果からも，「妬み」には 2 つの側面があると考えることが適切であるといえる．

# 4. 探索的因子分析

　因子の数や，観測変数と因子の対応関係について明確な仮説がないときに，**探索的因子分析**が行われる[*7]．そのため探索的因子分析では，まず因子の数を決定し，得られた因子負荷の値をもとに，各因子がどのような構成概念を反映したものであるかについて解釈を行う．また，因子数が 2 つ以上ある場合には，因子の解釈をより容易にするために因子軸の回転を行うことがある[*8]．ここでは，「妬み」について明確な仮説がないという仮定のもとで，探索的因子分析の手順について説明する．

## 1) 因子数の決定

　探索的因子分析では，はじめに因子数を決定する．特に，尺度を新たに作成した場合，項目群がいくつに分類できるかわからないため，因子数を決定する必要がある．また，先行研究で使用された尺度を利用する場合であっても，先行研究とは項目数や調査対象者などが異なる場合には，因子数が同一にならない可能性もある．

　因子数を決定する方法は複数ある．まず，カイザー基準やガットマン基準と呼ばれる方法では，値が 1 以上となる固有値の数を因子数とする．固有値は，当該因子によって観測変数の分散のうちいくつ説明できるかを表すもので，観測変数の数だけ求められる．たとえば，[表 14.3] に示した相関行列に基づいて固有値を算出すると，3.02，2.20，0.72，…となり，固有値が 1 以上となったのは 2 つである．そのため，この基準では因子数は 2 であることが示唆される．

　また，固有値を縦軸，因子の数を横軸にとって，固有値の変化をプロットした折れ線グラフを [図 14.3] に示す．この図は，**スクリープロット**と呼ばれる．多くの場合，固有値の大きさは最初の数個で急激に減少し，あとは徐々に減少していく．スクリー基準では，

---

[*7] 「明確な仮説がない」というのは程度の問題であり，ある程度の仮説がある場合もある．特に，何らかの理論に基づいて尺度を新たに作成した場合には，事前にいくつの因子に分かれるか仮説があったとしても，実際の研究では探索的因子分析が行われることが多い．

[*8] 因子数の決定方法や，因子軸の回転に関する詳細な説明は豊田[6]などを参照のこと．

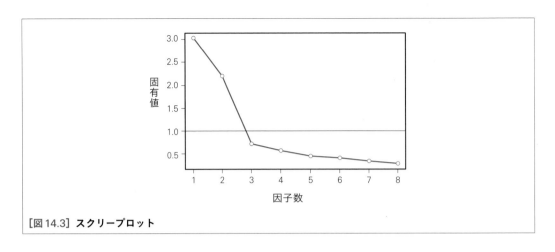

[図14.3] スクリープロット

固有値の推移がなだらかになる直前までの固有値の数を因子数とする．[図14.3] では，第3因子以降から減少が小さく，推移がなだらかになっている．そのため，2つ目の因子までを採用することが適切と考えられる．

その他にも，解釈可能性を考慮して因子数を決定することがある．実際の研究では，[図14.3] のようなメリハリのあるスクリープロットにならず，因子数の判断に迷うことがある．このような場合，因子数を変えて探索的因子分析を行い，結果を比較しながら，最も合理的な解釈ができる因子数を採用することがある．

### 2）因子軸の回転

因子が複数ある場合には，単純構造になるように，因子軸の回転を行うことが多い．単純構造とは，各因子が特定の観測変数にのみ高い因子負荷を示している状態である．因子負荷にメリハリがつくことで，因子の解釈が容易になる．

因子軸の回転法は，直交回転と斜交回転の大きく2つに分類される．**直交回転**は，因子間の相関がゼロであることを維持したまま回転する操作である．また**斜交回転**は，因子間に相関がある（因子軸が斜交する）ことを仮定したものである．さらに，直交回転にも斜交回転にもさまざまな回転法があり，直交回転では**バリマックス回転**，斜交回転では**プロマックス回転**がよく利用されている．現在の心理学研究では，因子間の相関がゼロであるという仮定を置きにくいことや，斜交回転のほうが単純構造になりやすいなどの理由から，**斜交回転**が利用されることが多い．

[表14.7] に，因子軸の回転を行う前の因子負荷（初期解）と，バリマックス回転を行っ

[表14.7] 探索的因子分析を行ったときの因子負荷と共通性，独自性

|  | 初期解 | | バリマックス解 | | プロマックス解 | | 共通性 | 独自性 |
|---|---|---|---|---|---|---|---|---|
|  | 因子1 | 因子2 | 因子1 | 因子2 | 因子1 | 因子2 | | |
| $y_1$ | .54 | .42 | .64 | .23 | .63 | .18 | .47 | .53 |
| $y_2$ | .75 | .21 | .78 | − .02 | .79 | − .09 | .61 | .39 |
| $y_3$ | .75 | .26 | .79 | .02 | .80 | − .04 | .62 | .38 |
| $y_4$ | .47 | .15 | .50 | .01 | .50 | − .03 | .25 | .75 |
| $y_5$ | − .16 | .72 | .06 | .73 | .00 | .73 | .54 | .46 |
| $y_6$ | − .17 | .76 | .07 | .78 | .00 | .78 | .61 | .39 |
| $y_7$ | − .20 | .68 | .02 | .71 | − .04 | .72 | .50 | .50 |
| $y_8$ | − .17 | .85 | .10 | .87 | .02 | .87 | .76 | .24 |

たあとの因子負荷（**バリマックス解**），プロマックス回転を行ったあとの因子負荷（**プロマックス解**）をそれぞれ示す．たとえば $y_1$ の場合，初期解では因子1への因子負荷が .54，因子2への因子負荷が .42 となっており，2つの因子のどちらにも高い値を示している．一方でバリマックス解では，因子1への因子負荷が .64，因子2への因子負荷が .23 と，メリハリがついている．またプロマックス解では，因子1への因子負荷が .63，因子2への因子負荷が .18 となっており，バリマックス解よりもさらにメリハリがついていることがわかる．

なお，すべての因子負荷が小さい場合は確認的因子分析と同様に，その観測変数を除外することが多い．また，複数の因子への因子負荷が高い場合も，因子との関係が明確でないために，実際の分析では削除されることが多い．

### 3）回転法の視覚的理解

回転法の違いについて視覚的に示したものが，［図14.4］である．この図では，［表14.7］に示した因子負荷の値を，各変数の座標としてプロットしている．回転なしのプロットでも，8つの変数を2つのグループに分けることはできるが，因子軸を回転させることで，一方の座標の値だけが大きくなり，単純構造に近づくことがわかる．このとき，直交回転では2つの軸を直交させたまま回転が行われるのに対して，斜交回転では2つの軸が斜交することを許容して回転が行われる．

### 4）因子の解釈

因子負荷の推定が終わったら，因子の解釈を行う．因子の解釈とは，各因子を強く反映している観測変数の内容から，その因子の内容を推測することであり，具体的には，各因子がどのような概念を表しているかについて，因子名をつける．

ここでは，プロマックス解に基づいて因子の解釈を行う．まず第1因子をみると，「私は，まさにそのXを自分も手に入れるべく，より努力したかった」（$y_2$）や「私は，同様に揃ってXを手に入れるべく，計画を立てたかった」（$y_3$）などが高い因子負荷を示している．これらは，自己向上のような前向きな行動に導かれた人が高い得点を取ると考えられる変数であることから，第1因子は「良性妬み」因子と命名できる．そのため，$y_1$ と $y_2$，$y_3$，$y_4$ は「良性妬み」を測定するための項目といえる．

次に，第2因子をみると，「私は，その人に対する敵意を抱いた」（$y_6$）や「私は，憎しみを感じた」（$y_8$）などが高い因子負荷を示している．これらは，恨みや敵意をもった人

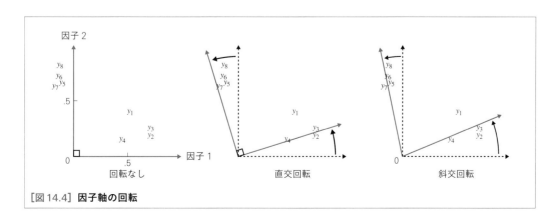

［図14.4］**因子軸の回転**

が高い得点を取ると考えられる変数であることから，第2因子は「悪性妬み」因子と命名できる．そのため，$y_5$ と $y_6$，$y_7$，$y_8$ は「悪性妬み」を測定するための項目といえる．

　ここで，因子分析で捉えられる因子というのは，研究者が用意した調査項目によって得られた観測変数間の相関係数をもとに推定される，複数の観測変数に共通する潜在変数のことであり，因子は最初に用意した調査項目に依存するということには注意する必要がある．つまり，「良性妬み」や「悪性妬み」といった因子の名称がひとたびつけられると，あたかもそれらが実体として存在し，正確に捉えられていると無意識的に思いがちである．しかし，それは過剰な解釈である．実際に，因子の命名は分析結果から自動的にされるものではなく，研究者のセンスの違いにより，（たとえ同じ調査項目を使って同じ因子パタンが得られたとしても）異なる因子名がつけられることもある．

### 5）共通性

　探索的因子分析においても，共通性と因子負荷の間には，「（観測変数ごとに）因子負荷を2乗したものの合計＝共通性」という関係がある．ただし，因子軸の斜交回転を行った場合は，共通性の値自体は回転前と変わらないものの，この関係性は失われる．たとえば［表14.7］の $y_1$ に着目すると，初期解では「$0.54 \times 0.54 + 0.42 \times 0.42 = 0.46$」[*9]，バリマックス解では「$0.64 \times 0.64 + 0.23 \times 0.23 = 0.47$」という関係が成り立っている．一方でプロマックス解では，「$0.63 \times 0.63 + 0.18 \times 0.18 = 0.43$」となり，共通性と一致していない．

# 5. 構造方程式モデリング

　痛み駆動双数妬み理論と呼ばれる理論では，状態的な良性妬みと悪性妬みは，痛みによって駆動すると考えられている[3]．すなわち，妬み状況では，少なからず不快さを経験し，妬み状況が脅威であれば，他者に敵意を抱くなど悪性妬みが駆動し，状況が挑戦とみなされると，自分を向上させようとするなど良性妬みが駆動する．

　こうした痛みと良性妬み，悪性妬みの関係をモデル化したものが［図14.5］である．また，［図14.5］のうち，痛みによって良性妬みと悪性妬みが駆動するという関係を方程式で表すと，14.3式と14.4式のようになる．観測変数が因子と独自因子から構成されるという関係を表す方程式のことを**測定方程式**と呼ぶのに対し，測定方程式で表される関係以外の部分を**構造方程式**と呼ぶ．たとえば，13章で説明される（重）回帰分析のモデルも構造方程式の1つである．このように，［図14.1］や［図14.5］，回帰分析のモデルなどの変数間の関係を記述するための分析手法を総称して，**構造方程式モデリング**という．

　痛みと良性妬みの関係を表す構造方程式

$$f_1 = \gamma_{13} f_3 + d_1 \tag{14.3}$$

---

[*9] 小数第3位以下の値を丸めて計算している関係で，値は完全に一致していない．

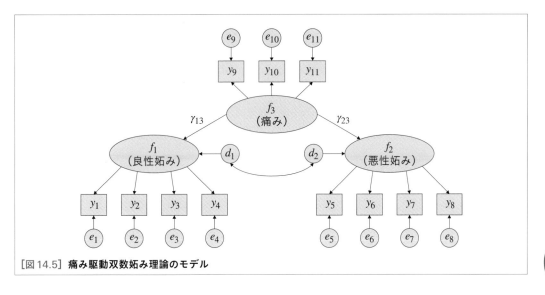

[図 14.5] 痛み駆動双数妬み理論のモデル

痛みと悪性妬みの関係を表す構造方程式

$$f_2 = \gamma_{23} f_3 + d_2 \tag{14.4}$$

## 6. 14 章のまとめ

　本章では，因子分析の考え方，確認的因子分析と探索的因子分析の共通点と相違点，分析の手順について説明した．心理尺度を利用した研究において，因子分析はよく用いられる．実際に，心理尺度がどのような構成概念を測定しているのかについて検討するうえで，因子分析は有用な方法である．しかし，決して万能ではないことから，因子分析の考え方を理解したうえで，目的に適した使い方をすることが重要である．

### 14 章　Q and A

**Q1** 確認的因子分析と探索的因子分析の説明について，不適切なものを 1 つ選びなさい．
1. 確認的因子分析も探索的因子分析も，観測変数間の相関関係をもとに，複数の観測変数に共通する成分と，各観測変数に独自の成分から構成されるというモデルを考える．
2. 探索的因子分析を行うのは，仮説が全くないときのみである．
3. 確認的因子分析も探索的因子分析も，観測変数を除外して再分析することがある．
4. 確認的因子分析では，因子負荷と適合度指標をもとに，仮説が適切であったかについて評価する．

5. 競合する仮説がある場合であっても，確認的因子分析を行う場合がある．

## Q2 共通性に関する説明で，不適切なものを 1 つ選びなさい．
1. 共通性は回帰分析の枠組みにおける決定係数に相当する．
2. 探索的因子分析において因子軸を回転しても，共通性の値は変化しない．
3. 観測変数ごとに因子負荷を 2 乗したものの合計は共通性に一致する．
4. 共通性と独自性の和は 1 になる．
5. 共通性は確認的因子分析と探索的因子分析のどちらでも推定される．

## Q1 | A……2
### 解説
　因子の数や内容について仮説がないときに探索的因子分析が行われるが，ある程度の仮説がある場合でも探索的因子分析は行われる．また，確認的因子分析では因子負荷と適合度指標をもとに仮説の適切さについて評価し，競合するモデルがある場合には，適合度指標によってモデル比較をすることがある．したがって，2. が誤りである．

## Q2 | A……3
### 解説
　共通性は，各観測変数がすべての因子によってどの程度説明されるかを表す指標であり，回帰分析における決定係数に相当し，「共通性＋独自性＝1」という関係にある．また，因子軸を回転しても共通性の値自体は変化しないものの，「因子負荷の 2 乗和＝共通性」という関係は斜交回転を行った場合には失われる．したがって，3. が誤りである．

文献
1) 澤田匡人，鈴木雅之・他：痛み駆動双数妬み理論の再現性に関する検討—日本人の大学生を対象にしたオンライン調査を通じて—，学習院女子大学紀要，21：31-48，2019．
2) 澤田匡人：妬みの発達，心理学評論，53：110-123，2010．
3) Lange, J Crusius, J, et al: The painful duality of envy: Evidence for an integrative theory and a meta-analysis on the relation of envy and schadenfreude. J Personality Social Psychology, 114: 572-598, 2018.
4) Hu, L T, Bentler, P M: Fit indices in covariance structure modeling: Sensitivity to underparameterized model misspecification. Psychological Methods, 3: 424-453, 1998.
5) 伊藤大幸編著：心理学・社会科学研究のための構造方程式モデリング—Mplus による実践　基礎編—，ナカニシヤ出版，2018．
6) 豊田秀樹：因子分析入門—R　で学ぶ最新データ解析—，東京図書，2012．

（鈴木雅之）

## 因子分析と心理学研究

　因子分析は，さまざまな心理学研究で利用され，心理学の発展に貢献してきた．

　因子分析を初めて心理学研究に適用したのは，イギリスの心理学者であるスピアマンとされている．スピアマンは，古典や英語，数学などのテスト結果の相関関係をもとに，これらのテスト結果を規定する「知能」因子の抽出を試みた．そして，すべての成績に共通する一般因子（g因子）と，それぞれの成績に固有の特殊因子（s因子）があるという，知能の2因子説を提案した．一般因子は共通因子（因子），特殊因子は独自因子に相当するものであることから，これは因子分析の1因子モデルと等価になる．したがって，ある課題で良い成績をとる人は，別の課題でも良い成績をとり，反対にある課題の成績が優れない人は別の課題でも優れない傾向にあるということが，スピアマンの分析からは示唆された．一方で，アメリカの心理学者であるサーストンは，57種類の知能テストのデータについて分析を行い，知能が(1)言語，(2)語の流暢性，(3)推理，(4)空間，(5)数，(6)記憶，(7)知覚の速さの7つの因子に分けられることを示した（知能の多重因子説）．近年では，知能は複数の次元をもちつつも，全体としては1つであるといった，階層的な構造が仮定されており，こうした階層構造を検討するための因子分析の方法として，高次因子分析というものもある．

　また，パーソナリティに関する研究の発展にも因子分析は寄与してきた．パーソナリティの特性論では，パーソナリティにはいくつかの特性（例：外向性, 協調性）があり，パーソナリティの違いは個々人がもっている特性の程度に表れると考える（例：彼はとても外向的だが，協調性に欠ける）．そして，特性にはどのようなものがあるかという問題について検討するために，因子分析が利用されてきた．たとえば，かつてオルポートらは，「明るい」などのパーソナリティを記述する語を辞書から抜き出し，その分類を試みた．その後，一般因子（g因子）が流動性知能と結晶性知能に分けられることを提案したことでも著名な，イギリスの心理学者であるキャッテルは，オルポートらが抽出したパーソナリティの記述語を整理したうえで因子分析を適用した．その結果，キャッテルは16因子からなるモデルを提案し，16PF（Sixteen Personality Factor Questionnaire）というパーソナリティ検査を作成した．また，現在，特性論で最も受け入れられているビッグファイブ（Big Five）でも，因子分析が利用された結果，パーソナリティ特性が

「外向性（Extraversion）」，

「協調性，調和性（Agreeableness）」，

「勤勉性，誠実性（Conscientiousness）」，

「神経症傾向，情緒不安定性（Neuroticism）」，

「開放性（Openness）」

の5つの因子に収束されると考えられている．

　このように，心理学研究において，因子分析は歴史的に重要な役割を果たし，今後も重要な方法として利用されていくと考えられる．

14
章

因子分析・構造方程式モデリング

# 15章 新しい時代の研究と統計

## 到達目標

- エビデンスに基づく実践の基本的な考え方とエビデンスレベルについて説明できる.
- 研究の再現性を低める行為の種類, 問題, 背景要因について説明できる.
- 効果量と信頼区間の重要性, 統計的性質, 解釈の方法について説明できる.
- メタ分析の重要性, モデル, 解釈の方法について説明できる.

---

### INTRO

「ここまで学んできた研究や統計の知識って本当に役に立つのでしょうか?」

「立ちますよ. 何に役立てたいのかによっても異なりますが.」

「臨床です. いろいろな問題で困っている人たちを支援するために, 研究や統計の知識をどのようにいかすことができるでしょうか?」

「重要な問題意識ですね. 実のところ, 比較的最近まで, 定量的な研究は臨床実践に十分に役立っているとは言い難い状況がありました. たとえば知能検査などのアセスメントツールの開発にはある程度役立ってきた面もありますが, 肝心の支援の方法について, 量的研究が果たしてきた貢献は大きくなかったといえるでしょう.」

「やっぱりあまり役に立たないのでしょうか…….」

「そういうわけではありません. どうすれば研究と臨床をつなげられるのかについて十分な理解が広まっていなかったというのが正確でしょう.」

「なるほど. 先ほど先生は「比較的最近まで」とおっしゃいましたが, 最近は状況が変わってきているのでしょうか.」

「その通りです. ここ20年ほどの間に, 量的研究と臨床実践の距離は大きく近づきつつあります. 実際にどんな変化が起きようとしているのか具体的にみていきましょう.」

---

(キーワード) エビデンスに基づく実践, エビデンスレベル, 再現性の危機, 好ましくない研究行為, 効果量, 信頼区間, メタ分析, ベイズ統計学

近年，臨床心理学やその関連領域における研究や統計のあり方に，大きなパラダイムシフト（集団内に広く共有されている考え方が劇的に変化すること）が起こりつつある．その背景には2つの要因の存在がある．1つは**エビデンスに基づく実践**（evidence-based practice；EBP）の理念の広がり，もう1つは科学研究の**再現性の危機**への問題意識である．そこで，本章ではまずこの2つの背景要因について概説したうえで，新しい時代の研究と統計のあり方について考えていきたい．

# 1. エビデンスに基づく実践

　医学領域では，1992年に**エビデンスに基づく医療**（evidence-based medicine；EBM）の理念が提唱され[1]，臨床上の意思決定を経験や直感などの臨床的専門性だけでなく，科学的な根拠に基づいて行うことが求められるようになった．この理念は医学分野で急速に広まるとともに，心理，保健，教育，経営，法律，政策などの幅広い分野に派生し，「エビデンスに基づく実践」と総称されるようになっている．一方，臨床心理学では，20世紀半ばから米国をはじめ多くの国の心理職養成課程において**科学者－実践家モデル**が取り入れられてきた[2]．これはすべての心理職が，実践家と科学者の素養を一体的に身につけることを目的としたモデルであり，EBPの心理学領域への普及の下地ともなっている．

## 1）心理学における EBP のプロセス

　心理学領域におけるEBPは，「支援対象者の特徴，文化，価値観に照らして，利用可能な最良の研究知見と臨床的な専門性を統合すること」[3]を意味する．その目的は，アセスメント，予防，治療，コンサルテーションなどの各過程において，実証的エビデンスに裏づけられた方法を用いることで，効果的な心理学的実践を促進し，公衆衛生の向上を図ることにある．心理学におけるEBPは以下のようなプロセスで実行される[4]．

①**問題の定式化**：解決すべき臨床的問題を明確にする（例：どのようにアセスメントを行うか，どのような介入が効果的か，どのような要因が結果を予測するか，介入やアセスメントにどの程度のコストがかかるか）．

②**エビデンスの検索**：Webサイトなどを用いて臨床的問題に関するレビューや個別の研究を探す（例：Cochrane Collaboration, Campbell Collaboration, Google Scholar, PsycINFO）．

③**文献の批判的評価**：収集されたレビューや研究が信頼に足るものであるか否かを批判的に評価する．

④**方法の選択と実施**：研究のエビデンス，臨床的な専門性，支援対象者の意向，利用可能な資源を総合的に考慮し，介入やアセスメントなどの方法を選択，実施する．

⑤**進展のモニタリング**：あらかじめ設定した測定可能な目標に照らして，介入の効果をモニタリングする．

## 2）エビデンスレベル

　以上のプロセスのうち，②の段階では臨床的問題に関連するエビデンスを収集し，③の

段階ではそれらのエビデンスの質を批判的に評価する必要がある．通常，特定の臨床的問題に関連する知見は多数報告されていることから，実務上，そのなかでどのような研究の知見を優先的に収集し，臨床的な意思決定の根拠とすべきかについて，大まかな方針を定めておくことが有用である．このような考えに基づいて，EBM や EBP においては，さまざまな研究デザインによって得られるエビデンスの強度を簡便にランク付けした**エビデンスレベル**または**エビデンス階層**が想定される．

　しかし，どのような研究のデザインがより質の高いエビデンスを提供するかは，研究の**リサーチ・クエスチョン**（その研究が何を明らかにしようとするか）によって異なる．一例として，豪州の国立保健医療研究評議会（NHMRC）によって提唱されたエビデンス階層を抜粋したものを [**表 15.1**] に示す[5]．特定の介入の効果を検証しようとする研究（表の左列）においては，**ランダム化比較試験**（randomized controlled trial；RCT）の系統的レビュー（複数の研究知見を数量的に統合する**メタ分析**を含む）が最も強いエビデンスを提供するとされている．ランダム化比較試験は，介入群と対照群の参加者をランダムに割り付けた実験研究であり，介入による効果という因果関係を検証するうえで，個別の研究としては最も強力なエビデンスを与えるデザインとして位置づけられている．ただし，個別の研究の知見は何らかの知られざる要因によるバイアスを含んでいる可能性があるため，同一のリサーチ・クエスチョンに関する複数の独立した研究の知見を統合した系統的レビューが最も良質なエビデンスを提供すると考えられている．

　一方，予後（疾患に罹患した者の将来的な状態に関する見通し；表の中列）や疾患の原因（表の右列）に関する研究では，**前向きコホート研究**の系統的レビューが最も高い階層に位置づけられている．前向きコホート研究は特定の集団を追跡的に調査するデザインであり，実験操作を伴わない観察研究においては最も強力なエビデンスを与える手法とみなされている．予後に関する研究では，状態の予測が目的であり，厳密な因果関係の検証は求められないため，多数の予測変数を同時に考慮することのできるコホート研究が最も効果的なアプローチとされる．また，疾患の原因に関する研究では，理想的には実験的手法による検証を行うことが望ましいものの，倫理的または現実的な制約から人為的な要因の

[**表 15.1**] **NHMRC が提唱するエビデンス階層**　　　　　　　　　　　　（NHMRC, 文献 5, 2009 より一部抜粋）

| レベル | リサーチ・クエスチョンの種類 | | |
|---|---|---|---|
| | 介入 | 予後 | 原因 |
| I | レベル II の研究の系統的レビュー | レベル II の研究の系統的レビュー | レベル II の研究の系統的レビュー |
| II | ランダム化比較試験 | 前向きコホート研究 | 前向きコホート研究 |
| III−1 | 疑似ランダム化比較試験 | All or none [*] | All or none |
| III−2 | 同時対照群を伴う比較研究 | ランダム化比較試験の介入群における予後要因の分析 | 後ろ向きコホート研究 |
| III−3 | 同時対照群を伴わない比較研究 | 後ろ向きコホート研究 | ケースコントロール研究 |
| IV | 対照群のない介入研究 | 対照群のない介入研究または疾患の異なるステージの人々のコホート研究 | 横断研究または対照群のない介入研究 |

[*] リスク要因をもつすべての人がアウトカムを経験している，または，していない．データは無差別抽出または代表的な事例シリーズから得られている.

操作が不可能である場合が多く，観察研究である前向きコホート研究が最も有効な手段となることが一般的である[*1].

### 3）EBP の意義

　こうした EBP の理念の広がりには，大きく3つの点で意義があると考えられる．第1に，個人の経験やセンスに依存する部分の大きかった臨床実践において，科学的なエビデンスが意思決定に取り入れられるようになることで，実践の質が底上げされるとともに，支援サービスの選択に関する支援対象者とのコミュニケーションがよりオープンなものになり，対象者の考えや価値観を実践に取り込むことがより容易になる．第2に，これまで事例研究が中心であった臨床心理学において，リサーチ・クエスチョンに応じて良質なエビデンスを提供しうる研究デザインを採用する研究慣習が広まってきている．第3に，こうした良質な研究の知見が蓄積されることで，政策的な意思決定にも心理学のエビデンスが活用されるようになることが期待される．実際に，イギリスでは認知行動療法の効果に関するエビデンスに基づいて，セラピストを増員する Improving Access to Psychological Therapies という政策が 2007 年より実施され，劇的な成果を上げている．このように EBP の理念の普及は，実践，研究，政策という3つのレベルで大きな改善をもたらしつつある．

　しかし，国内ではまだ EBP の理念が十分に広まっているとはいえない状況がある．現状，心理職が単独で心理療法を実施した場合に診療報酬を算定できる仕組みがないことも，国内における RCT などに基づく実証的エビデンスの提示が不十分であることに影響していると考えられる．諸外国の例をみても，政策の変更には可視的なエビデンスの提示が不可欠である[6]．今後，より多くの実践家が「科学者」としての自覚をもち，RCT や前向きコホート研究による実証的エビデンスの集積に努めていくことが求められる．

## 2. 再現性の危機

　近年の研究や統計のあり方の変化を語るうえで外すことのできないもう1つの観点として，研究知見の再現性をめぐる問題がある．科学研究によって得られた知見の再現性については古くから議論されてきたが，2005 年に「Why most published research findings are false（なぜ発表された研究知見のほとんどは偽であるのか）」と題する論文[7]が発表されてから，「再現性の危機」として，多くの研究者の注目を集めるようになった．この問題は，当初，心理学領域や医学領域を中心に議論されてきたが，Nature 誌がさまざまな科学領域（化学，物理学，地球・環境学，生物学，医学など）の研究者 1,576 名を対象に実施した調査[8]では，再現性に関して 52% の研究者が「重大な危機」，38% の研究者が「軽度な危機」があると回答しており，幅広い科学領域に議論が広がっていること

---

[*1] ただし，ここで取り上げたのは量的研究のエビデンス階層であり，数値化の難しい要素についての情報を得るためには，質的研究が有用であると考えられている．たとえば，介入の有効性は，どのような技法を用いるかという要因だけでなく，実践家と支援対象者がどのような関係性を構築するかという要因によっても影響を受ける．こうした関係性は，個々に独自の性質をもったものであり，そのすべての側面を数値化して比較することは難しく，必ずしも量的研究にはなじまないこともある．

がわかる．270名の心理学研究者がOpen Science Collaborationの名義で発表した論文[9)]では，心理学のトップジャーナル3誌に掲載された100件の研究のうち，97件の研究で有意な効果が見出されているものの，独自に追試を行った結果，有意な効果が見出されたのは，そのうち35件（36%）に留まったことが報告されている．

## 1）再現性を低める研究行為

こうした再現性の低い研究知見は，明らかな不正行為よりも，グレーゾーンにある**好ましくない研究行為**（questionable research practices；QRP）によって生じることが多いと考えられている[10)]．[**表15.2**]に代表的なQRPの一覧を示す[11)]．

**cherry picking**は，さまざまな結果のなかから研究者にとって都合のよい結果（統計的な有意性が見出された結果など）のみを報告するという行為を指す．研究結果全体を報告しないというものから，一部の従属変数，共変量，条件のみを選択的に報告するというもの，複数のモデルのなかで一部のモデルの結果のみを報告するというものまで，多様なバリエーションがある．

**HARKing**は，Hypothesizing After Results are Known（結果を知ったあとで仮説を立てる）の略語であり，予測していなかった結果を始めから予測していたように報告したり，探索的な研究の結果を確証的な仮説検定の結果として報告したりすることを指す．科学研究では探索的な仮説生成と確証的な仮説検証のプロセスは厳格に区別されており，仮説生成に用いたデータを仮説検証に再び使用することは**循環論**（証明すべきことを証明の根拠として用いる論法）と呼ばれる根本的な論理上の誤謬を犯していることになる．

**[表15.2] QRPの種類と概要** （Fraser et al., 文献11, 2018を一部改変）

| QRPの種類 | | 概要 |
|---|---|---|
| cherry-picking | 研究・変数の未報告 | 統計的有意性や他の期待される統計的閾値に達しなかった研究や変数を報告しない |
| | 共変量の未報告 | 統計的有意性や他の期待される統計的閾値に達しなかった共変量を報告しない |
| | モデルの未報告 | 複数の候補となるモデルを検証し，特定の統計モデルの結果のみを報告する |
| HARKing | HARKing | 予想されなかった知見や探索的分析の結果を，当初から予測していたかのように報告する |
| p-hacking | データの除外 | 統計的有意性や他の期待される統計的閾値に与える影響を確認してから，特定の観測値を除外する |
| | データの追加 | 結果が統計的に有意であるか否かを確認してから，より多くのデータを集める |
| | 分析の変更 | 初めに選択した分析方法が統計的有意性や他の期待される統計的閾値に達しなかった後で，他のタイプの分析方法に変更する |
| | $p$値の切り下げ | p値や他の指標をあらかじめ指定した閾値に合うように切り下げる（例：p=.054をp=.05と報告する） |
| その他 | 問題の非開示 | 結論に影響しうる方法，分析，データの質に関する既知の問題を開示しない |
| | 捏造 | シミュレーションによる同定を伴わずに欠測値を埋める |

p-hacking は，統計的な仮説検定の結果を確認してから$p$値が特定の閾値（多くの場合は 0.05）を下回るように，データや分析の方法・結果に変更を加えることを意味する．具体的には，外れ値など特定の観測値を除外する，結果が有意になるまでデータ収集を続ける，ほかの分析方法に変更する，$p$値の小数点第三位以下を切り下げて報告するなどの方法がある．

　その他，研究・分析の方法やデータの質に関して，結論に影響しうる問題を認識しているにもかかわらず，それを開示しないといった行為や，シミュレーション（多重代入法など）による同定を行わずに欠測値を任意の値で埋めるといった行為も QRP に含まれる．ただし，後者の行為は，データの捏造の一種であり，QRP というより明確な不正行為として扱われる場合もある．

## 2）QRP が引き起こす問題

　こうした QRP と呼ばれる研究行為は，研究知見の再現性にかかわるいくつかの問題を引き起こす．第 1 に，個々の研究の単位でみると，実際には効果がないのに効果があると判定してしまう**偽陽性（第 1 種の過誤）**のリスクを高める．統計的な仮説検定では，設定する有意水準に応じて，常に偽陽性のリスクがある．たとえば，有意水準 5% で検定を行うということは，偽陽性が生じる確率を 5% だけ許容することを意味する．しかし，多数回の検定を繰り返した場合，全体として偽陽性が 1 回以上生じる確率は 5% よりも大きくなる．こうした偽陽性のリスクをコントロールする統計的手法として，テューキー法（Tukey 法）やボンフェロニ法（Bonferroni 法）などの**多重比較補正**がある．しかし，多重比較補正では，あくまでも「報告される検定」の数に応じて補正が行われるため，cherry picking のように研究者がさまざまな手法や変数の組み合わせで分析を試して，都合のよい結果だけを選択的に報告した場合には，偽陽性リスクをコントロールする手段になり得ない．また，p-hacking のように，分析結果を確認してから$p$値が閾値を下回るようにデータや分析方法に変更を加えることも明らかに偽陽性のリスクを高めるが，やはり多重比較補正は解決の手段にならない．このように，再現性問題の本質は**開示されない研究者の自由度**が高すぎるために，偽陽性のリスクが設定された有意水準以上に拡大しうること，また，その拡大の程度を外部から推し量るのが困難であることにある．

　第 2 に，より広い視点でみたとき，QRP には複数の研究結果を統合する**メタ分析**の結果を歪めるという問題がある．この問題に最も大きな影響を与えるのは，cherry picking のなかでも有意な結果が得られた研究結果のみを報告するという行為である．これは研究結果そのものに操作を加えていない点で悪質性が低いように思われるが，領域全体としてみたときには，統計的有意性が見出せる程度の大きな効果が見出された研究ばかりが報告されることになるため，報告された複数の研究の結果を並べると，全体的に効果が大きい方向に分布が偏るという**出版バイアス**をもたらす[*2]．

---

[*2] メタ分析と出版バイアスについては，3 の 2）に詳述する．

# 3. EBPと再現性問題がもたらすパラダイムシフト

　ここまでEBPの理念と再現性をめぐる議論について概説してきた．EBPは従来の臨床実践における経験知への過度な依存という実践上の問題，再現性の議論は偽陽性リスクを高める不適切な研究上の慣習という学術上の問題から出発しているものの，両者が研究や統計解析のあり方にもたらそうとしている変化の方向性は概ね一致している．それは大きく2つの点に集約される．1つは「**効果量と信頼区間の推定と評価**」，もう1つは「**追試とメタ分析**による確かな知識の蓄積」である．

## 1）統計的仮説検定から効果量と信頼区間へ

　従来，心理学領域の実証研究では**統計的仮説検定**（あるいは**帰無仮説有意性検定**）が広く用いられてきた．統計的仮説検定では，研究者が設定する仮説（例：実験群と統制群の平均値には差がある）と論理的に背反関係にある**帰無仮説**（例：実験群と統制群の平均値は等しい）を設定し，その帰無仮説が成立すると仮定した場合に，データの要約統計量（平均値の差や相関など）が観測された値と等しいか，それよりも極端な値をとる確率（$p$値）を算出し，それが事前に設定した有意水準（多くは5%）よりも小さい場合に帰無仮説を棄却し，研究者の仮説を採用するという手続きをとる．

### （1）統計的仮説検定の限界

　統計的仮説検定を用いるうえで注意しなければならないことがいくつかある．1点目に，統計的仮説検定は帰無仮説とデータの間に矛盾があるか否かについて確率論的な判断を行うものであり，効果（差や相関など）の大きさを直接示すものではない．これはたとえば，「降水確率」と「降水量」が異なる概念であることと同様である．効果が大きくなれば有意性は見出されやすくなるが，効果の大きさが同じでも，サンプルサイズや測定精度によって，有意性が見出されるか否かは異なる．

　2点目に，統計的仮説検定において設定される有意水準（5%など）は，研究者が恣意的に設定するものであり，何らかの実質的な意味をもつものではない．したがって，有意性が見出されれば「真実」，見出されなければ「誤り」といった機械的な判断を行うことは適切でない．あくまでも任意に設定された閾値に基づく便宜的な判断であるという認識をもつ必要がある．

　3点目に，実際の研究において設定される帰無仮説は，実質科学的見地からみて，蓋然性が著しく低い場合が多いことが指摘されている．たとえば，ランダム化比較試験において，介入群と統制群（待機リスト群など）の間で何らかの結果変数の平均値を比較する場合，「介入群と統制群の差はない」という帰無仮説を設定することになるが，何らかの理論的あるいは実証的根拠に基づいて行われる介入である限り，その効果が0であるという帰無仮説は蓋然性がきわめて低く，帰無仮説が棄却されたところで，新たに得られる情報はほとんどない．

　こうした特徴をもつ統計的仮説検定は，EBPを進めていくうえで必ずしも大きな貢献を果たさない．EBPにおいては，個々の介入法に効果があるか否かよりも，どの程度の効果があるのかを知る必要がある．それを知ることで初めて，利用可能な複数の介入法を比較し，支援対象者にとって最適な介入法を選択することができるようになるためである．

また，予防の文脈でも，多様な要因が心理的・行動的問題の発生にもたらす影響の大きさを知ることで，どのような要因を予防的介入のターゲットとすべきかを絞り込むことができる．こうした実践上の意思決定に対して，統計的仮説検定に基づく二分法的な判定の結果がもたらすメリットは限定的である．

また，再現性問題の背後には，統計的仮説検定への過度な依存があることが指摘されている．第1に，多くの学術誌では，統計的な有意性が見出されなかった研究結果が査読を通過することは困難であるという状況があり，これによって cherry picking や p-hacking などの QRP が誘発されてきた．第2に，「有意にさえなれば十分」という思考をもたらすことで，推定の安定性を高めることから意識をそらし，再現性の低い最小限のサンプルサイズによる研究を多く生み出してきた．第3に，有意性が見出された仮説を「真実」とみなす風潮によって，研究の追試が妨げられ，誤った研究結果がいつまでも反証されずに残存し続けるという状況をもたらした．

こうした問題を解消するため，近年では，統計的仮説検定の代わりに，効果量と信頼区間を推定し報告することが推奨されるようになってきた．たとえば，アメリカ心理学会の出版マニュアルでは，第6版から結果の解釈を可能な限り効果量と信頼区間に基づいて行うことを求めている [12]．また，アメリカ統計学会の機関誌 The American Statistician の編集委員会は，「21世紀の統計的推測：p<.05を超えた世界」と題した2019年の特集で次のように提言している．「我々は，この特集における論文のレビューおよびより広範な文献に基づいて，『統計的に有意』という用語の使用を完全に中止する時が来たという結論を下す」 [13]．これは長年にわたり幅広い科学領域における実証研究の基盤となってきたパラダイムの転換を求める革新的な提言といえる．

## (2) 効果量

**効果量**は，効果（差や相関など）の大きさを表す統計的な指標であり，統計的仮説検定の検定統計量や $p$ 値とは異なり，サンプルサイズによって系統的な影響を受けない．効果があるか否かという二値的な情報しかもたらさなかった仮説検定とは異なり，効果量はどの程度の効果があるのかという量的な情報をもたらす．効果量には［図15.1］のようにさまざまな種類のものがある．**非標準化効果量**は，検査の得点の群間差や回帰分析の非標準化係数など，従属変数の元のスケールで表された効果量である．時間，金銭，身長，体重，生理指標など，明確な単位をもつ変数や，IQ，偏差値のようにあらかじめ標準化された変数を従属変数とする場合には，非標準化効果量が重要な意味をもつ．

**標準化効果量**は，異なるスケールをもった従属変数における効果量を相互に比較または

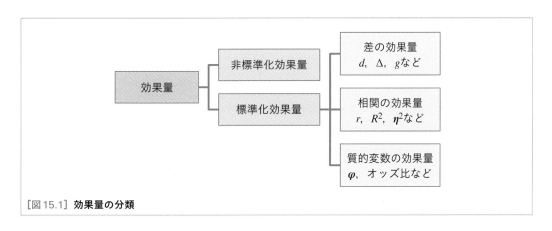

［図15.1］ **効果量の分類**

統合できるように標準化された指標であり，3つのカテゴリに分類できる．**差の効果量**は，平均値の差の大きさを表す効果量であり，代表的なのは，2群の平均値の差を標準偏差で割った値である．これは2群の平均値の差が標準偏差を単位としていくつ分なのかを表す指標といえる．ただし，分母の標準偏差をどのように定義するかによって，さらに複数の指標に分けられる．Cohen の $d$ や Hedge の $g$ では，両群の標準偏差（分散）を用いるが，前者は両群の標本標準偏差をプール（統合）した値を用いるのに対し，後者は両群の母分散の不偏推定量の平方根をプールした値を用いるため，母集団の効果量の推定値としては後者の使用が推奨されている[*3]．Glass の $\Delta$ は，一方の群（通常は統制群）の標準偏差を用いて算出される．一方の群が統制群（介入を行わない群）である場合や2群の標準偏差が異なる場合には Glass の $\Delta$ を用いることが望ましいと考えられている[*4]．

　差の効果量を解釈するにあたっては，その値によって2群の分布の位置関係がどのように変化するかを理解しておくことが重要である．［図15.2］に Cohen の $d$ による分布の重なりの違いを示した．$d = 0.2$ の場合，2群の分布の重なりは92%であり，ほとんど分布に違いがないことがわかる．$d = 0.5$ になると，分布の重なりは8割程度になり，ある程度，分布が離れてくる．$d = 0.8$ では，分布の重なりは3分の2程度まで減少し，分布の差がより明確になる．$d = 1.5$ になると，分布の重なりは半分以下になり，顕著な分布の違いが見てとれる．また，2群の平均値の差は，偏差値で考えると，順に2，5，8，15となる．高校や大学の受験を思い出してみれば，2程度の差であれば小さな差であるが，5程度の差になるとある程度の差，8程度の差であれば大きな差，15程度の差となると非常に顕著な差であることが実感できると思われる．

　差の効果量の解釈の目安として，0.2程度で小さな差，0.5程度で中程度の差，0.8程度で大きな差とする基準が提案されている[14]．実際に，社会心理学[15]や教育学[16]において過去に報告された差の効果量の平均値はいずれも0.4程度であることが示されており，上記の基準は社会科学領域においてある程度の妥当性をもつといえる．しかし，心理学領域のなかでも，研究テーマによって効果量の「相場」は大きく異なる．感覚や知覚のような

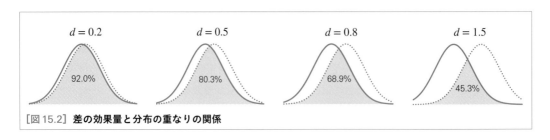

[図15.2] **差の効果量と分布の重なりの関係**

---

[*3] 各指標における標準偏差の定義は，各群のサンプルサイズを $n_1$，$n_2$，標本標準偏差を $S_1$，$S_2$，不偏分散の正の平方根を $s_1$，$s_2$ として，以下の通りである．

Cohen の $d : s = \sqrt{\dfrac{n_1 s_1^2 + n_2 s_2^2}{n_1 + n_2}}$．　Hedge の $g : s^* = \sqrt{\dfrac{(n_1 - 1)s_1^2 + (n_2 - 1)s_2^2}{n_1 + n_2 - 2}}$．

また，Hedge の $g$ は不偏分散を使用するが，その平方根は標準偏差の不偏推定量ではないことが知られており，以下の式によりさらに補正をかけることもある．

$g^* = \left(1 - \dfrac{3}{4(n_1 + n_2) - 9}\right) g$．

ただし，ある程度以上のサンプルサイズ（概ね20以上）では，どの指標を用いても実質的な差はほとんど生じない．

[*4] 実際には Hedge の $g$ や Glass の $\Delta$ を含めて Cohen の $d$ と呼称している論文も多いことに注意が必要である

基礎的な認知処理では個人差が比較的小さいため，条件による差が顕著に表れることが一般的であるが，多数の要因が関与する社会的行動では個々の要因の効果量は必然的に小さくなる．臨床心理学においても，心理療法の RCT では効果量が 0.5 から 1 程度の値をとることが多いが，精神疾患や発達障害のアセスメント尺度では一般群と臨床群の間で 2 以上の効果量も多くみられる．したがって，上記のような一般的基準を機械的に用いることは望ましくなく，研究で扱うテーマに関する先行研究のレビューやメタ分析に基づいて効果量の**ベンチマーク**（比較対象となる値）を設定し，それを基準として自身の研究結果を解釈することが求められる．

標準化効果量には，**相関の効果量**と呼ばれる指標もある．平均値の差の大きさを表す差の効果量とは異なり，相関の効果量は特定の量的変数の分散が他の変数によってどの程度説明されるかを表す．第 5 章で解説されたピアソンの相関係数（$r$）は，相関の効果量の一種である．重回帰分析（13 章）で算出される標準化偏回帰係数（$\beta$）や決定係数（$R^2$）も相関の効果量に含まれる．また，分散分析（第 9 章，第 10 章）では $\eta^2$ という効果量が用いられる．$\eta^2$ は全体平方和に占める要因の平方和の割合であり，重回帰分析の $R^2$ と同様に分散説明率を表す指標である．

従属変数が質的変数（カテゴリ変数）である場合には，また異なる種類の指標が用いられる．二値変数同士の連関の指標としてはファイ係数（$\varphi$）が代表的である（12 章）．また，従属変数が質的変数である場合に（重回帰分析の代わりに）用いられるロジスティック回帰分析では，個々の独立変数についてオッズ比が得られるが，これも効果量の一種である．オッズ比は，結果の起こりやすさを表すオッズ[*5]を 2 群で比較して示す指標である．オッズ比は，結果の生起確率が低い場合（例：特定の疾患や死亡など），確率の比であるリスク比（相対リスク）の近似値とみなすことができるため，医学分野ではリスクの大きさを表す指標として広く用いられている．たとえば，ある疾患への罹患に関して，男性の女性に対するオッズ比が 2 であった場合，男性のほうが 2 倍程度罹患のリスクが高いと解釈される．

### (3) 信頼区間

効果量は，統計的仮説検定が提供しない効果の大きさという量的情報を与える点で重要な意義をもつが，特定のサンプルから得られた情報である以上，そこには必然的に標本誤差が含まれる．そのため，点推定値としての効果量と併せて，区間推定としての**信頼区間**を報告することが必要となる．統計的仮説検定と信頼区間の推定は同様の数学的原理に基づくものであるが，統計的仮説検定が $p$ 値を任意の閾値と比較して確定的な判断を行うものであったのに対し，信頼区間はサンプルから得られた情報の**不確実性**の程度を表すものである．既述のような仮説検定の弊害は，本来，統計的な推測が大なり小なりの不確実性を含むにもかかわらず，二分法的な判定により，それを覆い隠してしまうことにより生じると考えられている[13]．信頼区間は，その不確実性をそのままの形で示すことになるため，研究者が幅をもった謙虚な解釈を行うことを促進する．また，信頼区間の推定は，特定の帰無仮説に基づくものではないため，「効果がない」という蓋然性の低い帰無仮説に囚われた的外れの解釈を防ぎ，本来着目すべき効果量を主眼においた解釈を促す．信頼区間の推定の原理については 7 章を参照されたい．

---

[*5] 結果の起こる確率を $p$ として $p/(1-p)$ で求められる．

**15** 章

新しい時代の研究と統計

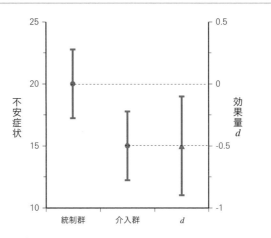

[図15.3] 各群の不安症状の平均値および効果量 $d$
(エラーバーは 95% 信頼区間. 各群の平均値は第 1 軸, 効果量 $d$ は第 2 軸を参照. 架空データに基づく.)

　[図15.3] に，ある介入を実施したあとの統制群と介入群（いずれも $n = 40$）の不安症状の平均値，および効果量 $d$ とともに，それぞれの 95% 信頼区間をエラーバーで示す（架空データ）[*6]．両群の平均値の信頼区間はやや重なっているものの，効果量 $d$ の 95% 信頼区間が 0 を含まないことから，5% 水準で有意差があると判断できる．信頼区間はこのように統計的有意性の観点から解釈することもできるが，こうした解釈は実質的に統計的仮説検定と同じ二分法的判断にすぎず，信頼区間の示す情報を適切に利用できているとはいい難い．実際には，信頼区間を報告している研究の多くが，こうした表面的な解釈を行うに留まっているが，不確定性の程度を示すという信頼区間の本来の役割を考えれば，効果量と信頼区間の幅に着目した解釈を行うことが重要である．今回，効果量 $d$ の点推定値は $-0.5$ であり，Cohen の基準[14] でいえば中程度の効果といえる．しかし，95% 信頼区間は $[-0.05, -0.95]$ と幅広く，ほとんど効果がないといえる水準から顕著な効果があるといえる水準まで大きく広がっている．こうした結果から，今回のデータでは，介入にある程度の効果があるとはいえるものの，どの程度の水準の効果があるかは判断できないという結論を下さざるを得ない．このようにみると，5% 水準でかろうじて有意になる程度の結果というのは，相当の不確定性を含んでおり，効果量の正確な推定という意味ではおよそ不十分なものであることがわかる．

　差の効果量の信頼区間の幅（特に片側の腕の幅を margin of error（**MOE**）と呼ぶ）は，サンプルサイズと効果量によって決まるため，あらかじめどの程度の効果量が予測されるか，それに応じてどの程度の精度で推定を行いたいかを定めておけば，必要なサンプルサイズを求めることができる．こうした計画においてターゲットとして設定される精度は**計**

---

[*6] 効果量 $d$ の信頼区間は，各群のサンプルサイズを $n_1$, $n_2$, 正規分布の上側 2.5% に位置する値（$\approx 1.96$）を $z_0$ として以下のように推定される[17]．

$$\left[ d - \left( \sqrt{\frac{n_1 + n_2}{n_1 n_2} + \frac{d^2}{2(n_1 + n_2)}} \right) z_0, \, d + \left( \sqrt{\frac{n_1 + n_2}{n_1 n_2} + \frac{d^2}{2(n_1 + n_2)}} \right) z_0 \right]$$

なお，効果量 $d$ は手元のデータ上の「標準偏差」に基づいて定義されるが，信頼区間は標本の抽出を何度も繰り返すという思考実験における統計量（今回は効果量 $d$）の標準偏差である「標準誤差」に基づいて定義されるという点に注意が必要である．標準偏差と標準誤差の違いについての詳細は 7 章を参照.

画精度（precision for planning）と呼ばれ[18]，統計的仮説検定における検定力に対応する概念である．たとえば，効果量 0.5 が予測され，± 0.2 の精度で推定を行いたいと考えれば，必要なサンプルサイズは各群 $n = 198$ と求められる[*7]．あるいは，効果量 1.0 が予測され，± 0.4 の精度で推定を行うには各群 $n = 54$ のサンプルがあればよい．予想される効果量が小さいほど，精度の高い推定が求められるため，必要なサンプルサイズも大きくなる．明確な基準は提唱されていないが，効果があることを主張する研究の場合，MOE が効果量の絶対値の半分程度までに収まっていなければ，十分な精度で効果を示したとはいい難い．効果がないことを主張する研究では，偽陰性の可能性を排除するため，最大でも小さい効果とみなされる水準の効果量（$d$ の場合は 0.2）を超えない MOE を実現する必要があろう．

## ２）新規な知見から確かな知見へ

EBP と再現性問題がもたらすもう１つの変化は，追試とメタ分析による確かな知識の蓄積である．従来，研究の新規性や独自性を重視するあまり，先行研究と同一の方法で，同一のリサーチ・クエスチョンを検証する**追試研究**は，学術的に意義が低いものとみなされる傾向があった．実際，1900 年以降に発表された心理学領域の論文のうち，追試研究の割合は 1.07% であったことが報告されている[19]．また，研究者が追試に消極的になる背景には，既述の通り，統計的に有意な結果が確定的な「真実」として誤認されやすいこともかかわっていると考えられる．

しかし，１回の研究でしか確認されていない知見は，信憑性が高いものとはいい難い．第１に，あるリサーチ・クエスチョンに関する最初の検証は，先行研究がない以上，よほど明確な理論的枠組みがなければ，仮説に基づく検証型の研究ではなく，さまざまな可能性を探求する探索型の研究になる．その場合，多様な条件や変数の間の関連をみることになるため，そこで見出された知見は偽陽性である可能性が高くなる．第２に，多重比較補正などが適切に行われ，偽陽性の確率が制御されていたとしても，単一の研究のサンプルサイズでは効果量について十分に精度の高い推測を行うことは困難である場合が多い．[図15.3] の例でも，各群 $n = 40$ という，RCT ではまずまずの規模のサンプルを収集しても，MOE は± 0.45 という広さを示し，十分な精度での推定には $n = 200$ 程度の大規模サンプルが必要であることが示された．第３に，十分なサンプルサイズを収集し，精度の高い推定を行うことができたとしても，その研究に特有のみえざる要因が結果に系統的な影響を及ぼしている可能性は排除できない．実際，前述の研究[19]では，追試にオリジナル研究のメンバーが含まれているか否かによって，成功の割合が異なることが示されている．

こうした問題を考慮すれば，１回の研究結果を過信することが望ましくないことは明らかである．EBP では，そうした考えのもと，[表15.1] に示したように，どのような種類のリサーチ・クエスチョンであっても，個別の研究の結果よりも，複数の研究結果を統合したメタ分析の結果が最もエビデンスレベルが高いと位置づけている．現実に医学的ある

---

*7 脚注５の式より MOE の部分のみ取り出し，両群のサンプルサイズを $n$ として，$n$ について整理すると以下の式が得られる．

$$n = \frac{8 + d^2}{4MOE^2} z_0^2$$

いは心理的問題を抱えた対象者に支援を行うにあたり，新規性があっても信頼性が十分確認されていない個別の研究結果より，複数の研究グループにより検証された確かな知見を利用しようと考えるのは，対象者の利益の観点からみて合理的な判断である．

　再現性をめぐる議論においても，既述のような大規模な追試研究において示された再現率の低さなどから，追試研究とメタ分析による知見の統合の重要性が指摘されている．そもそも科学研究の本来の目的は，普遍的に共有可能な知識体系の構築にある．新規性の探求はその知識体系の拡張には資するものの，もう一方で，個々の知見の確かさを検証し，知識体系の足固めをすることも重要な課題である．共通のリサーチ・クエスチョンを多数の研究グループが批判的に検証し，統合的な知識体系を構築していくという研究風土を形成する必要がある．

### 【メタ分析】

　メタ分析は，同一のリサーチ・クエスチョンに関する複数の独立した研究結果を統合するための統計解析手法である．メタ分析に用いられる手法（モデル）は大きく2つの種類に分けられる．1つは，すべての研究の効果が等しい（均質）と仮定し，研究間のバラつきはランダムな誤差によってのみ生じると想定する**固定効果モデル**である．つまり，「各研究の効果＝真の効果＋誤差」と仮定する．しかし，すべての研究の効果が等しいという仮定は必ずしも現実的ではない．研究者の立場，対象者の特性，研究のデザイン，介入の種類など，多様な要因によって結果の偏りが生じる可能性を排除できないためである．そこで，実際には，もう1つのモデルとしてこうした研究間の異質性（偏り）を考慮した**変量効果モデル**が用いられることが多い．ここでは「各研究の効果＝真の効果＋研究間の異質性＋誤差」と仮定される．変量効果モデルでは，研究間の異質性による系統的な誤差と偶然によるランダムな誤差という2つの誤差を想定するため，異質性の程度が大きいほど，固定効果モデルよりも信頼区間の幅が広くなる．いずれのモデルを採用する場合も，その推定には，パラメータ（母集団の真の値）が不変であるとみなす**頻度主義統計**か，パラメータがランダムに分布すると考える**ベイズ統計**のいずれかが用いられる（ベイズ統計については226頁のコラムを参照）．

　[図15.4]は各種の心理療法による介入が抑うつにもたらした効果に関する198件（$n$ = 15,118）のRCTのメタ分析の結果である[20]．こうした図は**フォレストプロット**[*8]と呼

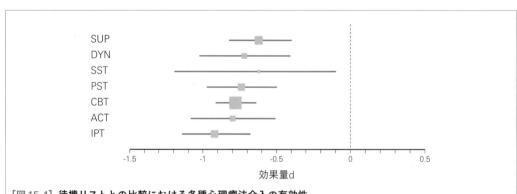

[図15.4] **待機リストとの比較における各種心理療法介入の有効性**
ACT：行動活性化，CBT：認知行動療法，DYN：精神分析療法，IPT：対人関係療法，PST：問題解決療法，SST：社会的スキルトレーニング，SUP：支持的カウンセリング
(Barth et al., 文献20, 2013より一部抜粋)

＊8 数多く並んだ線が森のようにみえることからフォレスト（森）プロットと呼ばれる．

ばれ，メタ分析の結果を示す際に多く用いられる．図中の正方形の大きさがサンプルサイズ，正方形の横軸上の位置が各心理療法の効果量 $d$ の推定値，左右に伸びる直線が 95% 信用区間を示している[*9]．この結果は，ネットワーク分析[*10] という手法により，待機リスト条件を基準とした各心理療法の効果を推定したものである．

　ここでは 7 つの心理療法の効果が推定されているが，効果量 $d$ の推定値は－ 0.62 ～－ 0.92 の範囲に収まっており，顕著な効果の差はみられない．ただし，療法によってサンプルサイズが大きく異なり，それによって信用区間の幅にも大きな違いが生じている．たとえば，最もサンプルサイズが小さい社会的スキルトレーニング（SST）では± 0.5 程度の幅があるが，最も大きい認知行動療法（CBT）では± 0.13 程度の幅に留まっている．心理療法間で効果を比較した結果，対人関係療法（IPT）と支持的カウンセリング（SUP）の間に有意差がみられたのみで，他の療法間では有意差がみられなかった．

　研究間の異質性の推定値は比較的小さかったが，異質性の要因を探る**調整分析**では，従属変数の測定方法やサンプルサイズが研究結果に系統的な影響を与えていることが確認された．とりわけサンプルサイズの影響は顕著であり，小サンプルの研究ほど報告された効果が高い傾向が見出された．これは**出版バイアス**の可能性を示唆する重要な結果である．[図 15.5]に出版バイアスの検証に有用な**ファンネルプロット**[*11] を示す．これは各研究の効果量を横軸，標準誤差（主にサンプルサイズによって決まる）を縦軸にとった散布図である．出版バイアスがなければ，ファンネルプロットは左右対称の三角状の分布を成すはずであるが，右下の丸で囲った領域だけ不自然にデータが欠けていることがみてとれる．

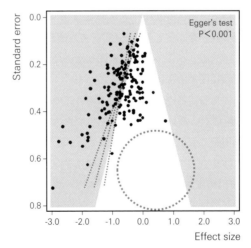

[図 15.5] **各研究の効果量を横軸，標準誤差を縦軸に取ったファンネルプロット**
5% 水準で有意になる領域が灰色で示されている．
(Barth et al., 文献 20, 2013)

---

[*9] この研究ではベイズ統計を用いているため，「信頼区間」の代わりに「信用区間」が推定されている．ベイズ統計については 226 頁のコラムを参照．

[*10] 条件間の直接の比較だけでなく，共通の第 3 の条件を介した間接的な比較を考慮して，多様な条件間の比較を可能にする手法．たとえば，認知行動療法と対人療法の結果を比較するにあたり，両者を直接比較した研究の結果だけでなく，待機リスト，プラセボ，他の心理療法など共通の対照群を介した間接的な比較も推定に含める．

[*11] ファンネルはロート（じょうご）を意味し，縦軸にサンプルサイズをとった際に，典型的なプロットが末広がりのロート状の形になることからファンネルプロットと呼ばれる．

これは，サンプルサイズが小さく，有意な結果が見出されなかった研究が発表されておらず，出版バイアスが生じていることを強く示唆する．この結果を受けて，小サンプルの研究を除いた分析を行ったところ，全体的に効果量の推定値がやや小さくなったものの（－0.51 ～ － 0.85），結果の傾向は概ね保たれることが示された．このように，メタ分析では，単に結果を統合するだけでなく，結果の異質性がどの程度あるのか，それはどのような要因によってもたらされているのかを検証し，より妥当性の高い結論を見出していくことが求められる．

## column
## ベイズ統計

　新しい時代の研究と統計をサポートすることが期待される枠組みとしてベイズ統計がある．ベイズ統計は，従来一般的であった頻度主義統計とは根本的に異なる発想に基づく．両者の主な特徴を［表］に示したが，こうした特徴の相違は，確率の概念に関する基本的な認識の違いから発生している．頻度主義における確率は，試行を無限に繰り返したときに事象が生じる頻度を指す．一方，ベイズ統計における確率は，不確定性に関する主観的な認識を意味する．つまり，前者が客観的な頻度に基づいて確率を定義しているのに対し，後者は手持ちの情報の不足による主観的な不確実性を確率と呼んでいる．

　こうした認識の違いから，頻度主義では，母集団のパラメータ（真の値）は単一の固定的な値であることが想定されるが，ベイズ統計では，パラメータがランダムに分布することを仮定する．客観的視点からみればパラメータは当然単一の値であるが，主観的視点（すべての情報をもたない研究者の視点）からみればパラメータがどのような値をとるかは不確定なので，ランダムに分布すると考えるわけである．

　これにより，$p$ 値や区間推定の定義も異なってくる．頻度主義において推定される信頼区間は，母集団から繰り返し標本を抽出し，その都度区間推定を行ったとき，特定の頻度で母集団の値が含まれる区間を示す．一方，ベイズ統計において推定される信用区間は，単純に母集団の値が特定の確率で含まれる区間を意味する．しかし，多くの研究者が前者の信頼区間を後者の信用区間の意味合いで（誤って）解釈している．実際，研究者が本来知りたいのは母集団の値がどの範囲に収まるのかという情報であり，ベイズ統計に基づく信用区間のほうが研究者にとって直観的に解釈しやすいといえる．

　また，ベイズ統計には，事前情報（先行研究の知見など）を推定に利用できる，複雑なモデル（一般化線形モデル，マルチレベルモデル，メタ分析，欠測値推定など）を扱える，漸近的近似を利用しないため小サンプルや偏りのある分布（交互作用項，間接効果など）でも正確な推定ができるといった強みがある．ベイズ統計による推定は，漸近的近似を利用しない分，頻度主義による推定よりも計算コストが大きくなりやすいため，20 世紀には広く普及しなかったが，近年のコンピュータの発展により，その問題は解消されつつあり，多くの研究で利用されるようになってきた．

[表] 頻度主義統計とベイズ統計の特徴の違い

| | 頻度主義統計 | ベイズ統計 |
|---|---|---|
| 確率概念の定義 | 無限回の試行を繰り返したときに事象が生じる頻度 | 不確定性に関する主観的な認識 |
| 母集団のパラメータ | 単一の真の値 | ランダムに分布 |
| 不確定性の定義 | 無限回の標本抽出の反復の概念に基づく標本分布 | 母集団パラメータの確率的分布 |
| $p$ 値の定義 | 帰無仮説が真であると仮定した場合に，観測されたデータと同じか，より極端なデータが得られる確率 | 事前情報や観測されたデータのもとで帰無仮説が真であると考えられる確率 |
| 区間推定 | 信頼区間：母集団から繰り返し標本を抽出したとき，特定の頻度（95% など）で母集団の真の値が含まれる区間 | 信用区間：特定の確率（95% など）で母集団の値が存在する区間 |
| 事前知識の利用 | 不可能 | 可能 |
| 複雑なモデル | 扱えない場合がある | 実質的にすべてのパラメトリックモデルを扱える |
| 漸近的近似 | 使用するため，小サンプルや偏りのある分布では推定が不正確になる | 使用しないため，小サンプルや偏りのある分布でも正確な推定が可能 |
| 計算コスト | 小さい | 大きくなりやすい |

## 4. 15 章のまとめ

　本章では，臨床実践における EBP の理念の広がりと科学研究における再現性をめぐる議論をふまえて，新しい時代の研究と統計のあり方について論じた．両者は共通して，「統計的仮説検定から効果量と信頼区間へ」，および，「独自の研究による新規な知見から追試とメタ分析による確かな知見へ」という大きなパラダイムの転換をもたらそうとしている．効果量はサンプルサイズに依存しない効果の大きさを表す指標であり，臨床実践においても科学研究においても中心的な関心の対象になる量である．確定的な判定により QRP を誘発しやすい統計的仮説検定に代わり，不確定性を明確に表す信頼区間を利用することで，本来最も重要な課題である効果量の正確な推定に主眼をおいた研究の計画と結果の解釈が促される．また，EBP の遂行と再現性の向上のためには，個々の研究者が独自の視点で新規な知見を追い求めるだけでなく，追試とメタ分析によって統合的な知識体系の構築を図っていくことが求められる．

　優れた臨床実践とそれをサポートする政策の実現のためには，良質な科学的エビデンスが不可欠となる．すべての実践家が科学者としての自覚をもち，共有された問題意識のもとに，連携してエビデンスの形成を進めていくことが期待される．

**Q1** 以下のうち，2群の平均値の差を表す効果量である Cohen の $d$ の性質として，適切なものをすべて選びなさい．

1. サンプルサイズによって系統的な影響を受けない．
2. 2群の平均値の差が大きいほど，$d$ が大きくなる．
3. 各群の標準偏差が大きいほど，$d$ が大きくなる．
4. 2群の標準偏差が等しい場合に適している．
5. $d$ が 0.8 のとき，2群の分布の重なりは半分以下である．

**Q2** 以下のうち，メタ分析に関する記述として，適切なものをすべて選びなさい．

1. メタ分析では，異なるリサーチ・クエスチョンに関する研究結果も統合できる．
2. 変量効果モデルでは，研究間の系統的な変動と偶然による変動の両方を考慮する．
3. フォレストプロットには，サンプルサイズ，効果量，信頼区間（信用区間）が示される．
4. 研究間の結果の異質性が見出された場合，その要因を検証することが求められる．
5. メタ分析の結果に影響する出版バイアスを検出する方法はない．

**Q1** A…… 1，2，4

解説

　1は，Cohen の $d$ を含む効果量は，検定統計量や $p$ 値と異なり，サンプルサイズにより系統的な影響を受けない．2と3は，Cohen の $d$ は2群の平均値の差をプールした標準偏差で割った値であるため，平均値の差が大きいほど，また，各群の標準偏差が「小さい」ほど，値が大きくなる．4は，2群の標準偏差をプールするため，標準偏差が等しい場合に適している．5は，$d$ が 0.8 のときの分布の重なりは，3分の2程度である．

**Q2** A…… 2，3，4

解説

　1は，メタ分析は，同一のリサーチ・クエスチョンに関する研究結果を統合する手法であり，異なる問題設定に基づく研究結果を統合することは適切でない．5は，出版バイアスはメタ分析の結果に影響を及ぼす重大な要因であるが，ファンネルプロットなどを用いて検出することができる．

文献

1) Evidence-Based Medicine Working Group : Evidence-based medicine. A new approach to teaching the practice of medicine. Jama, 268 (17) : 2420, 1992.

2) 松見淳子 : エビデンスに基づく応用心理学的実践と科学者 – 実践家モデル . *Japanese Journal of Applied Psychology, 41* (3) : 249-255, 2016.

3) APA Presidential Task Force on Evidence-Based Practice : Evidence-based practice in psychology. The American Psychologist, 61 (4) : 271, 2006.

4) Rubin A, & Bellamy J : *Practitioner's guide to using research for evidence-based practice*. John Wiley & Sons. 2012.

5) National Health and Medical Research Council : NHMRC additional levels of evidence and grades for recommendations for developers of guidelines. NHMRC, 2009.

6) 佐藤　寛，丹野義彦 : 日本における心理士によるうつ病に対する認知行動療法の系統的レビュー . 行動療法研究 , 38 (3) : 157-167, 2012.

7) Ioannidis J P : Why most published research findings are false. PLoS medicine, 2 (8) : e124, 2005.

8) Baker M : Reproducibility crisis. Nature, 533 (26) : 353-366, 2016.

9) Open Science Collaboration : Psychology. Estimating the reproducibility of psychological science. Science, 349 (6251) : aac4716, 2015.

10) John L K, Loewenstein G, & et al : Measuring the prevalence of questionable research practices with incentives for truth telling. Psychological science, 23 (5) : 524-532, 2012.

11) Fraser H, Parker T, et al : Questionable research practices in ecology and evolution. Plos one, 13, co200303, 2018.

12) American Psychological Association : Publication manual of the American Psychological Association. Washington, DC : American Psychological Association, 2010.

13) Wasserstein, R L, Schirm, A L, et al : Moving to a world beyond "p< 0.05". American Statistician, 73 : 1-19, 2019

14) Cohen, J : Statistical power. *Analysis for the behavioral sciences,* 273-406, 1988.

15) Richard, F. D., Bond Jr, C. F., et al : One hundred years of social psychology quantitatively described. Review of General Psychology, 7 (4) : 331-363, 2003.

16) Hattie, J : Visible learning: A synthesis of over 800 meta-analyses relating to achievement. Routeledge. 2009.

17) Hedges, L, & Olkin I : Statistical methods for meta-analysis. Academic press, 1985.

18) Cumming G, & Calin-Jageman, R : Introduction to the new statistics: Estimation, open science, and beyond. Routledge, 2017.

19) Makel, M C, Plucker J A, et al : Replications in psychology research: How often do they really occur?. Perspectives on Psychological Science, 7 (6) : 537-542, 2012.

20) Barth J, Munder T, et al : Comparative efficacy of seven psychotherapeutic interventions for patients with depression: a network meta-analysis. Focus, 14 (2) : 229-243, 2016.

21) Carter, M : Visible learning: A synthesis of over 800 meta-analyses relating to achievement. Taylor & Francis, 2009.

（伊藤大幸）

新しい時代の研究と統計

# 統計学で用いられる文字・記号

付録として，統計学で用いられる文字や記号についてまとめておく．なお，統計記号は分野や書き手によって若干使い方が異なる場合があるため注意を要する．ここではAPA スタイル[1] に沿った表記法を掲載する．

**■付表1　ギリシャ文字**

| 小文字 | 大文字 | 読み |
|---|---|---|
| $\alpha$ | A | アルファ |
| $\beta$ | B | ベータ |
| $\gamma$ | $\Gamma$ | ガンマ |
| $\delta$ | $\Delta$ | デルタ |
| $\varepsilon$ | E | エプシロン |
| $\zeta$ | Z | ゼータ |
| $\eta$ | H | イータ（エータ） |
| $\theta$ | $\Theta$ | シータ |
| $\iota$ | I | イオタ |
| $\kappa$ | K | カッパ |
| $\lambda$ | $\Lambda$ | ラムダ |
| $\mu$ | M | ミュー |
| $\nu$ | N | ニュー |
| $\xi$ | $\Xi$ | グザイ（クシー） |
| $o$ | O | オミクロン |
| $\pi$ | $\Pi$ | パイ |
| $\rho$ | P | ロー |
| $\sigma$ | $\Sigma$ | シグマ |
| $\tau$ | T | タウ |
| $\upsilon$ | $\Upsilon$ | ユプシロン |
| $\varphi, \phi$ | $\Phi$ | ファイ |
| $\chi$ | X | カイ |
| $\psi$ | $\Psi$ | プサイ |
| $\omega$ | $\Omega$ | オメガ |

■付表2　統計記号

| 記号 | 説明 | 主に関連する章 |
|---|---|---|
| 【特殊記号】 | | |
| ˉ（バー） | 標本平均 | 4 章 |
| ˆ（ハット） | 推定値 | 7 章 |
| $^2$（上付き数字） | べき乗 | 4 章 |
| $_{xy}$（下付き英数字） | 変数名，項目番号，群番号 | 4 章 |
| 【ギリシャ文字】 | | |
| $\alpha$ | アルファ係数 | 6 章 |
| | 第 1 種の誤りの確率（有意水準，危険率） | 8 章 |
| $\beta$ | 第 2 種の誤りの確率 | 8 章 |
| | 母回帰係数 | 13 章 |
| $1-\beta$ | 検定力 | 8 章 |
| $\delta$ | 母効果量（2 群の平均値差） | 15 章 |
| | 非心度 | |
| $\Delta$ | 効果量（Glass の $\Delta$） | 15 章 |
| $\varepsilon$ | 誤差，残差 | 6，13，14 章 |
| $\varepsilon^2$ | 効果量（分散分析） | 9，10，15 章 |
| $\eta^2$ | 効果量（分散分析） | 9，10，15 章 |
| $\kappa$ | 一致係数 | 12 章 |
| $\mu$ | 母平均 | 7，8 章 |
| $\nu, \nu_1$ | 自由度 | 7，8 章 |
| $\rho, \rho_{xy}$ | 母相関係数 | 5 章 |
| $\rho, \rho(X), \rho_X^2$ | 母信頼性係数 | 6 章 |
| $\sigma, \sigma_x$ | 母標準偏差 | 7，8 章 |
| $\sigma^2, \sigma_X^2$ | 母分散 | 7，8 章 |
| $\sigma_{xy}$ | 母共分散 | 5 章 |
| $\Sigma$ | 和記号 | 7 章 |
| $\varphi$ | ファイ係数 | 12 章 |
| $\chi^2, X^2$ | カイ 2 乗値 | 11，12 章 |
| $\omega^2$ | 効果量（分散分析） | 9，10，15 章 |

（次頁つづく）

231

**付表2 統計記号（つづき）**

| 記号 | 説明 | 主に関連する章 |
|:---:|:---|---:|
| 【アルファベット】 | | |
| $b, b_i$ | 回帰係数，偏回帰係数 | 13 章 |
| $b^*, b_i^*$ | 標準回帰係数，標準偏回帰係数 | 13 章 |
| CI | 信頼区間 | 7 章 |
| $d$ | 効果量（Cohen の d） | 15 章 |
| $df$ | 自由度 | 7, 8 章 |
| $e, e_i$ | 誤差，残差 | 6, 13, 14 章 |
| $E$ | 測定誤差 | 6 章 |
| ES | 効果量 | 15 章 |
| $f, f_i$ | 因子得点 | 14 章 |
| $F$ | F 統計量 | 9, 10 章 |
| $g$ | 効果量（Hedges の g） | 15 章 |
| $H_0$ | 帰無仮説 | 8 章 |
| $H_1, H_a$ | 対立仮説 | 8 章 |
| $M$ | 標本平均 | 4 章 |
| $MS$ | 平均平方 | 9, 10 章 |
| $n$ | 試行回数 | 7 章 |
| $n, n_i$ | 各群の標本サイズ | 8 章 |
| $N$ | 全体の標本サイズ | 4 章 |
| $ns$ | 有意でない（non-significant） | 8 章 |
| $p$ | 有意確率 | 8 章 |
| $r$ | 相関係数 | 5 章 |
| $R$ | 重相関係数 | 13 章 |
| $R^2$ | 決定係数 | 13 章 |
| $R^{*2}$ | 自由度調整済み決定係数 | 13 章 |
| $s, s_x$ | 標準偏差 | 4, 7 章 |
| $s^2, s_x^2$ | 不偏分散 | 4, 7 章 |
| $s_{xy}$ | 共分散 | 5 章 |
| $S, S_x$ | 標本標準偏差 | 4, 7 章 |
| $S^2, S_x^2$ | 標本分散 | 4, 7 章 |

（次頁つづく）

**付表2　統計記号（つづき）**

| 記号 | 説明 | 主に関連する章 |
|---|---|---|
| $S_{xy}$ | 標本共分散 | 5章 |
| $SD$ | 標準偏差 | 4章 |
| $SE$ | 標準誤差 | 7，8章 |
| $SS$ | 平方和 | 9，10章 |
| $t$ | $t$統計量 | 8章 |
| $T$ | 真の得点 | 6章 |
| $U$ | マン・ホイットニーの検定統計量 | 11章 |
| $V$ | 連関係数 | 12章 |
| $X$ | 観測得点 | 6章 |
| $\bar{x}, \bar{X}$ | 標本平均 | 4章 |
| $z$ | 標準得点 | 4章 |
| | $z$統計量 | 4章 |

■文献

1) American Psychological Association：Publication Manual of the American Psychological Association, 7th ed. APA, Washington, DC., 2020.

（石井秀宗）

235

237

公認心理師カリキュラム準拠〔心理学統計法・心理学研究法〕

臨床統計学 　　　　　　　　　　ISBN978-4-263-26635-9

2021年3月10日　第1版第1刷発行

編　者　石　井　秀　宗
　　　　滝　沢　　　龍
発行者　白　石　泰　夫

発行所　医歯薬出版株式会社

〒113-8612　東京都文京区本駒込1-7-10
TEL.　(03)5395-7628(編集)・7616(販売)
FAX.　(03)5395-7609(編集)・8563(販売)
https://www.ishiyaku.co.jp/
郵便振替番号 00190-5-13816

乱丁，落丁の際はお取り替えいたします　　　　　　　　　印刷／製本・第一印刷所
Ⓒ Ishiyaku Publishers, Inc., 2021.　Printed in Japan

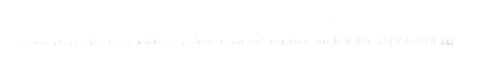